# 알레르기의 시대

# 알레르기의 시대

*Allergic*

**자극적인 시대,
예민한 몸으로 살아가는
우리 모두를 위한 책**

**테리사 맥페일**
장혜인 옮김
김지현 감수

상상스퀘어

이 책은 알레르기 역사의 결정판이다. 쉽고 종합적이며, 고심하며 문제를 파헤친 이 책은 알레르기를 겪거나 근심하는 모든 이가 읽어야 한다. 저자가 세심하게 증명했듯, 여기에 해당하는 사람은 우리 대부분을 포함해 놀랄 만큼 많다.

**- 마이클 모스** Michael Moss, 퓰리처상 수상 작가, 《음식 중독》, 《배신의 식탁》 저자

우리 몸과 세상에 관심 있는 사람이라면 누구나 읽어야 할 필독서다. 종합적으로 연구하고, 노련하게 설명하며, 지성과 열정을 모두 발산하는 이 책을 알레르기 환자들과 함께 읽을 수 있게 되어 기쁘다.

**- 카리 네이도** Kari Nadeau, 스탠퍼드 의과대학 교수, 《음식 알레르기의 종말》 저자

매우 신중하고, 이해하기 쉬우며, 포괄적인 책이다. 급변하는 현대 환경이 우리의 오래된 면역계와 어떻게 상호작용해 알레르기를 엄청나게 늘리는지 이해하려면 이 책을 당장 읽어야 한다.

**- 대니얼 리버먼** Daniel Lieberman, 하버드대학교 인간진화생물학과 교수, 《우리 몸 연대기》 저자

우리 대부분이 흥미를 느낄 만한 매력적인 서술이자, 우리가 주변 세상에 하는 행동이 결국 우리 몸속 세상에 영향을 미친다는 사실을 떠올리게 하는 설득력 있는 이야기다.

**- 빌 맥키번** Bill McKibben, 세계 최초의 녹색저널리스트, 《자연의 종말》 저자

이 책은 기민하고 공감을 일으키며 놀랍도록 유익하다. 저자는 이를 통해 한 가지 설득력 있는 주장을 내놓는다. 바로 우리 서로는 물론이고, 우리 내부 생태계와 함께 손잡는 것이 알레르기 해결의 열쇠라는 사실이다.

**- 미셸 니휘스** Michelle Nijhuis, 미국 과학 저널리스트, 《사랑받는 동물들Beloved Beasts》 저자

의학 인류학자인 저자가 질병의 인간적인 면모를 인상적으로 묘사한 중요하고도 깊이 있는 연구서다. 저자는 알레르기가 면역의 사악한 쌍둥이일 뿐만 아니라 물질적 진보가 가져온 뜻밖의 어두운 면이라고 분석한다. 우리는 건강을 해치는 알레르기를 고치려 헛되이 씨름해왔다. 알레르기 위기에 대처할 지름길을 제시하지는 않지만, 이 문제를 바라보는 저자의 연민 어린 통찰 덕에 책에 한껏 빠져들 것이다.

**- 〈월스트리트저널〉**

이 책은 알레르기가 어떻게 계속 의학계를 당혹스럽게 만드는지 살피는 포괄적인 연구이자, 알레르기를 다룬 철저하면서도 읽기 쉬운 보고서다. 알레르기 환자를 늘린 범인을 꼭 집어낼 수는 없지만, 저자는 그 가능성과 해결책을 능숙하게 몇 가지로 좁혀간다. 또한 저자는 사회적·문화적 관점에서 면역과학을 살피며 독자에게 많은 시사점을 주는 적절한 정보를 풍부하게 제시한다.

**- 〈커커스리뷰〉**

# 몸은 예민해도 마음은 예민하지 않게 살아갑시다. 환자와 가족의 행복을 위하여!

몇 년 전 일요일 아침으로 기억한다. 휴일 아침을 깨우는 휴대폰 소리에 한 번 놀라고, 다급한 엄마의 목소리에 한 번 더 놀랐다. 주말농장 텃밭 가꾸는 일에 몰두하던 아버지가 벌에 쏘여 온몸이 퉁퉁 붓고 숨이 점차 가빠져 119 구급차로 인근 병원 응급실에 옮겼다는 연락이었다. 아버지는 응급실에서 항히스타민제와 스테로이드제 주사를 몇 차례 맞았지만 산소 포화도가 좀처럼 회복이 되지 않는 상태였다. 아버지의 상태를 본 응급실 의사는 혈압도 점차 떨어지는 것 같으니 큰 병원으로 옮기는 게 좋겠다고 말했다. 아버지의 증상은 전형적인 '아나필락시스anaphylaxis'였다. 이 책의 저자에게서 아버지를 앗아간 바로 그 상황이 내게도 벌어지고 있었다. 나는 아버지를 담당하는 응급실 주치의와 통화하여 '에피네프린' 근육 주사가 지금 당장 필요하다는 점을 역설했다. 딸의 알레르기 전공 덕분에 아버지는 다행히 잘 회복하여 여전히 주말농장을 찾고 계신다.

이렇게 위협적인 알레르기 증상이 생기는 일은 드물지만, 알레르기를 겪고 있는 사람은 우리 주변에서 흔히 찾아볼 수 있다. 진료실에서 만나는 아이들의 가족력을 물어보면 반 이상의 부모가 자신도 알레르기를 가지고 있다며 속상해한다. 아이의 알레르기에 대한 유전적 요인을 자신의 탓이라 생각하며 죄책감 가득한 표정이 역력하다. 하지만 이 중 상당수는 실제 알레르기가 아니다. 다른 질환에서 나타날 수 있는 증상을 바탕으로 자가 진단을 한 것이다. 알레르기 진단은 의심되는 증상과 함께 알레르기 면역 반응의 존재 유무를 중요하게 판단해야 한다. 물론 IgE 항체가 혈액에서 발견되지 않는 국소 알레르기비염과 같은 상태도 가능하다. 그렇기에 알레르기 진단은 때때로 예술처럼 오묘하게 느껴질 정도로 복잡하다.

저자인 테리사 맥페일은 자신이 알레르기 진단을 위해 겪었던 과정을 생생하고 담담하게 이야기한다. 또한, 다양한 면역계 요소가 관여하는 질환인 만큼 여러 상황 각각에 내재된 생물학적 현상을 알기 쉽게 보여준다(실제 병원의 알레르기 클리닉에서는 환자마다 다양한 가능성을 염두에 두고 탐정과 같은 자세로 이야기를 듣고 검사 항목을 결정하고 있다).

책을 접하고 처음에는 감수자로서 매의 눈으로 읽기 시작하다가, 어느새 알레르기 역사 여행의 동반자가 되어버렸다. 알레르기 연구의 뼈대를 만들기 위해 끊임없이 고뇌하고 연구했던 선배 면역학자와 알레르기학자들을 한 분, 한 분 만나고 온 듯하다. 평소 조각조각 머리에 쌓아두었던 지식들이 역사의 힘으로 고급스럽게 빛이 나고 정리가 된 듯한 느낌이다. 이 책을 통해서 독자들도 다른 어떤 신체 기관보다 복잡하게 실타래처럼 얽혀 있는 면역계의 현상들 그리고 다양한 요소에 의해 과민해진 알레르기 반응을 함께 탐험할 수 있기를 바란다.

그동안 아토피피부염과 알레르기 분야의 신간 소식이 들리면 걱정부터 앞섰던 것이 사실이다. 면역계나 알레르기에 대한 근본적인 이해 없이, 전문가인 척 비합리적인 조언을 담은 책들이 대부분이었기 때문이다. 그 어떤 책임도 지지 않으면서 그럴듯한 포장으로 환자와 가족들을 현혹하는 것이다. 이런 조언들이 환자의 건강에 해가 되는 것은 너무도 당연한 일이다. 만성질환에 마음이 약해진 독자들이 비전문가의 조언을 따르다가 돈도 잃고 마음까지 상하는 모습을 지켜보면서 나 역시 함께 마음이 무너져내렸다. 아무리 최선을 다해도 짧은 진료 시간을 통해 면역계와 알레르기 검사 원리, 진단 방법의 필요성과 배경을 자세히 설명하는 일은 늘 한계가 있기 마련이다. 이 책이 그 짐을 나누어질 수 있을 것 같아 반가운 마음이다.

아는 것이 힘이다. 특히 만성질환을 씩씩하게 이겨내기 위해서는 올바른 지식으로 무장하는 것이 무엇보다 중요하다. 알레르기는 유전적, 환경적 요인의 상호작용을 통해 발생하는 질환이다. 여러 요인이 알레르기의 발생과 악화에 복잡하게 관여하기에, 한두 가지만으로 설명하기는 매우 어렵다. 신뢰하기 힘든 지식의 홍수 속에서 여러 대가의 인터뷰와 연구 결과를 알기 쉽게 잘 정리해주신 저자에게 깊이 감사한다.

책을 덮으니 미국의 학회에서 여러 강의를 듣고 필기까지 말끔하게 끝내고 나온 듯한 뿌듯한 마음이 든다. 나의 미국 연수 시절 알레르기 연구의 기본을 알려주신 도널드 렁Donald Leung 교수님을 비롯해 스콧 시셔르Scott Sicherer, 휴 샘슨Hugh Sampson, 루치 굽타Ruchi Gupta 교수님까지, 이들의 상세한 설명을 마주하면서 독자들도 알레르기 병인과 최신 지견을 충분히 이해하기를 바란다.

책을 읽으면서 면역계와 알레르기의 복잡함에 길을 잃을까 두려워할 필요는 없다. 적어도 이 책을 접한 독자들이 모호한 증상에 대한 해답을 찾아 IgG 항체 검사를 받고 난감하지는 않으리라 확신하기 때문이다. 알레르기를 극복하는 데 가장 중요한 것은 '신뢰할 만한 정보를 바탕으로 비합리적인 조언을 따르지 않을 용기'다. 그래야 몸은 예민해도 마음은 예민하지 않을 수 있다. 환자와 가족의 행복을 위하여, 이 책이 그 역할을 잘 해낼 것이라 믿어 의심치 않는다.

2024.01
삼성서울병원 소아청소년과 교수이자
《아토피와 알레르기의 모든 것》 저자
**김지현**

# 세상 모든 것이 내 몸을 자극하는 시대

1996년 8월 25일 일요일, 아버지는 평소 영업할 때 쓰는 꽤 쓸 만한 중형 차를 타고 뉴햄프셔 작은 시내 도로를 달리고 있었다. 아버지는 자신의 오랜 여자 친구 퍼트리샤와 한낮의 서핑을 즐기러 해변으로 향하던 길이었다. 오전 11시 20분이 되자 해가 중천에 뜨면서 기온이 서서히 올랐다. 아버지는 늘 하던 대로 차창을 열었다. 말보로 라이트 담배를 끔찍이 사랑했고, 불볕더위가 아니고서는 에어컨을 잘 켜지 않는 사람이었다. 천상 뉴잉글랜드 사람인 터라 날씨가 진저리 날 정도만 아니면 웬만해서는 이겨낼 법했으리라.

아버지는 불붙인 담배를 손가락 사이에 끼운 채 달궈진 차창 너머로 팔을 걸치고 창밖으로 손을 뻗었다. 라디오에서는 보스턴 레드삭스팀 경기 중계가 흘러나왔다. 아버지는 항상 야구에 목말라 있었다. 거의 모든 경기를 열심히 들었고, 경기가 없을 때면 지난 경기를 분석하거나 다음 경기를 예상하는 라디오 프로그램에 귀 기울였다. 디킨스를 읽고 듀란듀란에 흠뻑 빠진 10대였던 나는 스포츠 라디오 중계에 열광하는 아버지가 은근히 거슬렸다. 뒷좌석에 파묻혀 두꺼운 책으로 눈을 반쯤 가리고 책에 집중하려 애쓰며 눈만 굴리는 일이 예사였다. 언젠가 한번은 그저 아버지의 심기를 거스를 요량으로 상대 팀을 응원한 적이 있었는데, 아버지는 차를 세우고는 하나밖에 없는 딸에게 집까지 혼자 걸어가라며 화를 냈었다.

자라는 동안 아버지와 내 관계는 원만하지 않았다. 내가 겨우 생후 두 달일 때 부모님이 이혼한 탓에 어렸을 때 아버지를 만난 건 손에 꼽을 정도였다. 1986년 어머니가 자동차 사고로 돌아가시자 아버지와 나는 더 서먹해졌다. 당시 열네 살이었던 나는 고향인 인디애나 시골을 떠나 아버지와 퍼트리샤를 따라 뉴햄프셔 교외로 이사했다. 새로 알게 된 사람들이나 친구들에게 아버지와 내 상황을 설명해야 할 때면 그저 '서먹한 관계'라고 둘러댔다. 하지만 나는 아버지를 사랑했다. 그저 그렇게 말한 적이 없을 뿐이다.

하지만 1996년 8월의 그날, 스물네 살이었던 나는 아버지와 함께 차에 타고 있지 않았다. 그때 무슨 일이 일어났는지는 나중에 세 사람에게 들을 수 있었다. 주 경찰은 가장 가까운 가족인 나에게 아버지가 사망했다고 알려주었다. 아버지가 실려 간 곳을 알아보려고 통화한 지역 장의사는 그의 몸 상태가 이상하다며 동료와 이야기했던 일을 기억해냈다. 그리고 아버지가 돌아가신 후 25년 만에 처음 대화를 나눈 퍼트리샤가 차에서 있었던 일을 말해주었다. 아버지는 워낙 습관을 철저히 지켰기에 얘길 들으면서 그날 펼쳐졌을 일을 쉽게 상상할 수 있었다.

눈을 감으니 아버지가 뜨거운 커피가 담긴 스티로폼 컵을 차 컵걸이에

올려놓고 핸들 위에 손을 느슨하게 걸친 채 운전석에 앉아 있는 모습이 그려졌다. 한창 운전 중일 때, 꽃가루를 모으러 날아다니던 벌 한 마리가 열린 차창으로 흘러들었다. 당황하고 혼란스러워진 벌은 아버지의 귀 근처 목덜미에 침을 쐈다. 순간 놀랐지만 아버지는 침착하게 운전에 집중했다. 그다음 일어난 일은 눈에 보이지 않았다. 사건은 이제 아버지 몸 안의 미세한 영역으로 넘어갔다. 생물학적인 변화가 일어난 것이다. 벌침은 아버지 목의 얇은 피부층을 뚫고 물, 히스타민, 페로몬, 효소, 다양한 아미노산과 단백질이 섞인 독을 지방조직으로 주입했다. 혈관이 빽빽하게 들어찬 목은 핵심적인 순환계의 일부이기에 독은 아버지 몸 곳곳으로 더욱 빠르게 퍼지기 시작했다.

그러자 면역세포의 일부인 비만세포와 호염기구가 재빨리 독에 든 특정 요소를 감지했다. 우리 몸의 골수에서 생성되는 비만세포나 호염기구 같은 백혈구는 몸 전체를 순환하며 바이러스나 세균 같은 외인성 물질이나 암세포 등 유해 물질을 삼켜 감염 및 질병 퇴치에 도움을 준다. 비만세포는 피부 아래 결합조직이나 기도 및 내장에 늘어서 있고 림프샘과 신경, 혈관 주변 조직에도 있다. 호염기구는 혈류에 존재한다. 따라서 비만세포와 호염기구는 몸 구석구석 거의 모든 곳에 있다고 해도 무방하다. 아주 단순하게 말하면 이들의 임무는 면역반응을 시작하고 반응의 강도를 높이는 일이다. 다양한 단백질과 화학물질을 분비해 반응을 조절하는 면역계의 지휘자인 셈이다.

벌 독은 일반적으로 알레르기가 없는 사람의 몸이 잘 반응하는 천연 물질은 아니다. 다만 벌 독은 기본적으로 출혈을 일으키는데 말하자면 혈액세포를 파괴할 수 있다. 하지만 꿀벌이나 말벌 독은 쏘인 부위 근처를 붓게 하는 국소성 통증 유발 말고는 대부분 사람에게 해가 되지 않는다. 독이 들어오면 모든 사람의 면역세포는 반응한다. 하지만 아버지의 면역세포는 너무 과다반응을 보여 면역계를 아나필락시스(심한 쇼크 증상처럼 과민하게 나타나는 항원·항체 반응. 알레르기가 국소성 반응인 데 비해 전신성 반응을 일으킨다—옮긴이)라는 치명적인 악순환에 빠뜨렸다. 세계보건기구(이하 WHO)는 의학적으로 아나필락시스를 "급성으로 발생해 생명을 위협하는 수준의 기도, 호흡, 순환기 문제를 일으키는 전신성 과민반응"으로 정의한다. 쉽게 말해, 아버지는 별일 아니라고 넘겨버리는 바람에 너무 늦게 깨달은 과민증, 즉 벌 독 알레르기를 잠재적으로 갖고 있었다는 의미다.

## ‖ 몸은 이미 신호를 보냈다 ‖

불과 몇 주 전에도 아버지는 월마트 주차장에서 벌에 쏘인 적이 있었다. 당시 아버지는 집으로 돌아와 퍼트리샤에게 몸이 좋지 않다고 말하고 경증 알레르기 증상에 흔히 찾는 항히스타민제 베나드릴Benadryl을 먹었다. 몸은 곧 나아졌지만, 퍼트리샤는 그에게 벌 알레르기가 있는 것 같으니 병원에 가보라고 잔소리했다. 하지만 줄담배를 피우고 위스키를 들이켜고 스테이크를 너무 많이 먹는 등 평소 건강 따위는 돌보지 않던 아버지였기에 당연히 그 말도 흘려들었다.

알레르겐Allergen(알레르기 반응을 일으키는 항원)에 반복 노출되면 알레르기 반응은 점차 강화된다. 아버지가 처음 벌에 쏘였을 때는 쏘인 자리가 조금 부풀어 오르는 것 말고는 별 이상이 없었을 것이다. 하지만 두세 번 쏘이면 몸속 면역세포는 문제 물질을 기억했다가 더 신속하고 강력하게 반응해 비교적 센 반응을 일으킨다. 아버지의 몸은 미처 그가 모르는 사이에 배신할 준비를 하고 있던 셈이다.

항원이 몸속 비만세포나 호염기구를 만나 활성화되면 즉시 아나필락시스 과정이 시작된다. 항원은 벌 독처럼 면역반응을 개시하는 물질을 일컫는 전문용어다. 아버지의 비만세포와 호염기구가 벌 독의 단백질과 직접 만나 히스타민을 분비하기 시작하자, 벌에 쏘인 지 불과 몇 초 만에 아나필락시스 과정이 일어났다. 세포가 손상되거나 스트레스를 받을 때 몸에서 생성되어 분비되는 유기 화합물인 히스타민은 정상적인 면역반응의 핵심이다. 히스타민은 혈관을 확장하고 혈관 벽의 투과성을 높여 감염과 싸우는 백혈구가 혈관에서 흘러나와 감염 부위로 훨씬 쉽게 이동하게 한다. 또 근처 다른 세포에 더 많은 히스타민을 분비하라는 신호를 보내기도 한다. 몸이 보내는 일종의 화학적 경보 체계인 것이다. 일단 히스타민이 분비되면 면역계 전체에 작동 경보가 내려진다. 몸은 이 경보 체계를 어떻게 느낄까? 히스타민이 체내 기관의 수용체에 작용하면 염증, 홍조, 가려움증, 두드러기, 부기가 일어난다.

안타깝게도 아버지는 계속 차에 똑바로 앉아 있던 탓에 다음 과정이 더 빨리 진행되었다. 똑바로 앉은 자세 때문에 산소가 부족한 혈액이 심장으로 돌아가지 못한 것이 부분적인 원인이 되었다. 히스타민이 온몸을 빠르게 도는 알레르기 폭풍 상태가 되면 정맥이 급속히 확장되어 혈압이 낮아지고, 심장으로 가는 혈류가 훨씬 줄어 결국 아버지의 경우처럼 심장마비에 이르게 된다. 게다가 히스타민이 과도하게 분비되자 아버지의 온몸을 도는 혈관 네트워크인 혈관계에서 체액을 조직으로 더 보내면서 목은 물론 몸 전체가 부어올랐다. 히스타민은 흡입한 자극 물질로부터 기관, 기관지, 허파 등의 호흡기를 보호하기 위해 점액을 끈적하게 만들고 점액 생성을 늘리며 폐 주변 평활근 조직을 조이기도 한다. 즉 아나필락시스가 발생하면 단 몇 분 만에 기도가 수축하기 시작한다. 아버지는 이런 일이 일어나기 시작했다는 사실을 감지하고 갓길에 차를 세운 다음 퍼트리샤에게 운전해달라고 부탁했다.

가까운 병원은 몇 킬로미터나 떨어져 있었다. 당황한 퍼트리샤는 더 빨리 도움을 받으러 근처 약국으로 차를 몰았다. 조수석에 앉은 아버지는 가쁜 숨을 내쉬기 시작했고 얼굴색도 변하고 있었다. 몇 분 후 작은 약국 앞에 도착한 퍼트리샤는 내동댕이치듯 차를 세우고 도움을 청하러 내달렸다. 하지만 그날 당직 약사는 아마도 아버지의 생명을 살릴 수도 있었던, 아드레날린이라고도 알려진 에피네프린 주사를 줄 수 없다고 설명했다. 처방전이 없었기 때문이다. 스트레스를 받을 때 부신에서 분비되는 천연 호르몬인 에피네프린은 히스타민 분비를 억제하고 혈관을 수축해 혈류를 원활하게 만들어 아나필락시스 과정을 멈춘다. 폐의 평활근에 있는 수용체에 결합해 평활근을 이완시키고, 호흡이 정상으로 돌아오도록 만들기도 한다. 아드레날린 응급주사를 맞으면 몸이 짧은 시간에 분비할 수 있는 양보다 훨씬 많은 아드레날린을 체내에 전달할 수 있다. 하지만 약사는 아버지에게 아드레날린을 주는 대신 구급대원을 불렀다.

마침내 구급차가 도착했고 응급구조사는 아버지에게 삽관을 시도했다. 그러나 목 조직이 붓고 폐가 수축해 더 이상 숨 쉴 수조차 없는 상태였다. 구급차에는 아드레날린이 없었고, 약사는 아버지에게 너무나 절실한 아드레날린을 줄 수 없다고 계속해서 단호히 거부했다. 약사의 결정이 잔인해 보이겠지만, 당시 그는 법적으로 할 수 있는 일이 없었다. 1990년대에는 아무리 응급한 상황일지라도 약사가 임의로 아드레날린을 줄 수는 없었다. 몇 분이 지나자 아버지의 몸은 염증 연쇄반응의 마지막 단계인 쇼크 상태에 빠졌다.

퍼트리샤는 구급차에 실려 가는 아버지 곁에서 안절부절못하며 목소리가 들리면 눈을 깜빡여달라고 말했고, 아버지는 천천히 눈을 감았다 떴다. 퍼트리샤는 여전히 두려웠지만 아버지의 손을 꼭 붙잡으며 조금 마음을 놓고 희망을 품었다. 그리고 응급실로 따라가려고 아버지의 차에 다시 올랐다. 구급차 소리는 점점 멀어졌다. 그렇게 병원으로 가는 도중에 아버지는 숨을 거두었다. 응급구조사가 아버지를 구하려 애썼지만, 결국 그의 심장은 멈췄다.

## ‖ 내가 알레르기를 연구하게 된 이유 ‖

열렬한 보스턴 야구팬이자 뮤지컬 애호가였고, 베트남 참전용사에서 컴퓨터 칩 판매원으로 살아온, 사랑받는 아들이자 나의 아버지인 제임스 맥페일은 알레르기로 세상을 떠났다. 이 책을 쓰기 위해 자료를 조사하는 동안 나는 아버지가 돌아가실 때와 같은 나이인 마흔일곱이 되었다. 전국의 전문가들과 함께 알레르기의 수수께끼에 관한 이야기를 나누며 나는 아버지의 이례적인 죽음을 자주 떠올렸다. 벌에 쏘여 치명적인 아나필락시스 반응을 일으키는 사례는 여전히 극히 드물다. 해마다 성인의 약 3퍼센트가 꿀벌이나 말벌 같은 곤충에 쏘여 생명을 위협하는 반응을 겪지만 대부분은 살아남는다.[1] 1996년에 아버지가 돌아가신 뒤 20년 동안 곤충에 쏘여 사망한 미국인은 매년 평균 62명, 즉 전체 인구의 0.0000002퍼센트뿐이다.[2] 아버지의 죽음은 지극히 예외적이고 불행한 사고였고, 아버지의 모든 친구와 가족의 삶을 뒤흔든 사건이었다.

하지만 알레르기라는 현상을 깊이 파고들수록 나는 더 궁금해졌다. 왜 하필 우리 아버지였을까? 애초에 아버지의 면역계가 과다반응하게 된 까닭은 내가 물려받기도 한 아버지의 유전적 특성 때문이었을까? 아니면 아버지가 자라온 보스턴의 환경이나 평소 생활 방식 때문이었을까? 이론적으로 본다면, 아버지는 어린 시절이나 베트남에서 두 번 복무하는 동안 벌에 여러 번 쏘여서 벌 독에 더 민감해졌을 수도 있다. 아니면 억세게 운이 없어 한 달 새에 두 번이나 벌침에 쏘인 탓에 사망했을지도 모른다. 하지만 연구를 마치고, 이제 세상을 떠났을 때의 아버지보다 세 살 더 먹은 나는 이 책을 쓰면서 아버지의 알레르기가 일어난 원인을 확실히 알아낼 방법이 없다는 사실을 알게 되었다. 알레르기 자체가 매우 복잡하기 때문이다.

생물학적 관점으로는 아버지가 살아 있던 마지막 순간에 무슨 일이 일어났는지 정확하게 설명할 수 있다. 여러 면에서 이 사건 이면에서 작용한 생물학은 그 과정을 가장 쉽게 이해하고 설명할 수 있는 부분이다. 아버지의 면역계는 그를 지키기 위해 '너무 효과적으로' 반응했다. 아나필락시스는 그리스어로 '대항한다'는 뜻의 'ana'와 '방어'라는 뜻의 'phylaxis'가 합쳐진 것으로, 문자 그대로 '역행 방어'를 의미한다. 아버지를 보호하기 위해 구축된 면역계는 완벽하게 작동했지만, 너무 민감한 탓에 흔하고 비교적 해가 없는 물질을 직접적인 위협으로 오인했다. 일단 강화된 면역반응이 시작되면 멈추는 것은 거의 불가능하다. 심각한 알레르기가 있다면 강력하고 활동적인 면역계가 세균과 기생충에게서 당신을 보호해줄 수 있지만 동시에 역설적으로 당신을 죽일 수도 있다. 그리고 바로 그런 일이 나의 아버지에게 일어났다.

결코 이해할 수 없고 또 계속 곱씹게 되는 순간이 있다. 바로 아버지가 자기 몸이 자신을 파괴하는 상황에 무력함만 느꼈을 순간이다. 목이 부어올라 막히고 폐 근육이 수축해 숨 쉴 수 없다고 느낀 처음 몇 초 동안 아버지는 얼마나 두려웠을까? 갈비뼈 안에서 심장이 느려질 때, 얼마나 무서웠을까? 면역계가 날뛰며 점차 빠르게 죽어간다는 것은 어떤 느낌일까? 아버지는 자신에게 무슨 일이 일어났는지 이해했을까? 심장이 멈춘 마지막 순간에 아버지는 할머니와 퍼트리샤, 나를 한 번이라도 떠올릴 시간이 있었을까? 우리가 그를 얼마나 그리워할지 알고 있었을까?

이상하게 들릴지도 모르겠지만, 사실 아버지 때문에 알레르기를 연구하기 시작한 것은 아니었다. 그날 이후로 조금씩 아버지의 죽음을 받아들였고 서서히 덜 떠올리게 되었다. 몇 년간 아버지의 마지막 순간을 떠올린 건 야외에 앉아 있거나 정원을 거닐면서 익숙한 윙윙 소리가 들릴 때뿐이었다. 벌을 보기만 해도 심장이 쿵쾅거렸고 길을 가다가도 얼어붙는 듯했다. 하지만 우연히 꿀벌이나 말벌을 마주칠 때 말고는 알레르기에 대해 그다지 생각할 일은 없었다.

내가 직접 알레르기 진단을 받기 전까지는 말이다.

2015년 나는 신임 조교수로 학점을 꽉 채워 가르치는 한편, 독감을 다룬 책을 쓰느라 바쁘게 지냈다. 아이러니하게도 몸 상태는 계속 안 좋았다. 사실 너무 아팠다. 1년도 안 되는 새에 네 번이나 호흡기 감염 진단을 받자, 주치의는 분명 내 비강 '배관'에 문제가 있다며 나를 이비인후과 전문의에게 보냈다. 이비인후과 의사는 내가 호소하는 불편사항을 듣고, 주치의의 진단서를 살펴본 후 내시경으로 내 비강과 목 안쪽을 살펴보았다. 의사는 내 콧구멍을 깊숙이 들여다보며 말했다. "너무 자극받았네요. 그냥 감염 때문이라고 볼 수 없을 정도로요. 알레르기가 있는 것 같아요. 이게 진짜 문제입니다."

생전 처음 듣는 이야기였다. 평소에 심하게 재채기하거나 훌쩍거리느라 고생한 적이 없었다. 또 눈이 충혈되거나 부은 적도, 피부가 가렵거나 발적이 일어나 따끔거린 적도 없고, 속이 뒤집힌 일도 없었다. 내가 아는 한 나는 알레르기가 없었다. 그런데 갑자기 미국 내 수백만 명의 알레르기 환자 중 한 명이라는 진단을 받은 것이다. 게다가 내 면역계는 알레르기 때문에 우왕좌왕하느라 일상에서 만나는 계절성 바이러스나 세균처럼 미세한 진짜 적과 싸우기 더 어려웠다. 다시 말해, 내 면역계는 엉뚱한 자극에 반응해 무해한 물질을 유해한 물질로 착각하며 몹시 부지런히 작동하느라 그 과정에서 나를 아프게 만들었다.

어쨌든 나는 아버지의 딸이었으므로 우리 두 사람의 면역계는 비슷하게 과민하리라는 사실이 밝혀졌다. 내가 벌에 알레르기가 있는지는 아직 모르지만 말이다(이 이야기는 나중에 더 자세히 설명하겠다). 그 후 몇 달 동안 내게도 알레르기가 있다는 사실을 계속 의심하며 좌절했지만, 천천히 적응하면서 스스로 알레르기 환자라고 인정하기 시작했다. 그러면서 적어도 나만 이런 일을 겪는 것은 아니라는 사실에 내심 위안받았다. 나는 결코 혼자가 아니었다. 주변 지인들에게 진단 결과를 이야기하자, 그들은 자기도 음식이나 피부, 호흡기 알레르기가 있다며 털어놓기 시작했다. 내가 아는 모든 사람이 어떤 종류든 알레르기를 앓는 것 같았다. 굳이 말할 일이 없었을 뿐이다. 그때 나는 알레르기가 생각보다 훨씬 큰 문제라는 사실을 깨달았다.

아마 당신도 견과류 알레르기나 건초열('꽃가루 알레르기'라고도 한다―옮긴이), 천식, 습진 등의 알레르기나 관련 질환을 겪는 당사자이거나, 당사자는 아니더라도 최소한 그런 사람을 알고 있긴 할 것이다. 최신 알레르기 관련 통계를 살펴보면 눈이 휘둥그레질 정도다. 지난 10년간 경증, 중등도, 중증도 알레르기 진단을 받은 아동과 성인이 매년 꾸준히 늘었다. 또 오늘날 전 세계 인구의 약 30~40퍼센트에 해당하는 수십억 명이 어떤 식으로든 알레르기 질환을 앓고 있으며, 수백만 명이 건강에 상당히 위협될 정도로 심각한 알레르기를 갖고 있다.

하지만 알레르기가 평생 치명적인 영향을 미치지는 않는다. 경증, 중등도, 중증이지만 치명적이지는 않은 알레르기 면역반응을 겪는 사람들은 엄청난 시간과 돈을 써가며 이 질환을 관리한다. 생명을 위협하는 정도가 아니더라도 알레르기는 부담이 된다. 하지만 보통 알레르기로 죽는 사람은 흔하지 않으므로 사회 전반에서 아주 심각하게 여기지는 않는다. 글루텐 불내증이나 건초열이 있는 사람을 두고 농담하기도 하지만, 그런 질환이 있는 사람이 실제로 어떤 상태인지는 진지하게 생각하지 않는다. 활동성 알레르기가 있는 사람은 보통 알레르기가 없는 사람보다 삶의 질이 떨어진다고 생각한다. 또 쉽게 불안해하고 스트레스도 많이 받으며 피로를 훨씬 자주 느낀다. 자연히 집중력과 활력도 떨어진다.

만약 당신도 알레르기가 있다면 이를 안고 살아가는 일이 어떤지 잘 알 것이다. 알레르기를 앓는 데 익숙해져서 별로 대수롭지 않게 생각할 수도 있다. 말하자면 '몸 상태가 아주 좋다'는 느낌은 애초에 포기하고, '그럭저럭 괜찮다'고 생각하며 적당히 지내왔을 수도 있다. 하지만 알레르기를 겪는 사람이 그 질환에 대처하거나 익숙해질 방법을 찾았다 해도 증상을 무시하기 힘든 날은 반드시 있다. 꽃가루가 심한 날이나 못 보던 사이에 피부가 오돌토돌 붉게 일어나 가려울 때나 저녁 식사를 초대받아 누군가의 집에 갔을 때처럼 말이다. 알레르기가 있는 사람은 알레르기가 없는 사람이 보지 못하는 것을 잘 알아본다. 우리 몸은 주변 공간과 사물을 구성하는 보이지 않는 수십억 개의 입자, 미생물, 화학물질, 단백질과 끊임없이 부딪친다. 면역세포는 체내에서 무언가를 마주칠 때마다 그것을 받아들일지, 아니면 거부할지 평생 매일 수많은 결정을 즉각적으로 내린다. 면역계는 음식처럼 본질적으로 몸의 일부가 될 수 있는 것이나 일부 세균, 바이러스, 기생충처럼 공존하며 살 수 있는 것 등 우리 몸이 용인하거나 무시할 수 있는 것과 그렇지 않은 것을 결정한다.

인간 면역계가 일상적으로 접하는 자연 및 인공 알레르겐에 점점 더 민감해지고 있다는 사실은 분명하다. 문제는 알레르기 반응과 관련된 생물학적 과정을 이해하려 애쓰는 면역학자들도 그 이유를 완전히 확신하지는 못한다는 점이다. 점점 심각해지는 식품 알레르기, 피부 알레르기, 곤충 알레르기, 약물 알레르기, 호흡기 알레르기는 21세기에 가장 시급한 의학적 수수께끼로 남아 있다.

**왜 우리는 모두 이렇게 자극받을까?**

# ‖ 알레르기를 조금 더 이해한다면 ‖

직접 알레르기 진단을 받은 뒤 나는 관련 정보를 더 많이 찾아보았다. 그리고 아주 사적인 질문부터 시작해 역사·경제·사회·정치·철학을 아우르는 더 거대한 질문으로 나아가는 여러 질문에 답을 찾고 싶었다.

* 알레르기는 오래전부터 존재해왔던 문제일까, 비교적 새로운 문제일까?
* 알레르기는 심화되고 있을까? 그렇다면 그 원인은 무엇일까?
* 알레르기는 유전이나 환경의 영향일까, 아니면 인간이 만든 것일까?
* 알레르기에 맞서 무엇을 할 수 있을까? 이 질환을 과연 고칠 수 있을까?

처음 몇 주 동안은 조사를 해도 만족스러운 답을 구할 수 없었다. 내 질문은 '21세기 알레르기 문제를 진단한다'는 개인적이고도 과학적인 여정으로 바뀌었다. 이 책은 1819년 알레르기를 기술한 최초의 의학문헌에서 시작해 알레르기 치료를 위한 생물학적 제제와 예방 목적의 면역요법 같은 오늘날의 발전에 이르기까지, '알레르기'라는 현상을 총체적으로 훑어보는 여정의 기록이다.

이 책에서 나는 오늘날의 알레르기를 둘러싼 모든 이야기를 전달하려고 노력했다. 알레르기란 무엇이며 왜 존재하는가, 전 세계적으로 알레르기가 계속 심화되는 이유는 무엇인가, 알레르기가 오늘날 급변하는 세상에서 인류가 맞이할 운명에 대해 무엇을 알려주는가를 살펴본다. 이를 위해 최신 과학 연구와 알레르기의 역사, 알레르기를 겪는 환자와 의사의 여러 사례를 엮어 알레르기와 환경이 맺는 복잡한 연관성을 탐구한다.

먼저 알레르기인 것과 아닌 것, 그 정의가 변화하는 상황을 다룬다. 모든 종의 면역계 기능을 연구하는 면역학 관련 과학 지식이 심화하고 발전하면서 알레르기 또는 알레르기 유형의 면역반응에 무엇이 속하는지도 더욱 잘 알게 되었다. 앞으로 살펴보겠지만 알레르기를 분류하고 진단하고 셈하기는 그리 쉽지 않다. 그나마 지금까지 얻어낸 가장 좋은 연구·조사 통계치도 보험 청구 내역, 설문조사, 병원 입원율을 바탕으로 추정한 것이다. 하지만 어떤 데이터로 계산하든 실제 알레르기 환자 수는 매년 늘고 있으며 그 끝은 보이지 않는다.

알레르기와 관련된 기본사항을 살펴본 다음에는 원인을 조망하는 다양한 이론을 살핀다. 알레르기 면역반응을 어떻게 정의하느냐에 따라 알레르기는 아주 오래된 현상일 수도 혹은 아주 새로운 현상일 수도 있다. 오래된 현상으로 본다면 벌이나 말벌에 쏘여 사망했다고 여겨지는 고대 이집트 왕 메네스까지 거슬러 올라갈 수 있다. 알레르기 반응을 언급한 최초의 임상 기록인 건초열 사례 분석은 겨우 200여 년이 조금 넘었을 뿐이다. 또 호흡기 알레르기는 적어도 산업혁명이 시작되기 전까지는 널리 퍼지지 않았다는 증거도 있다. 이후 알레르기 발생률이 꾸준히 증가한 원인을 지목하는 여러 복잡한 이론이 극렬하게 논쟁해왔다. 알레르기의 원인이 무엇인지 간단명료한 답을 원할 수 있지만, 이 책은 하나의 답을 주진 못한다. 다만 가장 유력한 원인 몇몇은 분명하게 이해될 것이다.

마지막으로 알레르기에 맞서는 오늘날의 치료법과 알레르기 의학의 미래를 살펴본다. 알레르기 치료는 지난 2세기 동안 큰 변화를 보이진 않았지만, 새로 등장한 생물학적 제제는 심각한 알레르기 증상을 꾸준히 완화할 수 있다는 작은 희망을 준다. 이와 동시에 알레르기 면역반응에 대한 새로운 과학 지식은 더 나은 규정과 사회정책으로 이어질 수 있다. 과거나 현재나 무엇이 왜 우리를 자극하는지 알면 모두가 함께, 보다 편하게 숨 쉴 수 있는 더 나은 미래를 만드는 데 도움이 될 것이다.

친애하는 독자 여러분, 당신이나 곁에 있는 사람이 알레르기가 있든 없든 이 책을 읽고 알레르기를 더욱 잘 이해하게 되길 바란다. 또 우리 몸의 놀라운 면역계를 탐구하고 면역계가 주변 환경과 맺는 복잡한 관계에 대해 다양한 질문과 관심을 갖게 되길 바란다. 무엇보다 이 여정에 함께해주어 감사하다. 자, 그럼 떠나보자.

*Allergic*

*Allergic* ● ● ● ● ● ● ● ● ● ● ● ● ● ● ● ●

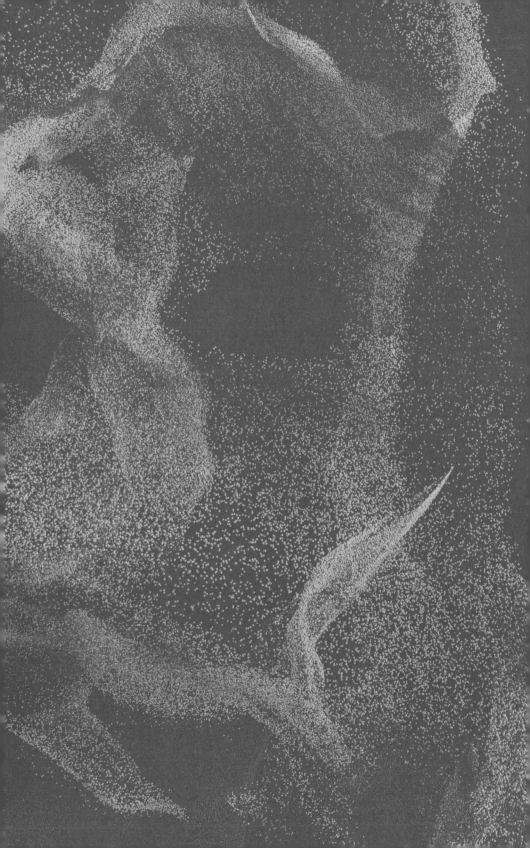

# 1부

# 정의: 알레르기의 기본에 대하여

21세기의 알레르기를 이해하는 탐구의 첫 단계는 오늘날 발생하는 모든 증상을 살피는 일이다. 1부에서는 세 개의 장에 걸쳐 알레르기에 관한 최신 통계를 분석하고, 알레르기 환자가 건초열, 알레르기 천식, 알레르기 피부염, 습진, 음식이나 약물 알레르기 등을 겪는 사례를 들여다보며 오늘날의 알레르기 문제를 깊게 살펴볼 것이다.

하지만 알레르기를 진단하거나 공식적으로 불내증, 민감성과 구별하는 것이 항상 쉽지만은 않다. 바로 이 점이 알레르기를 이해하는 데 어려움을 준다. 면역계 기능은 복잡하다. 또 알레르기는 본격적인 알레르기 반응에서부터 경증·중등도 자극, 완전한 내성(관용성이라고도 한다—옮긴이)에 이르기까지 다양한 면역반응 범위에 걸쳐 발생한다. 따라서 알레르기를 제대로 이해하고 진단하기 위해 먼저 면역계의 역사를 살펴보고, 알레르기가 어떻게 면역계의 범주에 포함되었는지 알아보자.

# 1장

# 알레르기란
# 무엇인가

사실 이 책을 쓰기 전까지는 알레르기 문제가 실제로 얼마나 심각한지 전혀 몰랐다. 놀랍게도 전 세계 인구의 약 40퍼센트가 다양한 알레르기 질환을 겪고 있다.[1] 심지어 전문가들은 이 수치가 2030년에 최대 50퍼센트까지 치솟을 것으로 추정한다. 이 수치와 함께 앞으로 수십 년 동안 알레르기 인구가 늘어날 것이라 예상하는 이유가 무엇인지 더 깊이 파고들기 전에, 보다 기본적이고 근본적인 질문에 답해야 한다. **알레르기란 무엇일까?**

## ‖ 알레르기를 안다는 착각 ‖

과학자나 알레르기 전문의와 처음 이야기를 나누기 시작했을 때만 해도 나는 스스로 알레르기가 무엇인지 잘 안다고 생각했다. 그래서 누가 이 질문을 하면 "사람이 먹거나 만지거나 몸에 흡입된 무언가에 반응해 나오는 부정적인 신체 반응"이라고 자신 있게 대답했을 것이다. 더 자세히 말해달라고 하면 오래전 생물학 입문 수업에서 배운 내용을 끄집어내 사람의 면역계는 방어 체계와 비슷하다고 말했을 것이다. 면역계는 바이러스나 세균, 기생충 같은 이물질에 반응하고 유해 요소에 감염되지 않도록 우리 몸을 보호하는 데 도움이 된다. 하지만 알레르기가 있는 사람은 꽃가루, 우유, 금속 장신구의 니켈처럼 흔히 우리 주변의 무해한 요소로 생각되는 것에서 면역계가 자극받는다. 그 증상으로 재채기, 콧물, 코막힘, 기침, 발진, 발적, 두드러기, 부기, 호흡 곤란 등이 나타난다.

전문가가 아닌 일반인에게 알레르기가 무엇인지 설명해보라고 하면, 나이나 배경에 상관없이 보통 내가 처음에 말한 것과 비슷한 정의를 내린다. 한번은 알레르기가 없는 한 청년이 알레르기와 알레르겐에 대해 내게 이렇게 설명한 적이 있다. "우리 신체와 내부로 유입된 것 사이에 생기는 일종의 불균형입니다. 몸속에 있는 무언가와 잘 맞지 않는 것이 들어오면 몸이 그것을 없애려고 하는 거죠." 또 다른 사람은 몸이 꽃가루나 특정 음식 같은 물질을 어떻게 처리해야 할지 모를 때 '자기파괴적'으로 바뀌는 현상이라고도 말했다.

한편, 다양한 알레르기가 있는 어떤 사람은 인상적이게도 자기 몸이 항상 방어 상태에 있는 것이니 대체로 이를 긍정적으로 본다고 말했다. 말하자면 자신의 몸이 (해로운 것들로부터) 잘 보호받고 있으며, 알레르기가 없는 사람의 몸보다 더 주의 깊고 민첩하다는 것이다. 이러한 인식들은 모두 알레르기 면역반응을 '어느 정도는' 정확하게 설명한다. 그렇지 않을 때를 빼고 말이다. 심지어 알레르기가 있는 사람도 알레르기가 무엇인지, 비슷한 증상을 보이는 비非알레르기와 알레르기 상태를 어떻게 구별하는지 정확히 알지 못하는 경우도 있다.

이 책을 쓰기 위해 인터뷰한 알레르기 환자 중 한 명인 크리시를 예로 들어보겠다.[2] 당시 그는 호흡기 알레르기 증상, 두드러기, 산발적인 눈 부기, 빈번한 위장 문제와 몇 년이나 씨름하고 있었다. 건초열 진단을 받고 증상이 달라지거나 악화되면 이따금 이비인후과를 찾았다. 실수로 우유나 글루텐을 먹기라도 하면 위장 증상이나 피부 발진도 나타났다. 크리시는 수년 전 알레르기 전문의를 찾아가 가장 흔한 알레르겐에 대한 반응검사를 받았다. 어떤 식품 알레르겐에도 아무런 피부 반응이 일어나지 않자, 담당의는 그가 경험한 증상이 식품 알레르기 때문일 가능성은 극히 낮다고 진단했다. 이비인후과 의사가 계속 다시 알레르기 검사를 해보라고 권했지만 크리시는 검사를 받지 않았다. 대신 인터넷에서 자신과 비슷한 증상을 검색해 적용해볼 만한 치료법을 모으고 있었다.

크리시에게 알레르기가 무엇인지 정의해달라고 부탁하자, 그는 "알레르기란 몸이 무언가를 처리할 수 없을 때, 특히 몸이 무언가에 너무 자주 또는 너무 많이 노출될 때 발생하는 현상"이라고 대답했다. 그러면서 시간이 지날수록 그 물질에 반복해서 자극을 받으면 몸이 적절히 대응할 수 없게 되어 자신과 같은 증상이 일어난다고 설명했다. 크리시는 식품 알레르겐에 대한 피부 반응검사 결과를 믿지 않고, 자신이 음식 자체에 알레르기가 있다고 주장했다. 다만 밀이나 우유는 음식 대부분에 들어 있어 수십 년 동안 해당 성분을 먹다 보니 자기 몸이 그 성분들을 물리치는 법을 배운 거라고 단정했다.

이 장을 크리시의 이야기로 시작하는 이유는 우리가 일반적으로 알레르기에 대해 제대로 알고 있는 것과 잘못 알고 있는 것이 무엇인지 보여주기 위해서다. 크리시는 알레르기와 비알레르기 증상을 혼동하고 오해하며 혼란과 좌절을 겪고 있다. 그가 겪는 호흡기 알레르기를 반복해서 노출된 무언가에 반응하는 신체적 현상이라고 본 것은 옳지만, 자기 몸이 꽃가루에 대응하지 못한다고 판단한 점은 틀렸다(곧 살펴보겠지만 몸이 꽃가루를 참아내거나 무시하지 않는다고 생각하는 편이 맞다). 또 그가 식품 알레르기 증상을 겪는다고 말해도 실제 해당 알레르기는 없을 것이다. 우유나 글루텐에 감작感作(민감성) 반응을 보이지 않았기 때문이다. 피부단자검사skin-prick test(항원을 피부의 긁거나 살짝 찌른 부위를 통하여 적용하는 피부검사의 한 형태—옮긴이) 결과가 그 증거다. 즉 크리시의 면역계는 그가 섭취하는 음식에 반응하지 않을 가능성이 크다. 하지만 꽃가루에는 반응해 건초열을 일으킨다. 여기서 크리시가 정말 혼동하는 점은 불내성과 알레르기 반응의 차이이다. 그는 과민성대장증후군 같은 다른 질환이나 유제품 속 유당 분해를 돕는 효소인 락타아제lactase 결핍으로 발생할 수 있는 특정 식품 불내성과 공기 중 알레르겐에 대한 반응으로 나타나는 알레르기 증상을 혼동한 것이다.

하지만 누가 그를 탓할 수 있을까? 면역학을 상당히 잘 이해하는 의학인류학자인 나조차도 차이점을 깨닫기는 쉽지 않았다. 알레르기를 다룬 문헌을 한층 깊게 파고들며 알레르기 전문의나 면역학자들과 더 많은 이야기를 나눌수록 알레르기의 정의는 더욱 모호해졌다. 면역계의 기능이 얼마나 복잡한지 알게 될수록 알레르기를 이해하기가 쉬워지기는커녕 더 어려워져서 놀라고 당황스러웠다. 우리가 보통 '알레르기'라고 부르는 것은 사실 다양한 질환을 한데 뭉뚱그려 담은 주머니와 같다. 이러한 질환들이 지닌 공통점은 바로 알레르기가 없는 사람에게는 보통 면역반응을 전혀 일으키지 않는 무해한 알레르겐에 면역계가 반응해 면역과민반응을 일으킨다는 점이다. 알레르기 증상은 알레르겐이 피부, 기도, 장관(소화관 중위를 제외한 소장, 대장, 맹장 등 창자 부분을 가리킨다—감수자)을 통해 몸에 침입하는 방식이나, 사람마다 다른 유전적 특징, 알레르겐이 유발할 수 있는 여러 '알레르기 경로'에 따라 다양하다.

그렇다면 알레르기란 대체 무엇일까? 알레르기란 무해한 항원에 대한 유해한 면역 매개 과민반응으로, 면역반응을 활성화하는 독소 또는 이물질로 정의된다. 이것이 알레르기의 전문적인 과학적 정의다. 하지만 아직 그렇게 와닿지는 않을 것이다. 알레르기가 무엇인지 제대로 이해하려면 그 용어 자체가 지난 한 세기를 거치며 어떻게 바뀌었는지를 이해해야 한다. 포유류의 면역계 기능을 살피는 초기 연구에서 알레르기라는 개념이 탄생한 지는 고작 100년이 조금 넘었을 뿐이다.

결국 나는 알레르기를 일으키는 생물학적 과정으로 이 개념을 가장 잘 정의할 수 있겠다는 사실을 깨달았다.


## ‖ 알레르기의 지극히 짧은 역사 ‖


복잡하게 뒤얽힌 알레르기의 역사와 면역계 지식을 살펴보기 전에 먼저 알아야 할 사실이 있다. 바로 알레르기란 결코 '어떤 특정한 것'이 아니라는 점이다. 적어도 탁자나 바이러스, 고양이처럼 세상에 존재하는 구체적인 사물을 떠올리는 것과 같은 방식으로 정의하기는 어렵다. 오히려 서로 얽혀 있는 여러 다양한 면역계 요소가 관여된 복잡한 생물학적 과정이라고 보는 편이 낫다. 말하자면 알레르기는 면역세포가 작용하면서 겪는 증상이라기보다 면역세포가 일으키려고 하는 작용에 더 가깝다. 면역에 대한 지식이 어떻게 진화했고, 여기서 발전해 알레르기 반응을 어떻게 발견하게 되었는가는 20세기 초입에 본격적으로 이야기되기 시작했다.

예나 지금이나 면역계 이론은 미생물을 둘러싼 초기 지식에 상당히 빚지고 있다. 1800년대 후반 루이 파스퇴르Louis Pasteur, 조지프 리스터Joseph Lister, 로베르트 코흐Robert Koch 같은 이름난 과학자들은 탄저균, 결핵균, 콜레라균처럼 눈에 보이지 않는 살아 있는 유기체가 인간의 몸을 아프게 만들고, 상처를 감염시키고, 음식을 썩게 한다는 사실을 실험을 통해 증명하느라 여념이 없었다. 미생물의 전염과 작용을 이해하는 새로운 방식으로 흔히 '세균 이론germ theory'이라 부르는 관점에서 '면역(유기체가 질병을 피하는 능력)'이라는 현대 의학 개념이 탄생했다.

'면역된다'는 말은 특정 외부 유기체가 일으키는 감염에서 보호되거나 방어된다는 의미다. 면역에 숨겨진 생물학적 메커니즘은 19세기 후반에서 20세기 초반에 걸쳐 세균 이론을 바탕으로 한 과학적 연구의 초점이었다. 1900년대까지 과학자들은 탄저균처럼 질병을 유발하는 유기체에 노출된 동물에게서 면역이나 질병이 일어나는 기본 생물학적 메커니즘을 이해하는 데 주력했다. 초기 면역학자들의 궁극적인 목표는 면역을 일으키는 방식을 밝히는 것이었다. 당시 클리닉이나 종합병원에서는 이미 천연두, 디프테리아, 파상풍처럼 흔한 질병을 예방하거나 치료하기 위해 조작된 미생물 또는 질병에 맞서는 항체가 약간 포함된 백신과 혈청을 사용했다. 하지만 이런 물질이 작용하는 과정은 거의 수수께끼였다.

초기 백신과 혈청의 성공에 힘입어 과학자와 의사들은 인간의 모든 전염성 질병과 독소에 면역을 일으킬 수 있을 것이라 굳게 믿었다. 이들은 애초에 동물이 어떻게 면역을 일으키는지만 더 이해하면 된다고 생각했다. 이렇게 알레르기는 면역을 일으키고 다양한 질병을 치료하려는 전 지구적인 노력으로 우연히 발견되었다.

알레르기는 그리스어 '알로스<sub>allos</sub>'와 '에르곤<sub>ergon</sub>'이 합쳐져 '다른 활동'이라는 의미를 갖는다. 이 용어는 20세기로 접어들 무렵 오스트리아 빈의 소아청소년과 의사 클레멘스 폰 피르케<sub>Clemens von Pirquet</sub>가 처음 만들었다. 피르케와 동료 벨라 시크<sub>Bela Schick</sub>는 말의 혈청으로 만든 천연두 백신을 어린이들에게 접종했다. 이는 당시 흔한 의료 행위였다. 그런데 그중 일부에게서 2차 접종에 제대로 반응하지 않고 주사 부위에 발진, 피부 가려움증, 염증이 일어나거나 열이 난다는 사실을 발견했다. 두 사람은 혈청 자체에 있는 무언가가 이런 부정적인 생물학적 반응을 일으킨다고 추측하고, 환자에게 천연두 백신을 반복 접종한 후 체계적으로 관찰하기 시작했다.

처음 피르케는 이물질(이 경우에는 혈청)에 노출되어 좋게든 나쁘게든 달라진 모든 생물학적 상태를 표현하기 위해 알레르기라는 용어를 사용했다.[3] 그는 백신주사 때문에 나타난 발진, 발열을 부정적으로 바뀐 상태(반응)로, 같은 주사로 생성되는 면역 발달은 긍정적으로 바뀐 상태로 보았다. 이렇듯 본래 알레르기는 면역과 과민증 둘 다 가리켰다. 즉, 어떤 요소로 환자의 생물학적 상태가 바뀐 것을 뜻하는 중립적인 용어였다.

1906년 피르케가 '알레르기'라는 용어를 내놓았을 때만 해도 면역 자체는 여전히 질병에 맞서는 신체의 자연스러운 방어 행위만 가리키는 상당히 새로우면서 아주 제한된 개념이었다.[4] 애초 면역이란 개념은 의학이 아닌 정치 영역에서 법적 처벌이나 의무에서 면제됨을 가리키는 데 사용되었다.[5] 초기 과학자들은 여기서 '면역'이라는 단어를 빌려와 의미만 약간 바꿔 썼다. 의학에서의 면역은 전염병에서 자연스럽게 면제되는 상태를 의미하며, 죽음이라는 질병의 '처벌'에서 완전히 보호받는 상태를 나타냈다. 이러한 관점에서 면역계는 면역을 일으키기 위해 신체 내에서 본질적으로 일어나는 모든 생물학적 과정을 가리키는 잠정적 이론이었다. 이에 따르면 면역계의 유일한 기능이자 목적은 방어였다. 피르케나 시크 등 초기 임상의들은 환자가 면역반응을 보여야 하는 물질에 부정적 반응을 보이는 현상을 보고, 이를 해당 물질에 맞서 신체적 방어가 체계적으로 일어나는 한 단계라고 여겼다. 그들은 주사 부위의 발진, 열, 가려움증을 백신이나 혈청이 작동하는 증거라고 보았다. 백신이나 혈청이 환자의 방어기제가 발휘되도록 유도한다고 본 것이다.

하지만 피르케와 시크가 점차 깨닫기 시작했듯 면역계가 실수라도 한다면 어떨까? 면역계가 몸을 보호할 뿐 아니라 질병에 걸리게 할 수도 있다면 어떻게 될까? 세균이나 독소뿐 아니라 소위 면역계 자체도 질병을 일으킬 수 있다면 어떻게 될까? 이러한 생각은 너무 혁명적이고 이단적이어서 처음에는 비난받고 거부당했다. 면역학 분야에서 일한 초기 과학자들에게는 인간의 면역계가 신체에 해를 입힐 수도 있다는 사실을 인정하는 건 상상할 수도 없는 일이었다. 면역계가 몸속에 침입한 해로운 유기체에 맞서기 위해 특정 세포를 만드는 능력인 '항체 생성'을 유익한 일이라고만 여겼다.[6] 면역계가 세균과 싸우면서도 동시에 말 혈청이나 꽃가루 등에 과민반응을 일으키는 근본 원인일 수 있다는 깨달음은 수십 년의 연구에도 불구하고 자취를 감췄다. 피르케의 알레르기 이론은 면역학이라는 새로운 분야가 내건 근본적인 신조에 정면으로 맞선 탓에 대부분 폐기되었다. 이후 십수 년이 더 지나서야 과학자들은 이 이론이 기본적으로 옳을 뿐 아니라 의학적으로 유용할 수도 있다는 사실을 깨닫는다.

임상적·실험적 증거가 쌓이면서 과학자들은 피르케의 알레르기 반응 설명이 예상보다 훨씬 광범위하게 적용된다는 사실을 발견했다. 이와 동시에 의사들은 클리닉에서 보던 주기적인 천식, 계절성 건초열, 재발성 두드러기 같은 여러 만성질환을 소위 알레르기 반응으로 더 쉽게 설명할 수 있음을 깨달았다. 무어라 말하기 어려운 당혹스러운 질병을 치료하는 의사들은 점차 알레르기라는 용어가 환자들이 겪는 증상을 부분적으로 설명 가능한 하나의 진단이라 여기기 시작했고, 그러면서 이 개념을 더 널리 받아들였다. 이후 알레르기의 정의는 전적으로 더 번거롭고 해로운 면역반응, 소위 무해한 물질에 대한 '과다반응'만 지칭하는 것으로 점차 바뀌었다.[7]

1920년대 중후반, 이제 막 발달하기 시작한 알레르기 초기 영역은 면역학의 하위 분야로 전문화되기 시작했다.[8] 알레르기는 보통 무해한 물질에 보이는 과반응성 면역반응인 '민감성 sensitivity', '과민성 hypersensitivity', '과다 자극성 hyper-irritability' 같은 용어와 호환되며 자주 사용되었다. 당시 선도적인 알레르기 전문의 중 한 명인 워런 본 Warren Vaughan은 알레르기를 "신경계 일부의 과다 자극성 또는 불안정성"으로 정의했다.[9] 의사이자 열성적인 과학 연구자였던 본은 알레르겐에 대한 반응이 환자마다 다르게 나타난다는 점에 의문을 품었다. 납득할 만한 패턴도 보이지 않았고, 다른 변수를 모두 통제한 후 두 명의 사람을 정확히 같은 알레르겐에 노출해도 다르게 반응하는 이유를 설명할 수도 없었다. 더 혼란스러운 점은 환자 한 사람이 동일한 자극에도, 그때그때 혹은 같은 날 다른 시간대에서도 달리 반응한다는 사실이었다. 알레르기 반응은 생물학적 규칙 따위에는 아랑곳하지 않는 듯했다. 최소한 본이 쉽게 알아챌 수 있는 규칙은 없었다.

1930년 본은 유기체와 환경에서 일종의 평형 상태나 균형을 유지하는 일이 포유류의 면역계가 지닌 궁극적인 목적이라고 추측했다. 그렇다면 알레르기가 있는 사람이 보이는 증상은 그저 환자와 주변 생물학적 세계 사이의 일시적 또는 만성적 불균형을 나타내는 징후일 뿐이었다. 본은 알레르기 반응이 체액이나 전신이 아니라 세포 수준에서 시작된다고 여겼고, 그 생각은 정확히 들어맞았다. 알레르기가 있는 사람의 세포가 이물질을 만나거나 외인성 또는 외부 충격을 겪으면 과도하게 반응해 일시적 또는 만성적으로 생물학적 체계의 균형이 깨진다. 알레르기 전문의의 목표는 환자가 균형 잡힌 알레르기 상태로 돌아온 다음 계속 그 상태를 유지하게 돕는 것이었다. 적어도 본은 심한 호흡기 감염, 급격한 온도 변화, 호르몬 변화, 전반적인 불안 수준 증가 등 환자가 살면서 겪게 되는 스트레스 요인 때문에 '정상' 상태와 '알레르기' 상태 사이의 미묘한 균형이 깨진다고 보았다.

다른 초기 알레르기 전문의들도 환자의 고통을 본과 비슷한 방식으로 정의하고, 고통이 시작되는 여러 원인도 유사하게 보았다. 영국의 조지 브레이George Bray 박사는 알레르기를 "(다른 때는 무해한) 다양한 이물질 또는 물리적 요인에 맞서 나타나는 과도한 감수성 상태"로 정의했다.[10] 브레이는 아나필락시스와 알레르기 모두 '방어 과정에서 일어나는 사건'으로 가장 잘 설명할 수 있다고 보았다. 윌리엄 토머스William Thomas 박사는 알레르기를 "변형된 반응altered reaction"이라고 말하며, 세균이나 바이러스에 반복 감염된 뒤 일어나는 면역 발달과 알레르기가 관계있지 않을까 하는 의

문을 품었다(이 생각은 면역과 과민증이 연관 있다는 피르케의 기존 논지를 희미하게 떠올리게 한다).[11,12] 토머스가 글을 썼던 1930년대 당시, 알레르기 연구자들은 이미 천식이 흔히 폐의 세균 감염으로 유발되는 것이라 지적하고, 환자의 기존 호흡기 질환과 알레르기 증상 간에 연관성이 있다고 추측하기 시작했다. G. H. 오리엘G. H. Oriel 박사는 의사 대상 간행물에서 면역계 기능은 (1) 알레르기나 면역이 아닌 중립의 정상, (2) 알레르기 감작, (3) 면역의 세 가지 상태만 보일 수 있다고 주장했다.[13] 1930년대 말쯤 알레르기는 '외부 자극으로 발생한 모든 생물학적 변화'라는 중립적인 의미에서 '외인성 물질이 신체에 유입될 때 일어나는 매우 제한된 몇몇 신체적 반응'이라는 부정적인 의미로 완전히 바뀌었다. 1940년대에는 의학 용어로서 결과적으로 면역의 부정적인 면을 나타내는 용어로 바뀌었다.[14]

1950년대 후반 명망 있는 면역학자 프랭크 버넷Frank Burnet은 루푸스나 류마티스관절염 같은 질병이 궁극적으로 '좋은' 세포와 '나쁜' 세포, 또는 '자기self'와 '비자기nonself'를 구분하는 면역계의 능력이 부족해진 탓에 발생한다는 사실을 발견했다. 그러면서 알레르기가 면역의 부정적인 면이라는 인식은 더욱 강화되었다. 면역계의 주요 기능이 감염성 침입자로부터 신체를 방어하는 것이 아니라 자기 세포와 자기가 아닌 모든 것을 구분해 인식하는 것이라는 사실을 버넷이 발견한 이후, 신체가 자기를 공격하는 자가면역autoimmunity이 면역학 연구의 중심 무대를 차지했다. 주변 환경에서 무언가와 접촉하면 면역계는 음식으로 섭취하는 대부분의 단백질에 그러하듯 외인성 또는 비자기 물질을 견디거나, 여러 바이러스나 세균에 그러하듯 이들을 공격한다. 자가면역질환이 있는 사람의 면역계는 자기 세포를 외부 세포로 혼동하는 근본적인 오류를 범하면서 자기 세포에 과민해지거나 과다반응한다. 본질적으로 면역계는 자신의 조직에 반응을 일으키기도 하는 것이다.

면역학 분야가 방어보다는 면역관용immune tolerance 발달을 이해하는 데더욱 초점을 맞추면서, 자가면역을 바라보는 버넷의 통찰은 20세기 전반에 걸쳐 면역기능을 탐구하는 과학 연구의 토대를 마련해주었다. 오늘날알레르기와 자가면역은 대체로 같은 주제의 변형으로 여겨진다. 알레르기와 자가면역은 둘 다 질병에 맞서는 면역과 자연 및 인공 물질에 맞서는 내성(관용 반응) 뒤에 숨겨진 생물학적 메커니즘이 어떻게 잘못될 수 있는지조망한다. 면역계가 우리 몸을 보호하기도 하지만 그만큼 쉽게 해칠 수도있다는 피르케의 주장은, 21세기에 들어서자 더 이상 이단이 아니라 전반적인 면역기능과 기능 장애를 바라보는 일반적인 관점이 되었다.

최근 면역학 연구는 다시 한번 변화를 겪었다. 이번에는 버넷의 자기·비자기 패러다임에서 나아가 신체 외부에서 온 수조 개 이상의 비인간 세포, 입자, 화학 물질과 우리 세포가 장, 비강, 피부에서 어떻게 상호 작용하는지 알아보는 오늘날의 지식을 반영한 모델로 바뀌었다. 우리 몸은 무엇을 견디고, 무엇에 맞서야 하는지 어떻게 결정할까? 면역세포는 신체 주변의 무언가로 위험에 처한 상황과 그렇지 않은 상황을 판단해야 한다. 하지만 이런 작용이 어떻게 일어나는지는 여전히 수수께끼다. 미국 국립보건원(이하 NIH)에 소속된 저명한 식품 알레르기 연구자이자 임상의 패멀라게헤이루Pamela Guerrerio 박사는 "솔직히 말해서 우리는 아직 면역관용 메커니즘을 이해하지 못합니다. 어떤 것에 내성이 생기고, 다른 어떤 것에는그렇지 않은지를요."라고 말한다. 코넬대학교 면역학자인 에이버리 오거스트Avery August 박사는 면역세포의 궁극적인 기능이 무엇인지를 둘러싸고 여전히 격렬한 논쟁이 벌어지고 있다고 말한다. 오거스트는 면역세포가 감염에 맞서 보호 기능을 한다는 사실은 분명하지만, 면역세포가 우리 몸의 '큐레이터'로서 우리가 만나는 모든 것을 끊임없이 감지하고, 그 가운데 몸의 일부가 되어 공존할 수 있는 것과 할 수 없는 것에 대해 세심하게 결정을 내린다고 본다.

면역계에 대해 분명히 아는 유일한 사실은 21세기에 들어 면역계가 더욱 자극을 받으며 우리가 '좋은' 주변 환경 속 무언가에도 점점 더 견딜 수 없게 되었다는 점이다.


## ‖ 오늘날 알레르기의 정의 ‖

지금까지 살펴보았듯, 알레르기가 무엇인지 정확히 정의하는 일은 처음부터 골칫거리였다. 1931년 저명한 알레르기 전문의 아서 코카Arthur Coca 박사는 알레르기를 의학 용어로 사용하는 일이 그다지 유용하지 않다고 주장했다. 임상의나 다른 비전문의들이 알레르기를 이것저것 지칭하는 의미로 사용하는 경향이 있었기 때문이다.[15] 그의 말처럼 알레르기는 다른 진단이나 치료가 모두 실패했을 때 환자를 달래려고 사용하는 '두루뭉술한' 진단이 되었다.

내가 만난 알레르기 전문의나 과학자들은 종종 코카의 한탄을 되풀이한다. 이들이 직면한 가장 힘들고 끈질긴 문제 중 하나는, 사람들이 흔히 알레르기가 진짜 무엇인지를 오해하고 있다는 점이다. 전문가들은 보통 사람들이 겪는 거의 모든 불편한 증상을 표현할 때 마구잡이로 알레르기라는 용어를 쓴다고 거듭 강조했다. 식후 잦은 소화 불량이나 통증을 겪는 사람들은 그 증상이 그저 자신이 먹은 유제품 같은 음식 때문에 일어나는 알레르기 반응이라고 치부하면서도, 알레르기 전문의를 찾아가 그런 의심을 확인하거나 반증하지는 않는다.

지난 100년 동안 알레르기는 대중적으로 널리 사용되는 의학적 개념이 되었지만, 이 개념이 항상 적절하고 효과적으로 적용되는 것은 아니다. 알레르기 전문의나 면역학자들은 알레르기가 민감함, 불내증, 자가면역질환과 다르다는 사실을 모두가 알게 되기를 바란다. 그리고 실제로 이 질환들이 활성화하는 생물학적 과정 및 면역 메커니즘에는 큰 차이가 있다.

## 면역계란 무엇인가

인간의 면역계에서 가장 먼저 알아야 할 점은 면역계가 함께 작동하는 서로 다른 두 체계로 구성된다는 점이다. 태어날 때부터 완벽하게 기능하는 '선천면역계'는 병의 원인이 되는 세균이나 바이러스, 기생충인 병원체 같은 외부 침입자를 무차별적으로 막는 첫 번째 방어선이다. 어떤 이물질을 만나도 똑같이 반응하기 때문에 '비특이적 체계'라고도 한다. 신체의 내·외부 면인 피부와 점막은 선천면역계의 일부다. 무언가가 이 장벽을 통과하면 선천면역계가 염증을 활성화해 미세 침입자를 막는다. 아나필락시스 작용을 설명할 때 이미 살펴본 비만세포와 호염기구가 이 과정에 관여한다. 포식세포phagocyte라는 특수한 청소면역세포는 세균을 둘러싸거나 삼켜서 죽이고, 자연살해세포NK cell는 독소를 이용해 이미 바이러스에 감염된 세포를 파괴한다. 보통 선천면역계의 이러한 다양한 구성 요소로도 감염을 충분히 예방할 수 있다.

선천면역계가 위협에 대처할 수 없으면 '적응면역계'가 시작된다. 이 책에서는 이 적응면역계에 가장 초점을 맞춰 살펴볼 것이다. 자가면역이나 알레르기를 포함하는 과민반응의 배후에 있는 것이 적응면역계이기 때문이다. 두 번째 방어선인 적응면역계는 자신이 만나는 특정 대상을 기억할 수 있고, 다음번에 같은 대상에 노출되었을 때 기억을 더듬어 반응할 수 있기 때문에 '특이적 체계'라 볼 수 있다. 골수에서 생성되는 백혈구의 일종인 T림프구(이하 T세포)의 표면에는 생식세포처럼 외부 침입자에 부착되는 감지 기능이 있다. T세포가 특정 외부 침입자와 접촉하면 일부 세포가 '기억 T세포'가 된다. 다음에 비슷한 유기체를 만나면 기억 T세포는 적응면역계를 훨씬 빨리 활성화한다. T세포는 골수에서 생성되는 또 다른 백혈구인 B림프구(이하 B세포)를 활성화한다. B세포는 많은 양의 항체를 재빨리 만들어 혈류로 방출해 외부 세포와 싸울 수 있게 한다. 항체는 혈액을 순환하는 Y자 모양의 단백질로, 바이러스나 세균 같은 이물질을 중화하는 것이 주요 기능이다. 항체는 외부 미생물에 붙어 이 미생물이 우리 세포벽에 달라붙거나 침투하지 못하게 한다. 이와 동시에 항체는 다른 면역세포에도 달라붙어 이들을 활성화하며, 전반적인 면역반응을 돕고 촉진한다. 항체는 B세포와 T세포의 유형에 따라 특이적이므로, 이전에 만나서 몸이 '기억'하는 물질(우리 몸에 들어온 특정 외인성 물질)에 맞서 몸이 이미 만들어 놓은 기성품이라 할 수 있다.

우리 몸은 IgM, IgD, IgG, IgA, IgE라는 다섯 가지 항체(이를 가리켜 '면역글로불린'이라고 일컫는다)를 생산한다. IgG와 IgE는 나중에 다시 살펴보겠지만 이 책 전반에서는 주로 IgE에 초점을 맞춘다. '알레르기 면역반응'이라고도 알려진 제1형 과민성이 모두 IgE 매개로 일어나는 것은 아니지만, 대부분의 알레르기 반응은 보통 IgE 활성화와 관련이 있다. 반면 그레이브스병 같은 면역질환이나 루푸스, 류마티스관절염 같은 자가면역질환 등 제2형 및 제3형 면역과민반응은 IgG가 매개한다. 좋든 나쁘든 IgE 항체 반응은 알레르기 면역반응의 주요 지표이자 알레르기와 동의어가 되었다. 주변 알레르겐에 IgE 감작이 일어나는 유전적 소인이 있는 상태를 '아토피'라고 한다. 따라서 아토피는 알레르기와 다르다. 알레르기는 IgE 반응 없이도 생길 수 있지만, 아토피 반응은 IgE 없이 생길 수 없기 때문이다 (자세한 이야기는 뒤에서 다루겠다).

IgE와 아토피의 관계는 알레르기 반응과 알레르기 치료 연구에서 주요 혁신을 이끈 중요한 발견이었다. 하지만 알레르기나 아토피 또는 (2장에서 알레르기 진단을 살펴보며 다룰) 내성이나 민감성 등의 차이를 분석할 때는 IgE가 혼동을 일으키기도 한다. IgE는 알레르기 반응 표지자로서 중추적인 역할을 하므로 여기서 잠시 해당 항체가 발견된 사건을 살펴보자.

## 알레르기 반응 표지자, IgE의 발견

1906년, 피르케는 알레르기라는 용어를 만들 당시 알레르겐이 환자의 항체 반응을 활성화한다고 가정했고, 실제로도 사실인 것으로 밝혀졌다. 1919년, 막시밀리안 라미레스Maximilian Ramirez 박사는 알레르기가 있는 기증자에게서 수혈받은 환자 중 한 명에게 말 비듬 알레르기가 생겼다고 보고했다.[16] 아마도 새로운 유형의 항체처럼 혈액 속 무언가가 알레르기 민감성을 전달한다는 피르케의 추측을 뒷받침할 증거였다. 이어 1920년대에는 호밀풀 알레르기가 있던 독일 의사 카를 프라우스니츠Carl Prausnitz 박사가 자연히 생긴 자신의 건초열 민감성을, 익힌 생선 알레르기가 있던 조

수 하인츠 퀴스트너Heinz Kustner에게 옮기거나 반대로 조수의 알레르기를 자신에게 옮기려고 시도했다.

그때쯤 피부단자검사(이는 2장에서 자세히 살펴보겠다)로 다양한 알레르겐 민감성을 효과적으로 밝힐 수 있다는 사실이 분명해졌지만, 이런 반응의 생물학적 메커니즘은 여전히 수수께끼였다. 프라우스니츠는 퀴스트너의 혈청을 자기 팔에 주입한 다음 피부단자검사를 실시했고, 생선 알레르겐에 두드러기 반응을 보였다. 반면 더 심각한 호밀풀 건초열 반응을 보이는 환자로부터 얻은 혈청을 사용해 여러 번 주입을 시도한 퀴스트너는 꽃가루 양성 피부 반응을 보이지 않았다. 하지만 프라우스니츠의 생선 단백질 양성 피부 반응만으로도 알레르기 민감성이 혈청 주입을 통해 전달될 수 있다는 사실이 입증되었다.

두 사람의 연구는 알레르기 민감성을 확인하는 프라우스니츠-퀴스트너 검사Prausnitz-Kustner test(이하 P-K 검사) 개발로 이어졌고, 알레르기 연구자들은 이 검사를 수십 년 동안 널리 사용했다. 하지만 P-K 검사가 과민증을 살피는 면역학 연구에 유용했더라도, 그 이면의 생물학적 메커니즘은 아직 명확히 밝혀지지 않았다. 면역학자들은 수십 년간 과학적 연구를 거듭한 끝에 일부 항체가 P-K 검사에서 민감성을 유발했을 가능성이 있다고 생각했다. 하지만 그때까지 알려진 항체 대부분은 원인에서 제외되었다.

이제 IgE가 발견될 무대가 만들어졌다. 1960년대 후반, 일본인 연구자 두 명은 꽃가루에 알레르기가 있는 환자의 혈청에서 P-K 검사 활성을 연구했다. 당시 면역학자들은 P-K 검사에서 발견되는 피부 반응성이 IgA 항체의 작용과 관련 있다고 의심했다. 하지만 이시자카 기미시게石坂公成 박사와 이시자카 데루코石坂照子 박사는 몇 번의 실험 끝에 자신들이 살펴본 생물학적 활동이 그때까지 알려진 IgM, IgA, IgG, IgD 항체로는 유발될 수 없다고 판단했다. 두 사람은 연구를 이어가며 새로운 항체가 비만세포 및 호염기구에 결합해 알레르기 반응 유발을 돕는다는 사실을 밝혔고, 이를 IgE라고 명명했다. 이들은 계속해서 IgE 기능을 신중하게 연구해 IgE가 대체로는 무해한 항원이나 알레르겐에 반응해 나타나는 대부분의 민감성 및 면역과민반응에 관여한다는 사실을 분명히 입증했다.

항원은 면역반응을 개시하는 모든 물질이며, 알레르겐은 IgE 항체 면역반응을 유발하는 일종의 항원이다. 이런 반응에서 몸속 면역세포는 제1형 알레르기 '경로'를 유발한다. 연구자들이 알레르기를 '제1형 면역반응'이라고 부르는 것은 이런 이유 때문이다. CD4 양성 T세포로 알려진 백혈구의 아형인 제2형 보조T세포(이하 Th2) 등 일부 면역세포는 또 다른 유형의 백혈구인 B세포에 IgE 항체를 생성하도록 신호를 보낸다.

포유류에서 발견되는 다섯 가지 유형의 항체 중 IgE는 알레르겐에 자주 결합해 면역반응을 개시한다고 알려진 유일한 항체다. 게다가 IgE 항체는 혈액, 림프, 타액, 비강액에서 발견되는 다른 항체와 달리 조직에 분포하며, 여기에서 비만세포 표면에 단단히 결합한다. IgE 항체는 주로 회충 같은 기생충에 결합하는 역할을 하지만 알레르기 반응에서는 비만세포 및 호염기구를 자극해 히스타민과 기타 화합물을 분비하고, 일반적으로 알레르기와 관련된 다른 모든 증상과 염증을 유발한다. 아토피가 있거나 알레르기에 취약한 사람은 보통 IgE 수치가 높을 뿐 아니라 비만세포에 IgE 수용체가 더 많다. 이러한 경향은 알레르기에 취약한 사람이 애초에 주변 물질에 더 민감하고 여러 알레르겐에 알레르기 반응을 보이는 원인 중 하나다. 하지만 아토피가 없는 사람, 즉 민감성이라는 생물학적 경향이 없는 사람도 벌 독이나 페니실린 같은 물질에 반복해서 노출되면 알레르기 반응을 보일 수 있다(아토피가 있는 사람과 없는 사람의 차이는 4장에서 더 자세히 살펴보겠다).

알레르기에서 IgE가 하는 역할을 발견하고, 인체가 면역과민반응을 시작하는 특정 메커니즘 또는 면역 경로를 알아보기 위한 더욱 과학적인 연구로 이어지는 길이 열렸다. 오늘날 과학자와 임상의는 알레르기비염이나 식품 알레르기, 아토피성 습진 같은 IgE 매개 알레르기와 약물 알레르기, 혈청병 같은 비IgE 매개 알레르기를 구분한다. 하지만 21세기에 들어서 알레르기라는 용어는 본질적이고 실제적인 목적으로 'IgE 항체가 유도하는 모든 부정적인 면역반응'을 의미하게 되었다. 항원에 노출되어 그 반응으로 IgE가 생긴다는 사실은 제1형 과민성 또는 알레르기로 알려진 상태를 측정하고 확인하는 표준이 되었다.

## IgE로만 알레르기를 정의할 때 생기는 문제

IgE 항체 유무만 따져서 알레르기를 분류하면 애초에 환자의 항체 수치가 낮은 경우 금방 문제가 된다. 이러면 호산구식도염(식도 점막에 백혈구의 일종인 호산구가 과다 증식하며 일어나는 염증성 장애―옮긴이)이나 비알레르기 습진처럼 IgE가 매개하지 않는다고 여겨지는 다른 알레르기 질환이 제외될 수도 있다. 사실 피르케가 소아청소년과 진료를 하며 발견하고 알레르기라는 용어를 만들게 된 단서인 혈청병(약물 또는 혈청 투여 시 이종항원에 의해 일어나는 제3형 과민반응―옮긴이)은 비IgE 매개 알레르기 질환에 속한다. 천식이나 아토피피부염이 있지만 알레르겐에 노출되어 그 반응으로 IgE를 만들지 않는 사람에게도 생리적으로 비슷한 주요 반응이 나타나므로 이들의 질병을 '제1형 알레르기 질병'으로 분류할 수도 있다. 하지만 IgE를 리트머스 시험지 삼아 아주 엄밀하게 정의한다면 이 질병들은 알레르기가 아니다.

이 책을 쓰기 위해 인터뷰한 전문가 중 일부는 습진이나 천식을 알레르기라고 편하게 불렀지만, 다른 이들은 알레르기라는 용어를 그렇게 사용하는 데 단호하게 반대했다는 사실을 강조해야겠다. 어떤 사람들은 일어나는 반응보다 천식 발작이나 습진을 일으키는 유발 요인이 더 중요하다고 여겼다. 예컨대 누군가 격렬한 운동을 하다가 천식 발작을 일으켰다면, 이 사람을 공기 중 잔디 꽃가루 정도의 알레르겐에 발작을 일으킨 사람과 함께 묶어 분류하는 건 정확하지 않다는 것이다. 하지만 모든 사례에서 반응을 유도하는 생물학적 기본 메커니즘은 같으므로, 이러한 생물학적 경로가 유발 요인보다 중요하다고 여기는 사람들은 천식과 습진을 모두 알레르기 질환이라고 편하게 부른다. 여러 면에서 무엇이 알레르기 범주에 속하고, 무엇은 그렇지 않은지를 둘러싼 오늘날의 논쟁은 20세기 초 알레르기라는 용어 자체의 의미를 두고 일어난 논쟁의 연속선상에 있다. 알레르기가 진짜 무엇인지, 어떻게 알레르기를 정의하는지는 여전히 혼란스럽지만 당신만 그렇게 느끼는 것은 아니다.

오늘날 이러한 질환과 알레르기라는 용어의 정확한 의미를 어떻게 구별할지를 두고 알레르기 전문의 사이에서 의견이 분분하다. 내가 인터뷰한 의사들은 더 정확한 정의나 새로운 용어가 필요하다는 열망을 피력했다. 이 분야에서 40년 경력을 지닌 세계적인 알레르기 전문의 휴 샘슨 박사는 알레르기 반응이 사람마다 다르며 시간이 지나면서 달리 나타날 수 있다고 말한다. 아이들에게 알레르기 반응은 흔히 피부와 장관에 영향을 미친다. 아기가 음식에 반응하면 피부 발진이 일어나거나 토한다. 하지만 아기가 자라며 표적기관이 달라지면 천식 발작이나 숨을 쌕쌕거리는 알레르기 반응이 나타나기 시작할 수도 있다. 이를 샘슨은 이렇게 설명한다. "알레르기는 일반적인 기본 면역 메커니즘을 의미합니다. 각 반응이 다른 장기를 표적으로 삼을 수 있다는 뜻이죠."

소아청소년과 의사이자 석좌교수, 신시내티 아동병원 천식 연구 분과장인 거지트 쿠라나 허시Gurjit Khurana Hershey 박사는 알레르기 질환을 "몸 전체에 영향을 미치는 전신 질환"으로 정의한다. 어떤 사람에게는 알레르기 반응이 호흡기 같은 한 부위를 표적 삼아 일어나지만, 다른 사람에게는 반응이 다양한 부위에서 일어나 천식뿐 아니라 습진이나 식품 알레르기도 나타난다. 하지만 두 경우 모두 전신 질병이라 할 수 있다. 염증은 모든 알레르기 질환의 핵심 문제로, 모든 질환을 포괄하는 용어다. 하지만 쿠라나 허시의 생각대로 그런 반응이 왜 어떤 환자에게는 국소적으로 나타나고, 다른 환자에게는 전신적으로 나타나는지는 여전히 수수께끼다.

NIH의 알레르기·천식·기도 생물학 분과장인 앨키스 토기아스Alkis Togias 박사는 알레르기를 '동일한 근본 원인에 뿌리를 두고 함께 일어나는 증후군 또는 여러 증상의 집합'이라고 설명했다. 그리고 천식, 건초열, 습진, 식품 알레르기는 별개의 문제가 아니라며 이렇게 덧붙였다. "우리는 사실 신체 여러 부분에서 나타나는 하나의 증후군을 다루고 있는 셈입니다." 토기아스는 무엇이 알레르기 질환이고, 무엇이 아닌지에 대한 혼란이 일어난 것이 부분적으로는 지난 수십 년간 의학이 과도하게 전문화된 탓이라고 본다. 호흡기 전문의는 주로 폐를 다루기 때문에 천식이라는 진단을 내린다. 하지만 그 환자에게 습진이나 식품 알레르기가 있더라도 의사가 굳이 알아내거나 치료할 필요는 없다. 심지어 아토피 환자에게도 마찬가지다. 토기아스는 어떤 환자가 겪는 여러 질환이 실은 하나의 증후군에서 발생한 것임에도 결국 각 증상을 별개의 질환으로 취급하게 된다고 주장한다. 다시 말해, 알레르기 질환이 있더라도 모든 사람이 알레르기 전문의의 진단이나 치료를 받지는 않는다는 것이다. 대체로 이런 사람들은 각 알레르기 질환이 하나의 기저 면역기능장애에서 왔다고 생각하지도 않을 것이다.

미국 콜로라도주 덴버에 있는 국립유대인의료센터의 저명한 알레르기 전문의이자 면역학자인 도널드 렁 박사는 알레르기를 정의하는 데 혼란이 일어나는 주된 이유가 용어 때문이라고 주장한다. 알레르기 질환은 흔히 증상에 따라 분류된다. 천식은 '쌕쌕거림'으로, 아토피피부염은 '가려움'으로 분류된다. 그는 아토피가 말 그대로 '부적절'하다는 의미이기 때문에 알레르기보다는 나은 용어라고 생각한다. 알레르겐에 맞서 인체의 피부, 장관, 비강 세포가 나타내는 반응은 '부적절'하다. 주변 환경에서 흔히 접할 수 있고, 보통은 무해한 자극에 대해 나타내는 과도한 반응이기 때문이다. 궁극적으로 렁 박사는 그저 증상이나 알레르기 검사 결과가 아니라, 면역계의 근본적인 반응과 관련해 알레르기를 정의한다.

## ‖ 알레르기 단순하게 이해하기 ‖

그렇다면 식품 알레르기 검사에서 나온 음성 결과를 믿지 않는 크리시 같은 사람, 알레르기 증상이 있지만 알레르기 전문가를 찾아가지 않는 대부분의 사람, 비IgE 매개 알레르기지만 치명적인 반응을 보인 나의 아버지 같은 사람, 호흡기 알레르기 임상 증상이 있지만 피부나 혈액 검사에서는 IgE 반응이 일어난다는 어떤 증거도 나오지 않는 나 같은 사람은 대체 어떻게 해야 할까? 우선 나의 사례에 대해서는 2장에서 좀 더 살펴볼 것이다. 자, 다시 생각해보자. 일반인은 알레르기를 어떻게 이해해야 할까?

이 책의 뒷부분에서는 제1형 과민성의 정의를 출발점으로 삼을 것이다. 단순하게 살펴보기 위해 이쯤에서 알레르기가 무엇이고, 무엇은 아닌지를 다음과 같은 기본 관점을 토대로 정의하려 한다. 신체의 면역계가 항원이나 알레르겐에 노출되어 반응하면 알레르기가 있는 것이다. 보통 이런 반응이 일어나면 IgE 반응도 있다는 의미지만 반드시 그런 것은 아니다. 더 중요한 사실은 면역계가 보통은 무해한 물질에 과도한 반응을 보인다는 점이다. 식품 알레르기와 비슷한 증상이 있지만 면역계 자체가 아니라 신체 일부나 상태, 기전 때문에 그런 증상이 발생하는 것이라면 '불내성'이 있는 상태, 즉 알레르기는 없는 상태다. 마지막으로 피부단자검사에서 국소적으로 두드러기 반응이 나타나지만 해당 알레르겐에 노출되었을 때 알레르기 증상을 겪지 않는다면, 이는 알레르기가 아니라 '민감성'이 있는 상태다.

지금까지 모든 과학적 사실을 요약한 개요를 통해 알레르기의 정의를 좀 더 쉽게 이해했기를 바란다. 하지만 여전히 혼란스럽고 난해하게 여겨지는 부분이 있더라도 걱정하지 말라. 지금 현실적인 상황이 그렇다. 사실 알레르기 질환을 정확히 판정하려는 임상의조차 종종 명확하게 밝히지 못할 때가 있다. 바로 이러한 진단상의 혼란이 다음 장에서 다룰 주제다.

# 2장

# 알레르기는
# 어떻게 진단하는가

## ‖ 나는 알레르기가 있는가, 없는가 ‖

"이 일은 어떻게 보면 탐정이 하는 일과 비슷하죠." 퍼비 패리크Purvi Parikh 박사는 내게 이렇게 말했다. 우리는 그의 사무실에서 21세기에 알레르기 전문의로 일하는 것에 관해 이야기를 나누고 있었다. 진료 시간이 막 끝나고 조용해진 대기실은 유난히 어둡고 텅 비어 있었다. 10년 넘게 알레르기 전문의로 일해온 패리크는 뉴욕대학교 그로스먼 의과대학의 소아청소년과 임상 조교수다. 천식 치료가 전문이고 특히 어린이 천식을 연구하지만, 미드타운에 있는 사무실에서는 모든 연령의 알레르기 환자를 진료한다. 그는 내가 한겨울이 아닌 여름에 찾아왔다면 아주 심각한 계절성 호흡기 증상을 해결해달라는 환자들로 붐비는 대기실을 봤을 거라고 말했다.

패리크는 환자들의 알레르기를 밝혀내는 일을 좋아한다고 인정했다. 애초에 그를 이 분야로 이끈 것도 이런 관심이었다. 그 시작은 막 의대를 졸업하고 새내기 주치의가 되었을 때였다. 그는 심장절개수술을 받던 한 남성 환자가 수술대에서 쇼크에 빠진 상황을 목격했다. 환자가 무언가에 알레르기 반응을 일으킬 수 있다는 사실을 패리크가 깨닫기 전까지는 누구도 그 이유를 몰랐다. 당시 그는 직감적으로 몇 가지 시험을 했다. 그 결과, 수술 준비에 사용된 소독약에 환자가 심각한 알레르기를 보인다는 사실이 드러났다. 환자는 이전까지 알레르기 반응을 보인 적이 없었고, 자신이 무언가에 알레르기가 있는지조차 몰랐다. 패리크가 이 사실을 발견하고 수술팀이 소독약을 교체한 덕분에 남성은 수술을 성공적으로 받을 수 있었다. 이 사건으로 그는 어려운 사례를 파악해 환자가 절실히 필요한 치료를 받도록 돕는 일에 처음으로 쾌감을 느꼈다. 그리고 곧바로 이 일의 매력에 빠졌다.

패리크가 자기 일을 사랑한다는 사실은 그의 열정에서 쉽게 짐작할 수 있었다. 하지만 그는 이런 일이 보통 사람들이 흔히 추측하는 수준보다 훨씬 어렵다고 경고했다. 알레르기는 현대 진단 도구나 환자의 생물 의학적 병력만큼이나 임상의의 경험과 직감에 의존하는 전문 의료 분야다. 그래서 패리크는 자신의 일상 업무를 탐정 일에 비유하곤 한다. 그만큼 알레르기 진단은 결코 쉬운 일이 아니다. 어떤 면에서는 의학적 수수께끼를 푸는 일과 비슷하다. 가벼운 증상이나 내재된 알레르기가 있는 사람은 보통 완전히 느끼지도 못하고, 무언가 잘못되었다는 사실도 알지 못한다. 알레르기 전문의는 환자들이 바로 이 궁극적인 '이유'를 알아내도록 도와야 한다.

"모든 가족은 나름의 이유로 불행하다."라는 톨스토이의 말처럼, 알레르기 환자는 각자 나름의 방식으로 고생한다. 사람마다 똑같은 알레르기 사례는 하나도 없고, 알레르기 진단을 공식적으로 받으려면 몇 시간, 며칠, 몇 주, 몇 달, 심지어 몇 년이 걸릴 수도 있다. 알레르기는 생물학적으로 복잡하고, 검사 결과도 결정적이지 않으며, 흔한 증상 대부분이 다른 질병과 비슷하기 때문이다.

"환자가 진단받도록 도우면 아주 기쁘죠." 패리크는 이렇게 말하면서 나를 자신과 같은 전문 분야를 연구하는 학자로만 보는 게 아니라, 자기 능력을 발휘해주어야 하는 사람이라 여기며 내게 관심을 보였다. 내가 증상이 있고 아버지가 벌에 쏘여 돌아가셨는데도 알레르기 전문의를 만난 적 없다고 말하자, 패리크는 이해하기 힘들다는 태도를 보였다. 그는 다정한 미소를 띠고 이렇게 말했다. "당신은 정말 진료받아야 해요. 검사를 받아봐야 합니다. 지금 당신의 상황을 알아내야 해요." 알레르기 증상이 있는 많은 사람처럼 나도 전문의를 만나기를 주저했다. 증상이 그리 심각하지 않고, 일반의약품인 항히스타민제로 쉽게 반응을 조절할 수 있었기 때문에 더 전문적인 치료를 받는 일을 대수롭지 않게 미뤘다. 하지만 패리크가 옳다는 사실을 깨달은 나는 결국 그의 조언을 받아들였다.

내가 다시 그의 진료실을 찾은 건 그로부터 1년가량 흐른 뒤였고, 나는 코 주변의 부비동 때문에 몹시 괴로운 상태였다. 예약을 잡을 때 지시받은 대로 일주일 동안 항히스타민제를 복용하지 않았다. 간단한 상담 후 패리크는 검사실로 간호사를 불러 특정 알레르겐 반응성을 살펴볼 표준 피부단자검사와 잠재적인 알레르기 외에 가벼운 천식이 있는지 확인할 간단한 호흡검사를 했다.

간호사는 폐활량계(폐에서 생성된 공기압을 측정하는 특수기계)가 있는 곳까지 나를 안내해주었다. 나는 튜브에 연결된 플라스틱 마우스피스에 숨을 후 불어넣으며 앞에 있는 컴퓨터 화면 속 그래프에 날숨이 측정되는 모습을 지켜보았다. 세 번 측정하고 나자 간호사는 정상 범위라고 확실히 말해주었다. 천식은 전혀 없었다. 나는 간호사를 따라 검사실로 돌아간 다음 조금 기다렸다가 종이가운으로 갈아입었다. 얼마 후 간호사는 작고 파란 플라스틱 쟁반 세 개를 들고 검사실로 돌아왔다. 쟁반에는 다리가 여덟 개 달린 곤충처럼 생긴 흰색 플라스틱 주입기가 들어 있었다. 주입기는 끝이 뾰족해서 팔뚝이나 등에 가볍게 누르고 살짝 피부를 긁으면 소량의 알레르겐 추출물이 가장 위쪽 피부층 바로 아래로 전달된다. 알레르기 전문의는 환자가 직접 반응을 볼 수 있도록 팔에 검사하는 편을 선호한다. 피부 반응을 보는 일은 흔히 환자가 자신의 반응성을 이해하는 첫 번째 단계이기 때문이다.

간호사는 나무와 잔디 꽃가루, 달걀이나 밀 같은 흔한 식품 알레르겐 등 50가지 이상의 다양한 알레르겐 반응을 검사한다고 말해주었다. 검사에는 정상 피부가 반응해서는 안 되는 식염수(음성 대조군)와 정상 피부가 반응해야 하는 히스타민(양성 대조군)도 포함되어 있어 검사가 제대로 작동하고 결과가 정확한지 확인할 수 있었다. 간호사는 패리크가 결과를 쉽게 판독할 수 있도록 내 팔에 번호를 표시한 다음, 주입기를 아래팔과 위팔에 조심스럽게 누르고 부드럽게 앞뒤로 문질렀다. 플라스틱 바늘이 파고드는 느낌이 들었다. 간호사는 검사실을 나갔고, 나는 20분(피부세포가 모든 알레르겐에 반응하는 데 걸리는 평균 시간) 동안 내 피부를 바라보며 기다렸다.[1]

금세 히스타민 조절 작동이 느껴졌다. 미세하게 긁힌 피부 아래가 가렵기 시작했다. 처음에는 약했지만 점점 참을 수 없이 가려워져서 긁지 않으려고 무척 애써야 했다. 팔을 보니 히스타민이 눌린 자리가 큰 모기에 물린 것처럼 분홍색으로 볼록하게 올라와 있었다. 민감한 사람의 피부는 알레르겐에 즉시 반응해 투여 부위에 염증 반응을 일으킨다. 알레르기 전문의는 이를 '팽진(두드러기) 및 발적 반응'이라고 한다. 환자의 비만세포에서 히스타민이 분비되는 것이 이 반응을 이끄는 주요 요인이다. 보통 팽진이 3밀리미터 이상 올라오고, 발적 지름이 10밀리미터 이상이면 '민감성 양성'으로 간주한다. 하지만 양성 대조군에서 팽진과 발적이 3밀리미터 미만으로 발생하면 이를 감안해 다른 팽진을 평가한다. 팽진이 작을수록 실제 알레르기를 예측하기 힘들다고 생각되지만 어쨌든 모든 팽진 크기는 알레르기 민감성의 증거로 여겨진다.[2]

나는 번호가 매겨진 다른 부위에서 반응이 일어나는지 살폈지만, 흰 피부 위에 알레르겐 추출물이 바짝 말라가는 모습만 보일 뿐이었다. 정해진 시간이 지나자 패리크가 문을 노크하고 들어와 나를 살폈다. 그는 내 양팔을 자세히 살펴보며 "흠." 하더니 내 피부가 어떤 알레르겐에도 반응하지 않았다고 말했다. 그리고 덧붙여 이렇게 설명했다. "하지만 그렇다고 당신이 이 가운데 무엇에도 알레르기가 없다는 뜻은 아니에요. 그저 우리가 더 깊이 파고들어야 한다는 뜻이죠."

보통 피부단자검사에 실패하면 피내검사intradermal test를 실시한다. 이 검사는 일반 주사기로 소량의 알레르겐 추출물을 조금 더 피부 깊숙이 주입한다. 간호사는 쟁반에 주사기 20개를 가득 담아 돌아왔다. 그는 알코올 솜으로 내 양쪽 팔뚝을 문질러 펜 자국과 남은 추출물을 닦아낸 다음, 피부를 가볍게 꼬집어 알레르겐을 주입했다. 바늘이 하나씩 내 피부를 찔렀다. 간호사가 주사를 끝낼 무렵이 되자 꼬집힌 피부가 울긋불긋해졌다. 주사 부위에 작은 핏방울이 맺히고 볼록하게 올라왔다. 그다음 20분을 또 기다렸다. 이번에는 팔을 바라보며 아버지와 이모를 떠올렸다(이모도 심한 알레르기가 있었다). 내 면역반응이 두 사람의 면역반응과 얼마나 닮았을지, 아니면 닮지 않았을지 궁금했다. 하지만 주삿바늘에 찔린 상처와 히스타민이 주입된 부위가 또 가렵기 시작한 것 말고는 아무 일도 일어나지 않았다.

정해진 시간이 끝나자 패리크는 검사실로 돌아와 내 팔을 주의 깊게 살펴보더니 자리에 앉으며 말했다. "우선 저는 당신을 믿는다는 점을 강조하고 싶어요. 당신이 임상적으로 알레르기 증상이 있다는 사실을 믿습니다. 다만 문제는 당신의 피부가 100퍼센트 무반응이라는 거죠. 이런 경우도 종종 있긴 해요." 패리크는 호흡기 알레르기 증상이 있는 환자 중에는 피부세포가 부비동을 감싸는 세포보다 알레르겐에 훨씬 내성을 지닌 경우도 종종 있다고 설명했다. 다시 말해, 내가 계절성 건초열이나 통년성 호흡기 알레르기가 있다는 사실은 타당하고 설득력 있지만, 피부검사에서는 절대 드러나지 않는다는 것이다. 피부를 구성하는 세포와 점막을 구성하는 세포는 같은 알레르겐에 닿아도 상당히 다르게 반응할 수 있다.

하지만 나는 괜찮은 의료보험이 있었고, 패리크는 철저한 성격에 수수께끼를 풀기 좋아하는 사람이었다. 그래서 그는 알레르기를 확인하는 혈청검사를 하기로 했다. 혈청검사는 환자의 혈청을 알레르겐과 혼합한 뒤 일어나는 항체 반응을 확인하는 테스트다. 1장에서 살펴본 내용을 되짚어본다면, 알레르겐이 들어와 그에 대한 반응으로 아토피와 관련 있고 알레르기 반응을 예측해주는 IgE가 활성화되면 환자가 해당 알레르겐에 민감하다고 할 수 있다. 복잡한 문제이긴 하지만 표준 진단 도구는 민감성만 검사할 뿐 환자에게 알레르기가 있는지, 실제로 알레르기가 일어날지를 항상 정확하게 예측하지는 못한다.

패리크는 검사 신청서를 작성했고, 나는 진료실을 나와 가까운 연구실로 걸어갔다. 한 시간 남짓 기다려 혈액을 세 병 뽑았다. 병원 직원은 결과가 나오려면 일주일 정도 걸린다고 알려주었다. 나는 집에 가서 결과를 기다렸다. 하지만 마침 전 세계적으로 코로나바이러스감염증-19(이하 코로나19) 팬데믹에 맞서는 조치가 시작되었다. 검사 당시는 2020년 2월 말이었고, 뉴욕시는 사스-코로나바이러스SARS-CoV-2의 확산을 늦추기 위해 봉쇄를 시행하려던 참이었다. 항체검사 결과를 받으려면 몇 달이 걸릴 터였고, 다음 방문이 언제일지도 미지수였다. 이후 마침내 패리크와 다시 이야기를 나눌 수 있게 된 건 그해 5월이었다. 봄 꽃가루가 유난히 심한 계절의 절정인 시기라 나는 본격적인 건초열 증상과 싸우고 있었다. 눈이 가렵고 화끈거렸고 우는 것처럼 눈물이 저절로 흐르기도 했다. 매일 알레르기 약물을 복용했지만 코는 완전히 막혀버렸다. 일상생활이 불가능할 정도로 불편한 건 아니었지만, 대체 어떤 나무나 풀이 이런 불편을 일으키는지 알고 싶었다.

패리크는 통화를 시작하면서 마치 내가 모두 부러워하는 상을 받았다는 듯 선언했다. "당신은 특별해요! 시험 결과를 보면 당신의 혈액은 아무런 반응을 보이지 않았어요. 전혀 반응이 없네요. 사실 IgE 항체 수치도 전반적으로 아주 낮고요. 이 검사 결과만 본다면 당신은 어떤 것에도 알레르기가 없다고 말할 수 있어요." 그리고 잠시 정적이 흘렀다. 내가 뭔가에 홀린 걸까 생각했다. 피부단자검사, 피내검사, 혈액항체검사까지 내가 받은 모든 검사 결과가 100퍼센트 음성이라면, 나는 정말 알레르기가 있다고 말할 수 있을까? 아니면 눈이 가렵고 코가 막힌다고 상상하고 있었던 걸까?

그렇다면 몇 년 전 이비인후과 의사가 진단한 것 그리고 매년 봄, 여름, 가을이면 겪었던 눈에 보이는 코 자극 반응의 원인은 대체 무엇일까?

패리크는 마치 내 마음을 읽기라도 한 듯 이렇게 말했다. "당신이 임상 증상을 겪는다는 건 믿어요. 분명 당신에게 알레르기가 있다고 생각해요. 다만 어떤 환자는 알레르기가 IgE 매개가 아니어서 간단한 검사로는 그걸 확인하지 못할 뿐이죠. 몸이 무언가에 반응한다는 점은 분명하지만 IgE 경로로 반응하지 않는 거예요. 당신이 겪는 증상을 국소 알레르기비염이라고 합니다. 그게 제가 내린 진단이에요." 기본적으로 내가 앓는 국소 알레르기비염은 코와 눈의 막을 감싸는 면역세포가 알레르겐과 접촉해 반응한다는 의미다. 내 경우 알레르기 반응은 '전신'으로 퍼지지 않고 표적화되어 '국소적'이다. 내 피부세포와 피부세포의 항체는 봄철 공기 속에 날아다니는 주변 꽃가루에 반응하지 않지만, 내 코와 눈을 감싼 세포는 꽃가루에 반응한다. 안타깝게도 이 말은 어떤 알레르겐이 내 증상을 유발하는지 알 길이 없다는 뜻이기도 했다. 엄격하게 말하면 시도해볼 만한 다른 방법이 있기는 하다. 50가지 알레르겐을 하나씩 소량으로 눈이나 코 막에 직접 올려놓고 물리적 반응이 일어나기를 기다리는 것이다. 하지만 당연히 패리크나 나는 이런 방법을 시도할 의사가 전혀 없었다.

사용할 수 있는 모든 방법을 동원해봤지만, 패리크는 이 문제를 해결하지 못했다. 내 알레르기를 유발하는 원인은 수수께끼로 남을 것이다. 그는 내게 매일 항히스타민 비강 스프레이와 안약을 사용하라고 처방전을 써주었다. 또 내가 앓는 알레르기는 국소적이므로 부작용이 있는 경구용 항히스타민제 복용은 중단하라고도 조언했다. 알레르기가 전신적인 문제가 아니라면 약물이 몸 전체를 순환하며 일으킬 부작용의 위험에 굳이 노출될 필요는 없었다. 그는 증상의 원인에 집중해 치료하는 편이 훨씬 낫다고 이야기했다. 몇 가지 알레르기 검사에서 음성 결과를 받고, 스스로 보고한 병력과 임상 관찰한 증상을 바탕으로 한 내 알레르기 진단 이야기는 이렇게 몇 달간 이어지며 끝났다. 이제 당신에게 이렇게 질문해보겠다. 나는 호흡기 알레르기 환자일까, 아닐까?

이 질문에 대한 답은 다음 두 가지와 연관된다. 첫 번째는 '알레르기란 무엇이고 어떻게 정의해야 하는가, 또 알레르기를 비슷한 증상이나 의학적 질환과 어떻게 구별해야 하는가'다. 내가 IgE 수치가 낮고 전신 면역반응을 보인다는 증거는 없지만, 코와 눈, 목을 덮고 있는 면역세포는 실제로 활성화되어 있다. 그러므로 1장에서 살펴본 정의에 따르면, 나는 알레르기 또는 제1형 과민성이 있긴 하지만 아토피는 아니다. 두 번째, 면역과민반응의 확증으로 받아들일 다양한 증거. 임상적으로 IgE를 검출하기 위한 내 피부검사와 혈액검사 결과만 본다면 내게 알레르기가 있다는 과학적 증거는 '없다'. 하지만 꽃가루에 노출되면 염증과 자극 반응이 일어나는 눈에 보이는 증거를 받아들인다면, 내 국소 알레르기 반응을 확증할 증거가 분명히 있는 셈이다.

내 이야기가 아주 잘 보여주었듯, 21세기의 알레르기 진단은 혼란스러운 미로와 같다. 1865년 피부를 긁는 여러 검사가 발명되고 최근 특정 IgE 항체를 검출하는 형광면역분석법이 개발되었지만, 알레르기 반응을 직접 보지 않고 진단하거나 의학적으로 확인하기는 결코 쉽지 않다. 게다가 반응이 가볍거나 눈에 잘 띄지 않을수록 알레르기 반응을 발견하고 진단하고 증명하기는 더욱 어렵다.

이어서 면역계와 흔한 알레르겐에 대한 면역반응을 해석하는 기초과학을 살펴볼 것이다. 이후 자세히 살펴보겠지만, 알레르기 진단은 면역학과 마찬가지로 잘 연마된 기술과 환자의 경험에 의존한다.

## ‖ 알레르기 검사는 얼마나 달라졌을까 ‖

100년이 넘는 동안에도 알레르기 진단은 크게 변하지 않았다. 내 경험에 비추어 보면 오늘날 알레르기 전문의가 사용하는 방법과 검사는 2000년, 1970년, 1930년까지 거슬러 올라가도 모든 임상의에게 친숙할 것이다. 적어도 건초열의 경우에는 1865년 영국 의사 찰스 블래클리Charles Blackley 박사가 최초의 피부단자검사를 발명한 것으로 전해지는 시기까지 거슬러 올라갈 수 있다. 1923년, 최초의 알레르기 전문의 협회가 설립되면서 현대적이고 체계적인 알레르기 연구가 시작되었다. 이때 표준 진단 절차에 다음 세 가지가 포함되었다. 첫째, 증상 시작, 알레르기 발현 시기, 직업과 가정 환경, 증상의 빈도와 기간 등 환자의 병력에 대한 면밀한 검토. 둘째, 비슷한 증상을 보일 수 있는 다른 질병은 배제하고 알레르기에 영향을 미치는 당뇨병 같은 질병을 포함한 복잡한 요인을 확인하기 위해 권장되는 신체 진찰이다. 셋째, 시기마다 사용할 수 있는 기술은 달랐지만 언제나 일반적으로 실시된 피부단자검사 등의 진단검사다.

1930년대가 되자, 알레르기 전문의인 본은 모든 일반의가 알레르기 검사를 해야 환자에게 더 많은 혜택을 줄 수 있다고 주장했다. 그는 증상이 계속되거나 다른 진단으로 쉽게 설명할 수 없는 질병이 있는 환자 대부분이 전문적인 치료와 관리로 도움받을 수 있다는 사실을 알았다. 본은 환자들에게 아주 솔직하게 증상을 설명해달라고 요청했다. 그렇지 않으면 진단이 잘못 내려질 뿐 아니라 질환을 치료하고 관리할 처방을 잘못 받기 쉽다고 경고했다. 본을 비롯한 뛰어난 알레르기 전문의들은 자가진단이 위험하다고 조언하며, 증상이 있다면 전문가를 찾아가 검사받아야 한다고 촉구했다.[3]

1931년에 본이 쓴《알레르기 Allergy》라는 책에 설명된 호흡기 및 피부 알레르기 검사는 그 당시의 빈틈없는 표준 절차와 진단 도구를 보여준다.[4] 먼저 그는 환자의 병력을 듣고 신체검사를 한 다음 피부검사를 시행했다. 알레르겐 추출물이 대량생산되기 시작한 1970년대 전까지는 알레르기 전문의들이 피부단자검사와 면역요법 치료에 쓰이는 추출물을 직접 만들었다. 보통 검사에 사용되는 알레르겐은 그 지역에 가장 흔한 꽃가루를 대표하도록 제조되었다. 만약 피부검사가 실패하면 피내검사를 권했다. 피부층 아래로 더 깊이 찌르는 피하검사를 하거나, 소량의 꽃가루를 아랫눈꺼풀 안쪽에 넣은 다음 2~3분 뒤 씻어내는 안과 반응검사를 하기도 했다. 본은 알레르기 전문의들에게 검사 결과가 결정적이지 않다면 비강 내 검사를 해야 한다고 조언했다. 비강 내 검사란 꽃가루를 환자의 콧구멍 한쪽에 불어넣어 반응을 보는 검사다. 아마도 패러크에게 진료받을 당시 내가 어떤 알레르겐이 증상을 유발하는지 꼭 확인하고 싶어 했다면, 그도 안과 반응검사나 비강 내 검사와 비슷한 검사를 선택했을 것이다.

다음으로 꽃가루를 피부에 묻힌 다음 12~24시간 정도 덮어두는 피부첩포(패치)검사를 할 수 있다. 피부가 너무 예민해 주삿바늘 자체에 반응하는 피부 알레르기 환자에게는 첩포검사가 가장 좋다고 본은 조언했다. 1930~1940년대에 활동한 알레르기 전문의라면 P-K 혈청검사를 이용해

'수동 전달' 검사를 할 수도 있다. 환자가 알레르기를 나타내지 않으면 피부검사로 민감성을 확인하고, 이때 반응이 일어나면 알레르기가 있다고 진단한다. P-K 검사는 영유아 또는 심한 피부 발진이 있어 첩포검사를 할 수 없는 사람을 대상으로 상당히 자주 실시되었다.[5] 본은 이 방법들이 모두 실패하면 세균학적 연구를 수행해야 한다고 주장했다. 알레르기 전문의는 환자의 치아, 부비동, 장 등 신체 모든 부위에서 세균을 채취하고 이 세균 검체를 배양해 환자의 알레르기 반응검사를 위한 추출물로 사용한다. 기관지 분비물이나 가래를 모아 여과하고 멸균한 다음, 환자에게 특정 알레르겐에 대한 예방 목적으로 접종할 수도 있었다. 철저한 검사였지만 여전히 활동성 알레르기가 있다는 증거를 보여주지 못할 수도 있었다.

1920년대 초부터 1930년대 후반까지 뉴욕에서 활동한 알레르기 전문의 토머스의 개인노트에는 '피부검사 오류'라고 적힌 사례가 가득하다.[6] 그 내용을 살펴보면 "켈러 부인은 의심할 여지 없이 양털과 담배에 임상적으로 민감하지만 피부반응은 음성이다.", "마레시는 돼지풀에 눈에 띄는 피부반응을 보이지만 건초열이나 다른 알레르기 증상은 없다."라고 적혀 있다. 또 다른 사례에서 러시모어 부인은 돼지풀로 극심한 고통을 겪고 돼지풀 꽃가루 추출물 주사로 치료에 도움을 받았지만 피부검사에서는 여전히 돼지풀에 대해 음성으로 나타났다. 새뮤얼 파인버그Samuel Feinberg 박사는 1933년 자신의 저서《천식, 건초열 및 관련 질환Asthma, Hay Fever and Related Disorders》에서 알레르기를 판단할 때 표준 피부검사 결과를 결정적으로 받아들여서는 안 된다고 조언했다.[7] 그는 피부검사 결과가 음성이어도 아무 의미가 없다고 보았다. 음성 결과가 나온 환자라도 알레르기가 있을 수 있기 때문이었다. 내 검사 결과를 보면 알 수 있듯, 그의 주장은 사실이다. 1931년, 코카 박사는 비정상적인 피부 상태, 높거나 낮은 기온, 알레르겐 농도, 반응 시간, 피부 민감도, 검사한 신체 부위, 주사 주입 깊이, 여러 검사 간 간격 등 다양한 요인이 피부검사에 영향을 미칠 수 있다고 경고했다.[8] 실제로 분명 잘못될 수 있는 여지가 많았다.

　식품 알레르기 진단검사는 더욱 실시하기 어려웠다. 1930년대 일반의 대부분은 여전히 식품 알레르기가 그저 '상상'일 뿐이라고 생각했다.[9] 하지만 알레르기 초기 연구자들은 알레르기가 생각보다 훨씬 널리 퍼져 있으며, 잘 알려지지 않은 다른 여러 의학적 장애의 숨은 원인일 수 있다고 가정했다.[10] 1931년, 식품 알레르기에 관한 책을 쓴 앨버트 로Albert Rowe 박사는 환자들이 대체로 피부검사에서 식품 알레르겐에 반응하지 않아 검사 결과를 결정적이라고 보기 어렵다고 말했다. 또 식품 알레르기 자체도 보통 다른 알레르기보다 경증이기 때문에 제대로 파악되지 않았을뿐더러 극도로 과소 진단되었다고 주장했다. 여기서 유의해야 할 사실은 그 당시까지는 음식 섭취로 유발되는 아나필락시스 사례가 공식적으로 기록되지 않았다는 점이다. 해당 사례가 있으리라 추정되지만 입증되지는 않았다. 그러므로 식품 알레르기가 다른 알레르기 상태보다 경증이라는 주장은 더 이상 정확하지 않다. 로는 증상이 호흡기에 한정된 '흡입형' 알레르기와 달리, 식품 알레르기는 신체 곳곳에 증상을 일으킬 수 있다고 주장했다.[11] 이는 어느 정도는 정확한 설명이다. 식품 알레르기는 보통 피부 반응을 일으키고 기도를 막는다. 이러한 증상은 다른 여러 의학적 질환의 증상과 비슷해 증상만으로는 환자를 진단하기가 더욱 어려웠다.

　하지만 식품 알레르기 진단은 환자가 스스로 보고하고, 부정적인 반응을 직접 관찰해야 증명할 수 있었다. 의사들은 초기 식품 알레르기 환자의 유발 원인을 정확히 찾아내기 위해 특정 음식을 제외하는 방식으로 엄격한 식이요법을 진행하고, 일일 음식 섭취를 주의 깊게 추적하도록 했다. 본은 환자들에게 24시간 동안 섭취한 음식을 전부 기록한, 상세한 음식 일기를 쓰라고 권했다. 환자가 적어도 10~12회가량 불편을 겪으면 일일 목록을 가져오게 해 본인이 분석할 수 있도록 했다. 환자 대부분은 상황과 감정을 낱낱이 기록한 일기와 증상을 위주로 쓴 음식 일기를 4주간 작성했다. 알레르기 전문의는 이러한 모든 정보를 이용해 식품 알레르기라고 진단하거나 그 가능성을 배제할 수 있었다.

20세기 중반의 진단 도구와 검사는 투박하긴 하지만 이후 수십 년간 기본적으로 변하지 않았다. 알레르기를 진단하는 데 어느 정도만 효과적이긴 하나, 조금 더 현대적으로 발전된 피부단자검사는 여전히 표준검사 방법이다.

## ‖ 21세기 진단의 현실과 남아 있는 과제 ‖

이 책을 쓰기 위해 의사들을 인터뷰하면서 오늘날 알레르기 검사의 어려움, 특히 IgE 검사를 알레르기 질병의 지표로 사용할 때의 까다로움을 물었다. 그때마다 이 분야의 여러 전문가는 "이런 주제라면 휴 샘슨Hugh Sampson과 꼭 이야기를 나누어야 한다."라고 입을 모았다. 샘슨은 마운트 시나이 아이칸 의과대학 소아청소년과 석좌교수이자 뉴욕 엘리엇앤드로슬린제프식품알레르기연구소(이하 제프식품알레르기연구소)의 명예소장이다. 그는 미국에서 식품 알레르기를 심도 있게 연구한 최초의 인물이자 가장 영향력 있는 연구자 중 한 사람이기도 하다. 코로나19 팬데믹 한가운데서 나와 통화할 당시 그는 이미 40년 동안 식품 알레르기를 연구하고 진단하고 치료해왔다. 다시 말해, 샘슨은 이 분야에 정통한 사람이었다.

그에게 지난 40년간 상황이 어떻게 달라졌는지 묻자 그는 이렇게 답했다. "기본적으로 제가 연구를 시작할 때는 알레르기 전문가가 피부검사로 진단을 내렸습니다. 그 당시, 임상 증상이 없어도 피부검사에서 양성이 나온다는 점이 문제였어요. 사실 이건 지금도 마찬가지지만요. 그래서 당시 피부검사만 본다면 대부분 음식에 양성 결과가 나왔던 사람 중 30~40퍼센트만 실제로 음식을 먹을 때 반응이 나타났다는 사실이 밝혀졌습니다." 샘슨의 이야기는 그가 처음 알레르기 진료와 연구를 시작할 당시 이 분야의 전반적인 상황을 보여준다. 1980년대 초반에만 해도 알레르기는 낙후된 의료 분야였다. 사실 의대생들은 알레르기에 대한 교육을 거의 받지 못했다. 이는 지금도 마찬가지다. 의사 대부분이 훈련 과정 중 알레르기 질병에 대해 배우는 것은 고작 2주 정도다. 이에 샘슨은 이렇게 설명했다. "사실 사람들은 알레르기가 과학이라고 생각하지도 않았죠. 피부검사에 어떤 의미가 있다고 믿지 않았어요."

믿음이 부족한 데는 여러 이유가 있다. 보통 피부단자검사에서는 정확한 결과를 얻기 어려운 경우가 많다. 반드시 챙겨야 할 사항들이 있기 때문이다. 첫째, 피부검사는 양성 대조군과 음성 대조군을 모두 포함해 제대로 시행해야 한다. 음성 대조군은 혼합물을 만드는 데 사용되는 희석액으로, 이에 반응이 나오지 않아야 한다. 히스타민인 양성 대조군에서는 정상 피부도 이에 반응해 팽진을 형성해야 한다. 둘째, 피부검사나 피내검사를 할 때는 정밀하게 주입해야 한다. 호흡기나 식품 알레르기를 알아보는 피부단자검사를 할 때 알레르겐을 피부 속 깊이 제대로 전달하려면 주입기를 충분히 찔러넣어야 한다. 하지만 너무 깊게 찔러서 피가 나도 거짓 양성이 나올 수 있다. 특히 피내검사에서 너무 깊게 찌르면 그렇다. 각 알레르겐을 긁거나 주사한 부위가 서로 너무 가까우면 어떤 알레르겐이 반응을 일으켰는지 명확하지 않아 결과를 판독하기 어려울 수 있다. 품질이 표준화된 알레르겐 추출물을 사용하면 그나마 낫지만 이건 생각보다 훨씬 어려운 문제다.

피부검사의 정확성 문제 중 하나는 현재 피부단자검사 및 피내검사용 추출물을 제조하는 회사가 여럿이라 추출물을 투여할 때마다 알레르겐의 농도(알레르겐이 얼마나 들어 있는가) 및 구성(알레르겐 혼합액에 무엇이 들어 있는가)이 확연히 다를 수 있다는 점이다. 피부단자검사에 사용되는 시판 알레르겐 제제를 표준화한다는 규정이 없기 때문에 주입되는 알레르겐의 양이 서로 다를 수 있어, 검사 시 피부에 알레르겐이 얼마나 들어갔는지 알기 어렵다. 알레르겐이 충분히 들어가지 않거나 너무 많이 들어가도 검사 결과는 부정확할 수 있다. 서로 다른 추출물에 사용된 비활성 성분이 반응을 일으켜 거짓 양성으로 이어지는 일도 있다. 피내검사는 알레르겐을 너무 많이 주입할 위험이 크기에 거짓 양성으로 이어지거나 심지어 더 심각한 반응을 일으킬 수 있다. 사실 모든 알레르기 피부검사는 환자가 알레르겐 중 하나에 심각한 반응을 보일 경우를 대비해 반드시 의료인이 있는 환경에서 실시되어야 한다.

시판용 추출물의 품질과 효능을 살펴본 미국과 유럽의 최근 연구에 따르면, 진드기, 동물 비듬, 곰팡이, 꽃가루 추출물에서 특히 편차가 컸다.[12] 또 호주 제임스쿡대학교는 '생선 알레르기에 사용되는 알레르겐은 신뢰할 수 없다'는 사실을 발견했다.[13] 이 추출물 용액에 포함된 생선 알레르겐의 수가 서로 너무 달라 거짓 음성으로 이어질 수 있기 때문이다. 심지어 현재 지구상에 서식하는 수백 종의 식용 어류 중 단 네 종만이 검사 대상이다. 오늘날 대부분의 피부검사에 사용되는 알레르겐 추출물은 하나의 알레르겐을 포함하거나 비슷한 알레르겐을 섞은 혼합물이다. 예를 들어 '잔디' 알레르기 검사에 사용되는 추출물에는 같은 추출물에도 여러 종류의 풀이 포함되어 있을 가능성이 크다. 이 때문에 결과를 정확하게 해석하기 어렵다. 특히 환자가 사는 지역에 널리 퍼져 있는 식생 유형 중 하나가 추출물에 빠져 있을 때는 더욱 그렇다. 또한, 이 과정을 더욱 난해하게 만드는 것은 피부검사 결과를 수집하고 평균화한 다음 이를 알레르겐 추출물을 표준화하는 데 사용한다는 사실이다(약간 순환논리처럼 보이지만 이쯤에서 넘어가자). 이런 표준 추출물을 역학 및 약리학 연구에 이용한다는 사실은 알레르기 환자 수를 정확하게 파악하기 어려운 이유 중 하나다(이에 대해서는 3장에서 좀 더 자세히 살펴보겠다).

제대로 된 과정을 거쳐 고품질의 알레르겐 추출물을 생산하더라도 과제는 여전히 남아 있다. 검사자의 기술, 검사 도구, 피부색, 추출물의 효능이 피부단자검사 및 피내검사 결과의 신뢰도에 영향을 줄 수 있다. 또 검사 장소, 환자의 나이, 체질량지수BMI, 복용 약물, 알레르겐 면역요법, 일주기 및 계절 변화, 월경 주기, 스트레스와 불안 등도 영향을 미친다.[14] 항히스타민제, 스테로이드, 항우울제, 진정제, 면역기능에 영향을 미치는 기타 약물 등을 복용할 경우 특히 피부검사 결과를 부정확하게 만들 수 있다. 그래서 알레르기 전문의는 검사 전 며칠에서 일주일간 이런 약물 일부를 끊도록 환자에게 요청하곤 한다. 의학적 이유로 약물을 끊을 수 없는 환자에게 피부검사를 실시하는 경우에는 양성 결과를 그대로 양성으로 간주하더라도 음성 결과는 거짓 음성 가능성이 있다고 간주해야 한다.

영유아 피부검사도 어렵기로 악명이 높다. 영유아의 경우 생후 약 3개월까지 피부 반응이 나타나지 않고, 이후에도 결과 판독이 상당히 어려우며, 검사 결과도 성인의 경우보다 결정적이지 않다. 그래서 20세기 초 의사들은 영유아 환자의 알레르겐 민감성을 감지할 때 P-K 혈청검사를 기본으로 사용했다.

이 모든 것을 통틀어 아마 가장 중요한 점은, 오늘날 피부검사 결과를 해석하거나 결과를 기록하고 수집할 때 보편적으로 적용 가능한 표준 체계가 없다는 사실이다.[15] 의사에게 일반적으로 권장되는 방법이 있기는 하지만, 알레르기 전문의는 피부단자검사와 피내 알레르겐 검사 결과를 제대로 해석할 방법을 '스스로' 결정한다. 따라서 일반의보다는 훈련받은 알레르기 전문의가 피부검사를 실시하고 해석하는 편이 훨씬 낫다. 결과를 더 정확하게 판독하려면 오랜 시간의 경험이 필요하기 때문이다.

또한 피부검사는 정상 상태이거나 현재 특정 반응이 없는 피부에만 실시할 수 있다. 그렇지 않으면 거의 판독하기 어렵다. 결론적으로 말해, 피부 알레르기 환자의 경우 피부검사로 정확한 결과를 얻기는 쉽지 않다. 아토피피부염, 즉 습진 영역의 최고 전문가 중 한 명인 피터 리오Peter Lio 박사는 보통 알레르기 피부 상태로 사는 환자에게는 일반적인 피부단자검사가 적합하지 않다고 설명한다. 그래서 그는 충분한 시간을 들여 피부검사를 실시한다. 이를테면 다양한 알레르겐이 들어 있는 80~120장의 스티커를 환자의 등에 붙이고 48시간 동안 그대로 두는 것이다. 리오는 이렇게 설명했다. "다소 불편한 방법이죠. 월요일 날 환자 등에 스티커를 붙이고 수요일에 떼어냅니다. 그리고 환자가 금요일에 다시 오면 총 96시간 동안 벌어진 결과를 판독하죠. 환자 입장에서는 조금 더 침습적인 방법으로 느껴지겠지만, 여기서 나온 결과는 중요한 정보를 보여줍니다."

최종 판독이 완료되고 양성 반응이 나오면 리오는 이를 바탕으로 환자에게 다양한 제품 중 피해야 할 제품 목록을 준다. 샴푸나 비누처럼 매일 사용하는 물건에 자극 유발 요인이 숨어 있는 경우도 종종 있다. 이런 물질에 접촉하지 않고 피부가 진정되는 데는 최대 2개월이 걸릴 수 있으므로 환자가 어떤 알레르겐에 실제로 반응을 일으키는지 정확히 알려면 시간이 걸릴 수밖에 없다.

피부검사의 양성 결과에 따라 환자를 아토피피부염으로 진단하려면 세 가지 기준이 충족되어야 한다. 첫째, 물집이나 혹뿐 아니라 습진성 발진이나 피부 염증이 있어야 한다. 둘째, 가려움증이 있어야 한다. 셋째, 발진과 가려움증이 만성이거나 재발성이어야 한다. 증상이 한 번만 있었던 경우는 해당하지 않는다. 아토피피부염은 흔히 소아에서 진단되며 성인이 되면 대부분 사라지지만 반대로 악화되는 경우도 있다.[16] 리오는 진행 중인 연구가 면역표현형에 기반해 아토피피부염의 하위 형태를 세분화해 진단하는 새로운 검사 개발로 이어질 수 있다고 설명했다. 면역표현형 검사는 각 세포에서 발현되는 다양한 단백질을 연구하는 데 이용되는 검사다. 하지만 지금으로서는 어떤 알레르기 요인이 습진을 유발할 가능성이 있는지 결정할 때 사용할 수 있는 유일한 방법은 첩포검사뿐이다.

호흡기나 식품 알레르기에서 피부검사 결과가 결정적이지 않거나 일관성이 없다면, 알레르겐에 대한 특정 IgE 항체 반응을 검사하는 방법을 택할 수 있다. 샘슨이 처음 일을 시작했을 때만 해도 알레르기 전문의는 환자의 혈액에서 다양한 알레르겐에 반응하는 IgE 반응을 검사하기 위해 방사성 알레르기 흡착검사 radioallergosorbent test(이하 RAST)를 사용했다. 이 검사는 환자의 혈청과 소량의 방사성 항원을 혼합해 사용하는 '방사성면역측정법 radioimmunoassay'이다. 환자의 항원에 알레르기가 있다면 환자의 IgE 항체가 항원에 결합한다. 결합하지 않고 자유롭게 떠다니는 자유부유항원은 감마계수기(시료에서 방출되는 감마선을 측정하는 기기─옮긴이)로 측정하는데, 이 항원이 적을수록 활성화된 IgE가 더 많다는 의미이므로 환자가 항원에 더 민감하다는 뜻이다.

오늘날 RAST는 대부분 새로운 면역측정법으로 대체되었지만, 여전히 RAST라는 용어는 통상적으로 다른 혈액검사를 지칭할 때도 쓰이며 심지어 알레르기 전문의도 이 용어를 사용한다. 나처럼 혈액검사가 필요한 경우라면 보통 효소결합면역흡착분석법 enzyme-linked immunosorbent assay(이하 ELISA)이나 더 대중적이고 정확한 형광효소면역측정법 fluorescence enzyme immunoassay(이하 FEIA)을 실시한다. ELISA 검사는 효소 표지자가 부착된 여러 항체와 항원을 환자의 혈청과 혼합해 특정 알레르겐에 대한 항체 반응을 검사한다. 이 검사는 빠르고 저렴하다는 장점이 있지만, 기술이 있는 검사자가 꼭 필요하고 시험자가 개별 알레르겐이나 알레르겐 군을 하나하나 검사해야 한다는 단점도 있다. 한편, FEIA 검사는 RAST 또는 ELISA 검사와 방법은 비슷하지만 형광효소를 항체 표지자로 이용해 특정 항원에 대한 항체 반응을 측정한다. FEIA 검사는 완전히 자동화되어 오류가 발생할 가능성이 적고, 한 번에 많은 알레르겐을 검색할 수 있다. 표준 FEIA 검사(상품명 ImmunoCAP)는 총 혈청 IgE 농도 대신 '알레르겐 특이 IgE(이하 sIgE)'를 측정할 수 있다는 장점이 있다. 검사에서 우연히 교차 반응이 나타나거나 같은 종에 속한 다른 견과류처럼 실제로 알레르기를 일으키는 알레르겐과 유전적으로 비슷한 단백질로 구성된 알레르겐에 항체가 반응해 거짓 양성 결과를 얻는 경우도 전혀 없진 않지만 대체로 그 가능성은 줄어든다.

하지만 혈청검사가 작동하고 sIgE 활성에 양성 결과를 보인다 해서, 반드시 환자가 특정 알레르겐에 활동성 알레르기가 있다는 뜻은 아니다. 단지 그 항원에 반응성을 보인다는 의미다. 샘슨은 식품 알레르기를 진단할 때 혈액검사에 의존하는 일은 매우 좋지 않은 생각이라고 강조했다. 그는 혈액검사 결과에서 양성 반응을 보인 사람이라도 실제로 임상적 반응을 보인 경우는 검사 결과 양성 비율보다 훨씬 적었다고 지적했다. 사실 식품 알레르기를 살피는 피부검사와 혈액검사 모두 거짓 양성 비율은 50~60퍼센트나 된다.

수십 년이 흐르며 알레르기 연구자들은 결국 혈액검사로 확인한 sIgE 항체 수치와 피부검사에서 나타난 팽진 크기, 특정 음식을 섭취하거나 알레르겐을 호흡하고 피부로 접촉했을 때 면역반응이 일어날 가능성 사이에 강한 상관관계를 밝혀내게 되었다. 하지만 이러한 새로운 지식은 환자들 사이에서 혼동을 일으키기도 했다. 예나 지금이나 환자들은 혈액 속 IgE 항체 수치나 피부검사에서 발생한 팽진 크기를 알레르기의 심각성과 혼동하곤 한다.[17] 종종 환자들은 소셜미디어에 자신의 피부검사 사진을 올리며 자신이 얼마나 알레르기가 심한지 강조하곤 한다. 즉 환자들은 민감성이나 반응 가능성만을 측정하는 검사가 일상생활에서 알레르겐과 접촉했을 때 겪을 알레르기 반응의 정도를 정확하게 평가하는 거라고 여기는 것이다. 하지만 이는 사실이 아니다. 이에 샘슨은 이렇게 설명했다. "피부검사에서 나타난 팽진의 크기나 항체 농도와 당신이 겪을 반응의 심각성 사이에는 결정적인 상관관계가 없습니다. 검사 결과는 반응의 심각성이 아닌 반응이 나타날 '가능성'만을 알려줄 뿐입니다."

따라서 과거부터 현재까지 식품 알레르기 진단의 최적 표준은 흔히 '식품경구유발시험' 검사라고 줄여서 부르는 '이중맹검 위약대조 식품경구유발시험double-blind placebo-controlled oral food challenge(이하 OFC)' 검사다. 식품 알레르기를 확인하는 데는 분명 OFC가 가장 좋은 방법이지만 이 시험을 시행하는 경우는 드물다. 여기에는 여러 가지 이유가 있지만, 가장 일반적으로는 검사 비용 때문이다. 이 검사는 아나필락시스를 일으키는 환자를 돌볼 수 있는 시설을 갖춘 병원이나 의료기관에서 실시해야 한다. 알레르겐을 각각 따로 검사해야 하고, 며칠에서 몇 주에 걸쳐 점점 알레르겐 양을 늘려가며 실시해야 하므로 시간이 오래 걸린다. 특히 어린아이들은 심각한 반응을 일으킬 수 있어 실제로 상당히 위험하기도 하다.[18] OFC를 실시할 때는 부모들이 긴장하고 아이들도 몹시 불안해한다. 이 검사를 하지 않는다면 보통 병력을 상세히 듣고 신체검사, 피부단자검사 및 sIgE 혈액검사를 조합해 식품 알레르기를 진단한다. 피내검사는 심각한 반응을 일으킬 수 있으므로 권장하지 않는다. 총 혈청 IgE 측정은 특정 알레르기 반응이 아닌 일반적인 알레르기 반응만 측정하기 때문에 마찬가지로 권장 시험에서 제외된다. 모든 사람이 음식 단백질에 반응해 IgG를 만들기 때문에 IgG 측정도 권장되지 않으며, 식품 알레르기를 평가한다고 주장하는 다른 검사들도 마찬가지다. 경험이 풍부한 알레르기 전문의라면 여러 방법을 종합해 대부분의 식품 알레르기를 정확하게 진단할 수 있다.[19] 그렇지만 바꿔 말하면 이는 OFC를 하지 않으면 식품 알레르기가 있다고 확신할 방법이 없다는 뜻이기도 하다.

샘슨은 이러한 문제 외에도 성인 대상 검사 방법이 충분하지 않다고 지적했다. 알레르기 연구, 특히 식품 알레르기 연구 대부분은 어린이를 대상으로 실시된다. 환자 대부분이 유아기나 어린 시절에 처음 식품 알레르기를 겪기 때문에 당연한 일이기는 하다. 이 때문에 성인 알레르기 연구 결과를 해석하기는 더 어렵고 쉽게 혼동이 일어날 수 있다.

식품 알레르기는 알레르기와 전혀 관련 없는 위장병이나 다른 질환과 주요 증상이 비슷해서 진단이 더욱 복잡하다. 음식 단백질 유발 장염증후군, 음식 단백질 유발 직결장염증후군, 호산구식도염처럼 전혀 IgE 매개가 아닌 음식 관련 질환도 있다.[20] 장염증후군은 흔히 우유나 곡물이 장을 자극해 구토와 설사가 일어나는 장의 면역 유발 염증이다. 직결장염증후군은 흔히 우유를 먹은 영유아가 혈변을 보는 면역 유발 결장염이다. 호산구식도염은 식도에 분포된 또 다른 유형의 백혈구인 호산구가 과다해지고 특정 음식의 자극을 받아 일어나는 염증이다(호산구식도염에 대해서는 4, 7장에서 더 자세히 살펴보겠다). 각각 미국 인구의 약 0.5퍼센트(음식 단백질 유발 장염증후군), 0.12퍼센트(음식 단백질 유발 직결장염증후군), 0.0005퍼센트(호산구식도염)에 영향을 미치는 이 드문 면역 매개 질환은 흔히 유아기 또는 초기 아동기에 나타나지만 IgE 항체의 작용으로 일어나는 것은 아니다. 샘슨은 "안타깝게도 이런 질환을 확인할 좋은 검사법은 없습니다."라고 부연했다. 또한, 식품 알레르기나 전반적인 알레르기 진단의 문제 중 하나가 여전히 많은 알레르기에 숨은 면역학적 메커니즘을 제대로 이해하지 못한다는 점이라고 말했다. 게다가 알레르기 발생률은 계속 늘어나는데, 이는 알레르기 문제의 규모에 걸맞은 적절한 진단 도구가 없다는 뜻이기도 하다.

대표적인 예로 피부단자검사를 들 수 있다. 피부단자검사는 초기 알레르기를 진단할 수 있는 가장 보편적이고 접근성 좋은 검사다. 심지어 저렴하기까지 하다. 하지만 미국 전체 인구의 8~30퍼센트는 알레르기 증상을 전혀 나타내지 않는데도 피부검사에서 양성 또는 팽진을 보인다.[21] 그래도 특정 알레르겐에 감작을 보이는 환자 중 30~60퍼센트는 계속해서 알레르기로 발전한다는 연구 결과가 있으므로 피부검사 결과는 여전히 알레르기의 중요한 지표다.[22] 이 장에서 한 가지만 기억한다면 이 사실을 기억하자. 혈액검사나 피부검사는 특정 알레르겐에 대한 민감성만 보여줄 뿐 '결코 알레르기 유무를 확인해주지는 않는다'는 점이다.[23] 다시 말해, 모든 피부 알레르기나 호흡기 알레르기는 환자가 주변 알레르겐에 접촉했을 때의 증상 유무와 환자의 병력을 참고해 알레르기 전문의가 확인해야 한다는 뜻이기도 하다.

알레르기 진단이라는 객관적인 과학에는 '주관성'이 섞여 있다. 수많은 알레르기 전문의는 수년간의 임상 경험으로 갈고닦은 직감에 의존해 피부 검사 결과를 판독하고 알레르기를 진단한다. 패러크의 주장처럼 21세기 알레르기 검사 결과에 대한 해석은 과학인 동시에 예술이다.

## ‖ 좋거나 나쁘거나, 새롭거나 오래되거나 ‖

내 친구 데이비드는 지난 몇 년간 복부 전반에 통증을 겪었다. 1년여 전에는 탈장 진단을 받고 두 번이나 수술을 받았는데, 이는 첫 번째 수술이 제대로 되지 않은 탓이었다. 드물지만 종종 있는 일이다. 데이비드는 매우 건강하고 행복한 사람이었지만, 마흔다섯에 접어들고 병세가 길어지자 평소에는 낙관적이던 그의 면모도 퇴색했다. 그는 요가 수련에 매진하고 잘 챙겨 먹으려 애썼으며, 이러한 목표를 위해 자연요법 치료사도 찾아갔다. 데이비드가 음식에 알레르기가 있는지 알아보려 하자, 치료사는 IgG 항체혈액검사를 받으라고 권했다. 치료사는 데이비드가 계속 겪는 불편이 알레르기 때문일 수 있다고 추측했다.

간절히 나아지기를 원했던 데이비드는 혈액검사를 받기로 했다. 그는 내가 알레르기를 다룬 책을 준비하고 있다는 사실을 알고는 이메일로 자신의 결과를 보내주었다. 데이비드는 몇 가지 음식에 반응해 IgG 수치가 높게 나왔다며, 식단에서 그 음식들을 전부 빼기 전에 내게서 믿을 만한 의견을 듣고 싶어 했다.

수년 동안 알레르기 전문의들은 IgG 항체검사가 너무 허술하다고 말해왔다. IgG는 혈류를 순환하는 항체 중 가장 큰 부분을 차지한다. 정상적인 면역기능에 중요한 역할을 하고, 일부 자가면역질환에도 관여하지만 제1형 과민성이나 알레르기에는 관여하지 않는다. 그런데도 데이비드의 경우처럼 이해할 수 없고 불쾌한 여러 증상을 해결할 답을 찾고 싶은 사람들은 상업적으로 이용할 수 있는 IgG 항체검사를 여러 번 받는다. 사실 이 검사로는 환자에게 알레르기가 있을지 알 수 없어서 대부분의 알레르기 전문의는 이러한 새로운 유행을 우려한다. 샘슨의 설명처럼 '문제는 모든 사람이 음식에 대해 IgG 항체를 만든다'는 점이다.

음식을 먹으면 위는 그 음식을 분해해 소화한다. 음식 내 천연 단백질 중 일부는 장벽을 통과해 혈류로 들어간다. 우리가 매일 섭취하는 단백질의 약 2퍼센트는 '면역원성immunogenic' 형태로 순환 혈액에 들어가는데,

이 말은 그저 이런 음식 단백질이 신체의 정상적인 면역반응을 유발하고 항체를 활성화한다는 의미다. 면역세포를 '어떤 물질이 우리 몸의 일부가 될 수 있을지 지시하는 큐레이터'라고 설명했던 오거스트의 말을 기억하는가? 혈액에서 음식 단백질을 발견한 IgG는 바로 이 큐레이터 역할을 한다. 샘슨은 이렇게 말한다. "그래서 달걀을 먹고 우유를 마시면 우리 몸에는 달걀과 우유에 대한 IgG 항체가 생기죠. 하지만 그런 항체와 관련해 질병이 발생한다는 사실이 입증된 적은 없습니다."

즉 IgG는 식품 알레르기나 제1형 알레르기 질병을 일으키지 않는다. 그런데도 많은 사람이 IgG 혈액검사 결과를 잘못 받아들여 기본적이고 영양가 있는 음식을 식단에서 빼버린다. 이후 혈액검사를 다시 받으면 결과적으로 IgG 수치가 떨어진 듯 보인다. 그러면 사람들은 이런 결과를 특정 음식을 배제한 노력이 성과를 거둔 것이며 실제로 자신에게 해당 식품 알레르기가 있다는 신호로 받아들인다. 사실 IgG가 신체에 부정적인 영향을 미친다는 증거는 전혀 없다. 하지만 생리학적 관점에서 무언가를 먹지 않으면 몸이 그 음식에 대한 IgG 생산을 멈추는 것은 당연하다. 이 말은 당신이 나중에 그 음식을 다시 먹을 때 항체가 실수로 해당 단백질을 문제로 오인할 준비를 할지도 모른다는 의미이기도 하다. 환자가 식품 알레르기를 치료할 면역요법을 받는 과정에서 흔히 IgG 항체가 상당히 늘어나는 것으로 보아, 실제로 이 항체가 알레르기 반응을 막는 보호 작용을 한다는 증거도 늘고 있다. 몸이 알레르기 반응을 일으키는 소량의 단백질을 견디는 법을 익히면 IgG 수치가 올라간다. 샘슨은 이런 반응이 IgG 항체가 정상적이고 건강한 면역기능 역할을 할 수도 있다는 확실한 증거라고 여긴다.

"우유를 마셨는데 우유에 대한 IgG 항체가 생기지 않으면 전 그 사람의 면역계를 걱정합니다." 샘슨은 이렇게 말했다. 샘슨과 동료들은 IgG 검사가 알레르기 진단에 그다지 쓸모가 없으며, 그 진단의 타당성을 입증해줄 사람이 없는 한 대중이 해당 검사를 받지 못하도록 해야 한다고 주장한다. IgG가 알레르기를 유발한다는 증거가 전혀 없는데도 왜 그렇게 많은 사람이 여전히 그 결과를 신뢰하는지 묻자, 그는 잠시 말을 멈추더니 검사가 아주 비싸서 상당한 플라세보 효과가 있으리라 생각한다고 말했다. 검사하는 알레르겐 수에 따라 비용은 수백 달러가 될 수도 있다. 그래서 샘슨은 "그 정도 돈을 쓰면 대체로 나아질 거라고 기대하게 되죠."라고 말했다. 반대로 증상을 유발한다고 생각하는 음식을 섭취한 뒤 상태가 나빠질지도 모른다고 예상하면 실제로 그렇게 된다. 노세보 효과는 플라세보 효과와 반대되는 부정적인 효과다.

나는 데이비드에게 답장을 썼다. 지난 몇 년 동안 인터뷰한 모든 알레르기 전문가의 공통된 의견은 'IgG 검사가 쓸모없거나 최악의 경우 위험하다'는 주장이었다고 말이다. 그러자 그는 자신이 자연요법 치료사를 신뢰하고, 실제로 글루텐과 유제품을 끊자 상태가 나아졌다고 답장을 보내왔다. 나는 계속해서 그를 설득하려고 했지만, 데이비드는 자신의 장이 보내는 육감을 고수했다. 결국 그를 설득하는 일에 실패했고, 이 이야기를 들은 샘슨은 고개를 끄덕이며 데이비드의 반응에 전혀 놀라지 않았다. 이런 일을 늘 봐왔기 때문이다. "식품 알레르기 분야에서 일하기 시작했을 때만 해도 저는 '음식이 증상을 일으킨다'는 사실을 확신시키려 오래 애썼습니다. 지금은 '음식이 증상을 일으키지 않는다'는 사실을 확신시키려 애쓰죠. 이런 말도 안 되는 검사를 받는 사람이 너무 많습니다. 문제는, 모든 사람이 하루에 대여섯 번은 무언가를 먹기 때문에 항상 어떤 음식과 그것을 먹었던 시기를 연결할 수 있다는 점입니다. 이렇게 되면 과거의 일도 오해해서 받아들일 수 있죠."

그런데도 샘슨은 수십 년 전 '구강 알레르기 증후군'이라는 말을 처음 들었을 때 그런 질환이 실제로 있을 리 없다고 생각했음을 고백했다. 구강 알레르기는 본격적인 식품 알레르기만큼 심각하지는 않고 계절성 건초열과 관련 있다. 구강 알레르기가 있는 사람이 어떤 과일이나 채소를 먹으면 면역계는 그 식재료의 분자 구조가 그들이 알레르기가 있는 꽃가루 유형과 비슷하다고 인식해 입을 얼얼하거나 가렵게 만든다. 샘슨은 이런 반응이 있을 법하지 않다고 생각했지만 이런 현상은 실제로 발생하는 것으로 밝혀졌다. 가능성이 매우 낮긴 하지만 IgG가 일부 알레르기 질환에서 소소한 역할을 하는 것이 전혀 불가능한 일은 아니다. 게다가 샘슨은 자신의 연구가 틀렸다는 사실을 증명하게 되어 매우 다행이라 생각하며 아직도 알레르기 면역반응에 대해 밝히지 못한 사실이 많다고 말했다. 오늘날에도 여전히 모르는 질환이나 유발 요인이 있을 수 있다(이에 관해서는 6장에서 비교적 새로운 육류 알레르기를 논할 때 좀 더 살펴보겠다). 하지만 샘슨은 지난 20년간 알레르기에 쏟아진 관심과 연구비가 늘어난 사실이 고무적이라고 생각했다. 그는 최근 진행되는 연구들이 궁극적으로 모든 알레르기를 근절하게 되기를 바라지만 그런 일이 금방 일어나리라고는 생각하지 않는다. 아마도 가까운 시기에는 일어나지 않을 수도 있다. 샘슨은 "지금 할 수 있는 일은 면역반응을 완전히 멈추게 하는 일이 아니라 줄이는 방법을 찾는 것뿐"이라고 말했다. 이를 위해 전문가들은 알레르기를 감지할 더 나은 진단 도구를 개발하는 노력을 이어가야 한다.

## ‖ 진단을 얼마나 신뢰할 수 있을까 ‖

이쯤 되면 당신은 알레르기를 판정하는 데 사용되는 오늘날의 진단 도구를 그다지 신뢰하지 못할지도 모른다. 하지만 당신만 그런 것은 아니다. 알레르기 전문의도 자기 손에 쥔 도구에 좌절하면서 더 정확하고 더 나은 알레르기 검사 방법이 개발되기를 고대하고 이를 위해 노력한다. 노스웨스턴대학교 소아청소년과 의사이자 전염병학자인 루치 굽타 박사는 오늘날의 알레르기 진단검사가 알레르기가 없는 사람에게 실제로 해당 질환이 없다는 사실은 상당히 잘 예측하지만, 알레르기가 있는지 예측하는 데는 매우 부족하다고 지적했다. "음성 예측치는 매우 높지만 양성 예측치는 매우 낮습니다. 양성 예측치는 거의 동전 던지기 수준이죠. 검사 결과가 양성이면 식품 알레르기가 있을 확률이 '반반'이라는 말이에요."

미래의 검사에는 IgE를 진짜 알레르기 반응의 지표로 중요하게 삼지 않는 방법이 포함될 것이다. IgE 반응이 알레르기가 있는지 항상 제대로 알려주지는 않을 뿐 아니라, 현재의 방법으로는 검사할 수 없는 비IgE 매개 알레르기가 많기 때문이다.

알레르기 진단검사의 문제점 중 하나는 과학 연구 자체의 두 가지 근본적인 문제와 관련 있다. 첫 번째는 과학 기술, 즉 우리가 보고 연구할 수 있는 것에는 한계가 있다는 점이다. 두 번째는 모든 과학 지식이 평균에 대한 지식에 의존한다는 점이다. NIH의 토기아스는 이렇게 설명했다. "혈액을 검사할 때 혈액에 세포가 수십억 개나 있지만 우리가 살펴보는 것은 대체로 수많은 세포가 무언가에 대해 일으키는 평균적인 반응이나 특정 분자의 평균적인 발현일 뿐이죠. 평균 뒤에는 우리가 알아야 할 숨겨진 것이 많습니다. 예컨대 한 사람의 신체 내에 반응성이 유난히 낮은 세포가 많이 있을 수 있습니다. 하지만 우리는 평균만 볼 뿐 서로 다른 두 세포 군집이 있다는 사실은 놓치곤 하죠." 달리 말하면, 일부 세포는 특정 알레르겐에 반응할 수 있지만 일부는 그렇지 않다는 말이다. 혈액검사 결과에서는 모든 세포의 '평균' 반응만 나타내므로 어떤 세포는 반응성이 매우 높고, 다른 세포는 전혀 반응하지 않을 수 있다는 사실은 드러나지 않는다. 즉 혈액검사 결과가 실제로 의미하는 바는 일부 세포가 알레르겐에 양성으로 반응했어도 결과상에서는 음성으로 나올 수 있고, 그 반대의 경우도 마찬가지다.

긍정적인 점은 NIH 및 전 세계 연구자들이 알레르기 진단에 도움이 되는 새로운 분자 도구를 개발하기 위해 애쓰고 있다고 말했다는 사실이다. 하지만 안타깝게도 설령 이런 도구가 개발된다고 하더라도 검사 비용이 너무 비싸서 제한적으로 사용될 것이다. 특히 의료서비스에 제대로 접근할 수 없거나 비용을 감당할 여력이 없는 사람은 더욱 그렇다. 그렇기에 가까운 미래에도 우리는 알레르기를 진단할 때 대체로 앞서 언급한 검사에 의존할 것이다.

1장에서 살펴본 것처럼 '알레르기'라는 용어 자체가 모호하고 알레르기 진단이 그야말로 복잡하다면, 알레르기라는 전 세계적인 문제가 실제로 얼마나 거대한지는 어떻게 평가할 수 있을까?

# 3장

# 숫자가 말하는
# 알레르기의 현실

## ‖ 통계는 '전부'를 보여주지 않는다 ‖

알레르기는 보이는 것과는 전혀 다르다. 발견하기 매우 어렵고, 진단하기는 그보다 더 어렵다. 당연히 측정하기는 훨씬 더 힘들다.

알레르기 질환의 발병률을 정확하게 측정하는 것은 매우 중요한 일이다. 숫자는 연구비 배정부터 신약 개발까지 의학 연구 전반을 주도한다. 알레르기 문제의 규모가 얼마나 큰지, 알레르기가 왜 21세기 만성질환을 특징짓는 질환인지 파악하려면 먼저 통계의 바다로 뛰어들어야 한다. 손에 넣을 수 있는 최신 데이터 일부에서 뽑아낸 다음 숫자들은 오늘날 알레르기가 얼마나 널리 퍼져 있는지 보여준다. 이 글을 쓰는 시점에서 알레르기 관련 수치는 다음과 같다.

* 전 세계 약 2억 3500만 명이 천식을 겪는다고 추정된다.
* 전 세계 약 2억 4000만~5억 5000만 명이 식품 알레르기를 겪는다.

* 약물 알레르기는 전 세계 인구의 최대 10퍼센트, 전 세계 입원 환자의 최대 20퍼센트에 영향을 미친다.
* 전 세계 인구의 10~30퍼센트가 알레르기비염(건초열)을 겪는다.
* 인도 인구의 20~30퍼센트가 최소 한 가지 형태의 알레르기 질환을 겪는다.
* 인도 인구의 33퍼센트는 호흡기 알레르기를 겪는다.
* 유럽 인구 중 1억 5000만 명은 어떤 형태든 만성 알레르기가 있다.
* 우간다 인구의 절반은 알레르기가 있다.
* 중국 어린이 중 7.7퍼센트는 식품 알레르기를 겪는다.

어떤 면에서 이 숫자의 규모를 이해하기는 힘들지만 어쨌든 현재 이런 숫자를 매일 접한다. 사실과 숫자들은 애써 우리의 흥미를 끌고 압도하려 하지만, 대다수가 표나 그래프, 설문조사 결과, 뉴스 피드를 장식하는 백분율에 너무 익숙해진 탓에 이런 숫자에 무감각하고 지루해한다. 우리는 빅데이터, 글로벌 과학, 엑셀 스프레드시트의 시대에 산다. 이오시프 스탈린Iosif Stalin이 했다고 전해지는 이 말과 비슷하다. "한 사람이 굶어 죽는다면 그것은 비극이다. 하지만 수백만 명이 죽는다면 그것은 통계일 뿐이다." 스탈린의 논리를 현대 의학 질환의 영역으로 바꿔본다면, 우리가 이런 엄청난 숫자에 주목하지 않는 이유를 더 명확히 알 수 있다. 한 아이가 땅콩을 먹고 아나필락시스를 일으키거나 심각한 알레르기 천식 발작으로 사망한다면 그것은 비극이다. 하지만 수백만 명이 식품 알레르기나 천식으로 고생하는데 죽지는 않는다면 그것은 통계일 뿐이다. 이런 엄청난 숫자는 알레르기라는 전 세계적인 문제 전반에 대해 많은 것을 보여줄 수는 있지만, 우리가 알아야 할 것을 '전부' 알려주지는 못한다.

애초에 이 데이터를 구성하는 모든 알레르기 환자나 질환 때문에 겪는 일상적인 어려움을 전부 그려보기는 쉽지 않다. 나의 아버지 이야기나 내 이야기 또는 당신의 이야기 같은 개인의 이야기는 사라지기 쉽다. 알레르기를 겪는 수십억 명의 생생한 경험 같은 중요한 세부 내용과 맥락에 따른 정보는 데이터에서 누락된다.

내가 만난 베로니카의 사례를 보자. 그는 30대 초반의 활달한 여성이지만 호흡기 알레르기가 너무 심한 탓에 봄이 오는 기미만 보여도 두려워한다. 기온이 올라가고 땅에서 초록빛 새싹이 돋아나거나 낮이 점차 길어지며 나무에서 싹이 트는 일은, 그에게는 처방받은 알레르기약을 미리 먹어두지 않으면 재앙이 닥칠 것이라는 의미다. 변덕스러운 기후 변화 탓에 매년 봄이 오는 시기를 예상하는 일은 퀴즈처럼 느껴진다. 봄이 언제 올까?

베로니카는 본격적으로 봄이 오기 3~4주 전쯤 주치의와 약속을 잡으려 한다. 하지만 모든 일을 완벽하게 예상하고 준비해도 여전히 자신의 알레르기를 예측할 수는 없다. 예컨대 꽃가루 양이 눈에 띄게 많거나 그 시즌이 평소보다 길어 꽃가루 문제가 특히 심한 해라면 처방받은 항히스타민제를 복용해도 괴로움은 여전하다.

어느 날 오후 사무실에서 만난 베로니카는 자신의 상황을 내게 설명했다. "출근할 때는 꼭 넓은 선글라스로 눈을 덮어야 해요. 제 눈이 자극점이에요. 선글라스를 쓰지 않으면 어디서 울다 왔거나 밤새워 파티에서 놀다 온 사람처럼 보여요. 어느 쪽이든 출근하기에 적절한 모습은 아니죠."

베로니카는 퇴근 후에는 샤워를 하며 머리에 묻은 꽃가루를 씻어내고, 꽃가루 지수가 유난히 높을 것으로 예상되는 날에는 야외 활동을 자제하지만 그럼에도 보통 1년에 3~4개월은 피곤하다. 내가 남편이나 친구,

가족들이 그의 상태를 이해하느냐고 묻자, 베로니카는 고개를 끄덕이며 "가족 전부 알레르기가 있어서 잘 알죠. 모두 클라리틴Claritin이나 알레그라Allegra, 씨잘Xyzal(세 가지 모두 항히스타민제 상품명—옮긴이) 중 하나 이상은 복용하고 있어요."라고 말했다. 그는 최근 들어 다들 알레르기가 심해지고 있는 것 같다고도 덧붙였다. 알레르기약이 계속 잘 든다면 괜찮겠지만 가장 잘 드는 약물도 더는 효과를 보이지 않으면 어떻게 해야 하나, 하고 걱정스러워했다.

❖

처음 알레르기 관련 통계를 살펴보기 시작했을 때는 정말 혼란스러웠다. 공식 수치는 정확히 무엇을 바탕으로 나온 것일까? 왜 수치들은 서로 큰 차이가 나고 가능성 범위가 이렇게나 넓은 걸까? 모든 통계가 '추정치'라는 점은 분명하다. 즉, 더 작은 규모의 대표적인 표본을 바탕으로 계산한 값이라는 뜻이다. 하지만 나는 알레르기 통계에서 누가, 어떻게 표본을 추출했는지 더 자세히 알고 싶어서 미국 질병통제예방센터(이하 CDC)를 뒤졌다.

CDC는 천식과 식품 알레르기 발생률을 모두 추적한다. 둘 다 매우 치명적인 알레르기 질환이고, 국가 사망률에 영향을 미칠 가능성이 크기 때문이다. 하지만 CDC 직원들에게 몇 차례 전화를 걸고 이메일을 보내도 답을 얻지 못했는데, 별도로 더 취재하고 알레르기 연구자들을 추가로 인터뷰한 다음에야 답을 얻지 못한 이유를 알게 되었다. 얼마나 많은 사람이 알레르기에 시달리고 있는지 정확히 파악하는 일이 불가능하진 않지만 너무 어렵다는 사실을 깨달은 것이다. 모두가 궁금해하는 질문인 알레르기 문제가 악화하고 있는지에 대해서도 명확하게 답하기 어렵다.

## ‖ 왜 정확한 숫자가 나오지 않는 걸까 ‖

직접 알레르기를 진단받고 알레르기가 있다고 털어놓는 다른 사람들과 이야기를 나누면서 내가 품은 화두는 바로 이것이었다. 알레르기 전문가, 의료서비스 제공자, 제약 및 생명공학회사, 베로니카나 아마도 비슷한 고충을 가진 당신과 같은 알레르기 환자, 심지어 알레르기가 없는 사람까지 모두 과거보다 현재 알레르기가 더 많이 퍼져 있는지, 발생률은 앞으로 계속 증가할지 궁금해한다. 모든 지표가 정말 10년, 20년, 30년 전보다 나빠졌을까? 알레르기 발생률은 정말 점차 늘고 있을까? 아니면 새로운 공중보건 캠페인을 벌이고 더 정확한 진단 도구가 개발된 덕분에 질환을 더 능숙하게 발견하고 진단하게 되면서 수치가 높아진 것뿐일까? 정말 21세기 사람들은 더 자주, 더 심각한 알레르기 증상을 일으키거나 겪을 가능성이 더 높을까?

나는 알레르기를 다룬 옛 문헌을 읽고 관련 전문의를 인터뷰하거나 해당 학문을 연구하는 과학 연구실을 방문하며 5년 넘게 조사한 끝에 이 책을 썼다. 사람들을 만날 때마다 알레르기가 인구 전체에서 더 널리 퍼지고 있다고 보는지, 또 본질적으로 더 심각해진다고 생각하는지 물었다. 거의 모든 사람이 두 개의 질문에 '그렇다'고 답했다. 하지만 그들은 이제 겨우 과학적 관점에서 알레르기를 이해하기 시작했을 뿐이며, 지금 우리가 가진 데이터는 필요한 수준만큼 좋지 않다고 우려를 표하기도 했다. 수십 년 동안 현장에서 일해온 알레르기 전문가들은 모두 한목소리로 이렇게 말했다. 알레르기 환자 수를 나타내는 믿을 만한 데이터를 얻기 어려워 지금의 상황을 정확하게 평가하기 힘들다고 말이다.

지금 우리는 한쪽 손에 습진, 천식, 건초열, 식품 알레르기 같은 다양한 알레르기 질환을 겪는 사람들이 말하는 수많은 개인 경험과 의사 및 알레르기 전문가의 임상 기록 및 진단을 들고 있다. 그리고 다른 쪽 손에는 편집되고 정리된 공식 통계가 있다. 이러한 역학 연구를 파헤치면 몇 가지 눈에 띄는 문제를 금세 파악할 수 있다.

우선 알레르기가 무엇인지에 대한 정의, 아마 더 엄밀하게는 '무엇이 알레르기가 아닌지'에 대한 정의가 환자 수 집계 방식에 영향을 미쳐 통계의 정확성을 떨어뜨린다. 질병의 범주는 고정된 실체나 셀 수 있는 무언가가 아니다. 질병의 전형적인 증상과 생물학적 징후를 모아 설명한 것뿐이다. 천식처럼 언뜻 정의하기 쉬워 보이는 증상도 생각보다 훨씬 복잡하다. 천식의 정의는 1950년대 이후로도 공식적으로 여러 번 바뀌었다. 역학 연구는 항상 같은 질병 지표를 사용하지는 않으므로, 한 연구에서 천식으로 분류된 사람도 다른 연구에서는 천식으로 분류되지 않을 수 있다.

한 메타 연구에서 연구자들은 아동의 천식 유병률을 다룬 122개의 연구가 표준화된 천식의 정의나 증상을 적용하지 않아 이들의 데이터를 모아 비교할 수 없다는 사실을 발견했다.[1] 실제 이 122개의 연구에서 쓴 천식의 정의는 무려 60가지나 된다. 가장 흔히 사용된 네 가지 정의를 같은 데이터 모음에 적용하자 '천식'으로 분류되는 아동의 수는 놀라운 차이를 보였다. 어떤 정의를 사용하느냐에 따라 최대 39퍼센트의 아동이 천식으로 분류되기도, 제외되기도 했다. 그렇다면 이 연구에 참여한 아이들은 천식이 있다고 봐야 할까? 누가 이것을 결정하는 걸까? 아이들이 놀다가 숨을 약간 쌕쌕거리거나 자다가 호흡 곤란을 겪는 것을 목격한 부모일까? 아니면 가족력을 조사한 다음 폐활량계를 이용해 아동 환자의 폐 기능을 측정한 소아청소년과 의사일까? 그것도 아니면 천식 질병코드로 분류된 보험 청구, 흡입기 처방 수, 18세 미만 자녀를 둔 부모의 자가진단보고 설문조사 결과를 살펴보는 역학자일까? 이러한 이유로 알레르기가 있는 사람이 얼마나 되는지 알려줄 역학 데이터를 수집하고 해독하고 작성하는 일은 더욱 어려워진다.

신시내티 아동병원의 쿠라나 허시는 알레르기 천식이 특히 추적하기 어려운 이유를 이렇게 설명했다. "천식이라는 용어는 형편없어요. 천식은 증상 이름이지 질병 이름이 아니에요. 천식은 다차원적입니다. 다양한 경로로 발생할 수 있는 여러 증상 모음이라고 정의할 수 있죠." 다시 말해, 알레르기뿐 아니라 다양한 의학적 질환이 천식 반응을 일으킬 수 있다는 뜻이다. 쿠라나 허시는 이러한 정의 때문에 구체적으로 알레르기 천식을 측정하거나 운동 또는 기타 폐질환 같은 다른 천식 원인과 알레르기를 구분하기 힘들다고 설명했다. 알레르기가 천식의 근본 원인이 아니더라도 여전히 천식 발작을 일으키는 환경적 유발 요인이 될 수 있다는 점은 문제를 한층 복잡하게 만든다. 개별 환자의 병력을 살펴보지 않는 한 누가 '알레르기' 천식이 있고, '비알레르기' 천식이 있는지 구분할 수 없는 것이다.

게다가 이러한 문제는 천식에만 해당되는 것이 아니다. 다양한 알레르기 질환의 정의(전 세계 알레르기 발생률을 나타내는 공식 자료를 모을 때 사용된다)는 대부분 모호하고 논쟁거리이며 끊임없이 바뀐다. 놀랍게도 의학적으로 알려진 가장 오래된 알레르기인 건초열조차 정의하기 어렵고, 측정에 이용되는 증상도 매우 다양하다. 게다가 연구를 엄격하게 진행하고, (대체로 그렇지는 않지만) 임상검사나 공식 진단에 근거해 확정된 진단을 셈한다 해도 결과 수치는 여전히 연구자가 애초에 질병 범주를 어떻게 정의했는지에 따라 달라진다. 완곡하게 봐도 이러한 상황은 모두 혼란스럽고 실망스러우며, 공식적인 알레르기 환자 수에 큰 차이를 가져오는 경우도 많다.

코를 훌쩍거리고 재채기하고 자극받는 사람이 얼마나 되는지 정확히 알기가 몹시 어렵다는 사실을 보여주는 적절한 사례가 있다. 알레르기비염 유병률의 추정치는 전 세계 인구의 10~40퍼센트다. 전 세계를 범주로 보면 10퍼센트와 40퍼센트의 차이는 엄청나다. 한 대륙의 인구수에 해당하는 정도의 숫자다. 이렇게 큰 차이가 나는 이유는 건초열의 구성 요소에 대한 정의, 개인 및 국가 차원 조사에서 질환을 평가할 때 사용하는 진단 기준(눈물이나 빈번한 재채기 등), 수집된 측정 데이터가 대표하는 사회·경제적 집단이나 지역처럼 측정 대상 인구 집단의 차이 때문이다.

우선 건초열이 있다고 해서 모두 검사를 받는 것은 아니며, 자가진단을 해도 반드시 공식 수치에 반영되지는 않는다. 알레르기비염을 앓는 사람이 전문의나 일반의를 찾아간다 해도 정확한 진단을 받지 못할 수도 있다. 게다가 알레르기가 있다고 해서 모든 사람이 이 증상을 확실히 인식하거나 스스로 알레르기 환자라고 여기지 않을 수도 있다. 특히 증상이 가볍거나 알레르겐에 노출되는 일이 드물다면 더욱 그렇다. 내 아버지 역시 자신이 벌 독 알레르기가 있는지 몰랐고 나도 호흡기 알레르기가 있는지 몰랐기 때문에 우리 둘 다 가족 병력에서 '알레르기' 항목에 표시한 적도, 알레르기가 있는지 묻는 설문에 그렇다고 답한 적도 없었다. 하지만 애초에 알레르기 발생률 데이터를 수집할 때는 이처럼 증상이 있는지 직접 묻거나 설문하는 방식을 이용한다.

이것이 바로 오늘날 알레르기 환자 수의 신뢰성과 정확성에 지적되는 주요 문제다. 알레르기를 다루는 대부분의 역학 연구는 인터넷이나 전화 설문조사를 통한 자가진단보고에 바탕을 둔다. 대부분 연구·조사의 답변 반응이 올바르게 분류되고 집계되려면, 알레르기 환자들이 자신의 증상을 정확하게 평가하고 정직하게 보고하는지에 의존할 수밖에 없다. 이런 접근법에서 눈에 띄는 문제는 알레르기 증상이 흔히 다른 의학적 질환의 증상과 비슷하거나 완전히 똑같아서 혼동된다는 점이다. 자가진단한 증상은 기껏해야 환자에게 알레르기가 '있을지도 모른다는 증거'가 될 뿐이다. 의학적 진단 없이 자가진단한 증상만으로는 진짜 알레르기 반응을 확증할 수 없다.

## ‖ 데이터가 아는 것과 모르는 것 ‖

추정치를 가능한 한 적게 잡아서 전 세계 인구 중 평생 호흡기 알레르기를 겪는 사람이 10퍼센트에 불과하다고 추정해도, 그 숫자는 여전히 엄청나게 크다. 지금의 전 세계 인구수로 셈하면 8억 명이나 된다. 그렇다면 이 숫자나 베로니카 같은 사례로 대표하는 상황에 관해 우리는 무엇을 알고 있을까? 식품 알레르기는 저절로 사라지기도 하지만, 호흡기 알레르기는 흔히 만성질환으로 이어진다. 즉, 환자 수가 한 세대 동안은 거의 바뀌지 않는다는 의미다. 호흡기 알레르기 환자 대부분은 증상이 심각해서 네 명 중 세 명이 일반의약품을, 절반에 해당하는 사람이 처방받은 전문의약품을 정기적으로 복용한다는 사실도 알려져 있다.[2]

미국인은 호흡기 알레르기로 발생하는 비강 염증인 알레르기 부비동염 관련 의료비로 매년 약 60억 달러를 지출한다.[3] 호흡기 알레르기로 매년 380만 건의 결근·결석이 발생한다.[4] 중등도에서 중증의 호흡기 알레르기가 있는 환자는 수면 패턴 방해나 피로, 집중력 저하 문제를 겪어 삶의 질이 크게 저하되었다고 말한다.[5] 최근 한 설문조사에 따르면, 알레르기 환자의 59퍼센트가 코막힘 때문에 업무 집중 능력을 방해받아 생산성이 떨어진다고 느끼고, 약 80퍼센트는 밤에 수면장애를 겪어 낮에 피로를 느끼는 시간이 늘었다.[6] 알레르기가 일으키는 신체 증상은 좌절감 같은 정서적 영향도 준다.

갤럽 조사에 따르면, 흥미롭게도 겨울에 감기나 독감보다 알레르기로 고생한다고 응답한 미국인이 더 많다. 미국 전체 인구의 약 10퍼센트가 겨울에 알레르기를 앓는다. 또한 여성이 남성보다 알레르기를 겪는 가능성이 훨씬 큰데, 이러한 현상은 알레르기와 관련된 낙인찍힌 인식 때문일 수도 있다.[7] 흔히 알레르기가 있는 사람은 증상이 없는 사람보다 '나약하다'고 여겨지기 때문이다. 최고 소득층과 최저 소득층 모두 중간 소득층보다 알레르기가 있다고 보고한 경우가 더 많았고, 미국의 남부 지역 사람들은 그 외 지역 거주자들보다 알레르기가 있다고 보고한 경우가 더 많았다.

요컨대 현재 얻을 수 있는 알레르기 데이터는 '많은 것'을 알려주지만, '모든 것'을 말해주지는 못한다. 또 우리가 가장 알고 싶어 하거나 알아야 하는 것을 항상 알려주지는 않는다. 모든 면에서 가장 중요한 것은 데이터의 정확성이므로 보다 정확한 통계를 얻을 방법을 찾아야 한다. 정확한 숫자가 있으면 어떤 알레르기 연구에 자금을 집중할지 제대로 의사결정을 내릴 수 있다. 이를테면 당장 지금은 건초열, 아토피피부염, 접촉 알레르기, 약물 알레르기, 곤충 알레르기, 분진으로 생긴 직업성 알레르기보다 천식과 식품 알레르기에 더 집중해야 한다. 가용 자원이 한정되어 있기 때문에 역학자나 공중보건 공무원은 사람이 죽을 수 있는 알레르기에 가장 관심을 두고 추적하곤 한다. 하지만 베로니카처럼 심한 건초열을 앓는 사람이라면, (알레르기 때문에 죽지는 않지만) 실제로 삶의 질이 현저히 방해받고 있기 때문에 이러한 주장에 격렬하게 반발할지도 모른다. 과학 연구 자금은 흔히 생물학적 메커니즘의 발견으로 이어져 환자를 살릴 더 나은 치료법으로 이어질 수 있다.

## ‖ 데이터라는 탐정 ‖

굽타는 더 정확한 숫자를 아는 일이 얼마나 중요한지 가장 잘 아는 사람이다. 그는 노스웨스턴대학교 공중보건의학 연구소 내 식품 알레르기·천식 연구센터 소장직을 맡고 있으며, 16년 넘게 시카고의 루리 아동병원에서 소아청소년과 의사로 활동하면서 알레르기를 연구하고 치료해왔다. 동시에 심각한 식품 알레르기가 있는 아이를 둔 엄마이기도 해서 개인적으로도 자신의 연구에 큰 관심을 두고 있다. 그는 천식 연구로 의료 분야에 종사하기 시작한 이후 식품 알레르기에 관심을 가지기 시작했다. 원래 공중보건 석사 학위를 받았고, 그 뒤 세계적인 천식 연구 분야의 선도자와 연구할 기회를 얻어 시카고에 갔다. 처음에는 천식 치료의 격차를 연구하는 데 집중했는데, 어느 날 천식 및 식품 알레르기를 포함한 여러 알레르기 질환을 앓는 가족을 만났다.

이 가족은 식품 알레르기 정보가 부족하다고 불평했고 굽타는 이 말에 흥미를 느꼈다. 그리고 식품 알레르기를 연구하는 사람들에게 쓸 만한 데이터가 없다는 사실을 금세 알아차렸다. 그는 그때 상황을 이렇게 설명했다. "천식 연구에 비해 식품 알레르기에 대해 알려진 것은 거의 없었습니다. 당시 미국에서는 식품 알레르기 유병률이 집계되지 않았기 때문에 얼마나 많은 사람이 식품 알레르기를 겪는지도 불분명했죠."

굽타는 연구자들이 주로 병원에 갈 여유가 있거나, 도시에 거주하거나, 보장 범위가 괜찮은 의료보험을 가진 환자를 다룬다고 주장한다. 애초에 의료서비스에 제대로 접근할 수 없거나 도시 외곽에 거주하는 사람들은 공식 통계에 전혀 포함되지도 않을 수 있다는 것이다. 이러한 이유로 공식적인 수치는 낮아진다. 게다가 설문조사를 하거나 증상을 자가보고해 달라고 요청할 때 알레르기가 있다고 응답한 사람 중에서도 일부는 사실 알레르기가 없을 수도 있다. 과대평가와 과소평가는 식품 알레르기 연구의 고질적인 문제다.

최근 언론이 '식품 알레르기'라는 주제에 주목하면서 보도가 늘고 있지만, 이는 일반 대중에게 혼란만 가중했을 뿐이다. 공중캠페인도 제 역할을 너무 잘해버렸다. 이제 사람들은 식후 곧바로 하복부 통증 같은 증상이 느껴지면 숨겨진 식품 알레르기 때문이라고 지레짐작한다. 비슷한 증상을 보이는 다른 의학적 질환도 많아 전혀 다른 원인 때문일 수 있는데도 말이다. 이에 대해 굽타는 이렇게 말한다. "불내증, 구강 알레르기 증후군, 셀리악병, 크론병도 있죠. 위장관 질환은 수없이 많아서 음식을 먹고 부정적인 반응이 일어나도 그것이 식품 알레르기인지, 식중독인지, 아니면 그저 불내증인지 알기 어렵습니다. 자기 몸에서 무슨 일이 일어나고 있는지 구분하기는 어려워요." 또 그는 이러한 문제의 원인이 부분적으로 '알레르기'라는 용어 자체의 '모호함' 때문이라고 지적한다. 알레르기라는 용어가 뜻하는 바가 부정확할 뿐 아니라, 가벼운 훌쩍거림에서 아나필락시스에 이르는 상당히 넓은 범위의 증상을 포함하기 때문에 대다수가 이 용어에 혼란을 느낀다.

굽타와 그의 연구진은 손에 쥔 데이터에서 나타나는 격차를 바로잡기 위해, 사람들의 증상과 일상적인 경험에 대해 철저히 질문하며 핵심 세부 사항을 파고드는 포괄적인 설문조사를 고안했다. 이렇게 얻은 답변 중 식품 알레르기 가능성을 명확하게 드러내지 않는 응답을 쉽게 버릴 수 있었다. 굽타는 자신의 설문조사 수치도 틀릴 수 있음을 인정하면서도, 해당 방법이 보수적이기는 하지만 이를 통해 수집한 데이터에 더욱 확신할 수 있었다고 말했다. 식품 알레르기를 검사하려면 최적 표준대로 OFC 검사를 실시하지 않고는 확실히 알 도리가 없지만, 그는 자신이 진행하는 설문조사 결과가 여전히 매우 의미 있다고 주장했다.

굽타는 알레르기 문제가 이미 상당하며, 10년마다 점점 악화된다고 분명히 말했다. 그가 전한 통계는 걱정과 놀라움을 안겨준다. 2019년 발표한 그의 최신 조사 결과에 따르면, 미국인의 최대 10.8퍼센트가 식품 알레르기를 겪는다는 설득력 있는 증거가 있다.[8] 이 수치의 거의 두 배인 19퍼센트의 미국인이 스스로 알레르기가 있다고 진단했지만, 전체 응답자 중 의사에게 식품 알레르기 진단을 확인받은 사람은 5퍼센트에 불과했다. 다른 저명한 연구자들도 최근 연구에서 수집한 데이터를 이용해 "성인의 약

5퍼센트와 아동의 8퍼센트에 해당하는 사람이 식품 알레르기가 있을 가능성이 있고, 유병률이 증가한다는 증거도 늘고 있다."라고 추정했다.[9]

굽타는 데이터를 수집할 때 일어나는 다양한 문제를 모두 설명한 다음 내게 이렇게 물었다. "그래서 당신이라면 어떤 숫자를 믿겠어요?" 그는 궁극적으로 미래에 임상 데이터를 대규모로 수집하고 의료 분야에서 빅데이터가 늘면, 알레르기의 수수께끼를 해결하고 임상의가 문제의 범위를 더욱 제대로 파악할 수 있으리라 희망한다. 하지만 적어도 현재로서는 대체로 신뢰할 수 없는 데이터나 이미 대규모로 퍼진 알레르기 질환의 '진짜' 범위를 둘러싼 여러 의문점에 우리가 끌려다니고 있다.

## ‖ 악화되는 것만은 분명하다 ‖

알레르기의 정의, 증상, 방법론에 대해 연구자들이 한목소리를 내기는 어렵지만 한 가지 사실만은 모두 동의할 것이다. 바로 지난 수십 년에 걸쳐 알레르기가 악화되었으며, 알레르기 환자 수가 전 세계적으로 계속 빠르게 늘어나리라는 점이다. 지난 세기 동안 우리가 실제로 손에 쥔 데이터를 살펴보자. 20세기 중반 미국에서 건초열 발생률이 증가했다는 데는 이미 합의가 이루어졌다.[10] 또한, 천식 발병률은 1960년대에 늘기 시작해 1990년대 무렵 정점에 이르렀고, 그 뒤 천식 발병률은 상당히 일정하게 유지되었다. 호흡기 알레르기나 아토피 감작 같은 피부 알레르기는 지난 수십 년간 질병 발생률에서 지리적 격차가 줄며 그 수치가 늘어난 듯하다. 예를 들어 가나에서는 1993년에서 2003년 사이 아토피질환 발생률이 두 배 늘었다.[11] 한편 식품 알레르기 발생률은 1990년대에 본격적으로 증가하기 시작한 이래로 꾸준히 늘었으며, 전 세계적으로 매우 극적인 증가세를 보이고 있다.

재프식품알레르기연구소 소장이자 소아 알레르기 석좌교수인 스콧 시셔르 박사는 식품 알레르기의 증가를 가까이서 목격했다. 1997년 해당 연구소에서 연구를 시작할 무렵, 그의 연구진은 '식품 알레르기 및 아나필락시스 네트워크'와 공동연구를 수행해 어린이 250명 중 한 명이 땅콩이나 견과류에 알레르기가 있다고 보고했다. 하지만 시셔르의 연구에 따르면, 2008년이 되자 그 비율은 70명 중 한 명으로 세 배 이상 늘었다.

"처음에는 이 연구 결과를 믿지 않았습니다." 그는 애초에 연구 방법에 문제가 있어 잘못된 수치가 나왔다고 생각했다. 이후 캐나다, 호주, 영국에서도 비슷한 수치가 나오기 전까지는 말이다. 각 나라에서 집계된 모든 수치가 전체 어린이 중 1퍼센트 이상이 땅콩 알레르기를 겪는다는 사실을 보여주었다. 이제 시셔르는 지난 수십 년간 알레르기가 늘었다는 사실을 전혀 의심하지 않는다. 그는 덧붙여 이렇게 말했다. "식품 알레르기가 사라지거나 해결되는 경우는 거의 없고, 오히려 더 많이 발생하는 현상도 보입니다. 근본적으로 중증도는 20년 전과 비슷할 수 있지만, 증상을 겪는 사람이 더 많아지면 일이 커지죠."[12]

여러 데이터에 전부 설득력이 있지만, 지난 30년 동안 알레르기가 늘었다는 가장 확실한 증거는 바로 '병원 입원율'이다. 두 시간에 한 명꼴로 심한 알레르기를 겪는 환자가 응급실에 찾아온다. 이는 알레르기 문제가 확대되고 있다는 명백한 증거다.

영국 임페리얼칼리지 런던에서 지난 20년 동안 얻은 데이터를 샅샅이 조사해 연구한 바에 따르면, 음식 아나필락시스로 발생한 입원 환자 수는

1998년에서 2018년까지 5.7퍼센트 증가한 반면 사망자 비율은 0.7퍼센트에서 0.19퍼센트로 감소했다.[13] 같은 기간 아드레날린 자가주사인 에피펜EpiPen(국내에서는 현재 같은 성분의 자가주사인 BLNH사의 젝스트주만 처방 및 투여 가능하다—옮긴이) 처방은 336퍼센트 늘었다. 음식 아나필락시스의 정의와 기준 변동을 일정하게 통제하고 연구한 결과, 유병률은 늘었지만 식품 알레르기 진단과 관리가 개선되면서 사망률은 감소했다고 연구자들은 판단했다.

한편 천식으로 입원한 경우는 1970년대에서 1990년대 사이 불과 20년 만에 세 배 늘어난 후 지금의 비율로 떨어져 일정하게 유지 중이다.[14] 선진국에서는 천식 발생률의 증가가 둔화하는 양상이지만 개발도상국에서는 계속 늘고 있다. 미국 같은 지역에서 천식 발생률이 일정하게 유지되어도 전 세계로 볼 때 발생률이 계속 늘어나는 이유다.

전문가들이 향후 수십 년 동안 알레르기 발생률이 계속 늘어나리라고 예측하는 이유는 바로 이 때문이다. 저소득 국가의 농촌 지역에서는 알레르기 질환이 덜 유행하지만 알레르기 민감성 수준은 비슷하다. 여기서 잠깐 복습하자면, 알레르기가 발생하지 않고도 민감성이 있을 수는 있다. 즉 어디에 살든 모든 사람의 민감성 수준이 같아도 가난한 나라의 농촌 지역에서는 활동성 증상이 적고, 따라서 활동성 질병 사례도 적을 수 있다. 하지만 나라가 발전하기 시작하면 알레르기 발생률이 증가한다. 왜 그럴까?

이 장의 결론을 쓰던 여름, 나는 브루클린 시내의 아름답고 큰 공원 근처에 살고 있었다. 폭우가 쏟아지거나 푹푹 찌지 않고 공기에 오염 물질이 가득하지 않은 날이면 거의 매일 공원을 오랫동안 산책했다. 어떤 날은 국소 알레르기비염 증상이 전혀 없어 아무렇지 않게 산책을 즐길 수 있었지만, 반대로 도무지 견딜 수 없는 날도 있었다. 집에 돌아오면 눈이 따끔거리거나 가려워도 비비기는커녕 살짝 만질 수조차 없었다.

30분 넘게 재채기 발작도 멈추지 않았다. 안구 표면이 타는 듯 따가워 반사적으로 눈을 찡그렸고, 결막에서는 나도 모르게 눈물이 흘러 마치 감정이 북받쳐 펑펑 울고 있는 것처럼 보였다. 나는 날씨가 좋지 않으면 반드시 휴대전화에서 날씨 앱을 열고 꽃가루 수치를 확인한다. 일종의 사이비 과학 점을 보듯 무엇이 내게 간헐적인 비극을 일으킬지 알아내려는 것이다. 하지만 앱이 보여주는 것은 항상 똑같다. '풀 꽃가루 수준 매우 높음.' 거주 중인 지역에서 자라는 어떤 풀에 알레르기가 있는 것이 분명하지만 정확히 무엇인지는 알 길이 없다.

내가 이 글을 쓰는 동안 전 세계는 전염병에 시달렸다. 코로나19 팬데믹에 비하면 다른 알레르기는 대체로 하찮아 보일 정도였다. 한 번 이상 재채기를 하거나 목이 약간 따끔거리는 느낌이 들기라도 하면, 나는 공황상태에 빠졌다(둘 다 지극히 정상적인 계절성 호흡기 알레르기 증상이기도 한데 말이다). 알레르기일까? 아니면 코로나에 걸렸다는 신호일까? 정상적인 알레르기 증상이 전혀 정상으로 보이지 않았다. 하지만 사실 그런 증상은 결코 정상이 아니다. 알레르기 증상은 항상 '무언가 잘못되었다'는 신호다.

콧물, 따가운 눈, 뒤집힌 피부, 배탈, 불편한 장, 부은 식도, 자극받은 폐, 호흡 곤란 등의 알레르기 증상들은 21세기를 사는 우리의 면역계가 전반적으로 얼마나 건강한지 말해준다. 또 우리가 어떻게 살아가고 있으며 종종 몸속 세포는 주변 환경에 맞서 얼마나 버거워하고 있는지에 대해 중요한 사실을 알려주려 애쓴다. 100여 년 전 알레르기에 대한 과학적 정의가 도입된 이래 그 정의는 여러 번 바뀌었지만, 여러 증상이 알레르기를 겪는 전 세계 수백만 명의 삶의 질을 떨어뜨렸다는 사실만은 변함이 없다. 우리가 면역기능을 더 잘 이해하게 되면서 알레르기 질환을 논하고 분류하고 치료하는 방식 또한 발전했다. 지금 우리는 그 어느 때보다 알레르기와 면역계에 대해 잘 알지만, 아직 파악하지 못한 기본적인 면역기능도 많다. 100년이 훨씬 넘는 시간 동안 거의 달라지지 않은 기본적인 알레르기 진단 도구를 이용해 가능한 한 최선을 다할 뿐이다.

눈에 보이거나 보이지 않는 수십억 가지의 주변 물질을 우리 세포가 어떻게 매일 견디는지 더 잘 알아내기 위해 전 세계 과학자들이 고군분투하고 있다. 지식이 발전할 때마다 알레르기라고 여기는 질환의 경계가 달라지고, 전혀 인식하지 못했던 새로운 알레르기 질환이 생길 수도 있다. 생의학 엔지니어는 새로운 지식의 도움을 받아 새로운 진단검사를 발명하거나 이전 검사 방법을 개선해 더욱 정밀하고 정확한 결과를 제공할 수도 있다. 따라서 알레르기 의학의 미래는 과거나 현재와는 매우 다를 거라고 기대할 수 있다(이러한 미래에 대해서는 뒤에서 좀 더 살펴볼 것이다).

알레르기의 정의와 진단은 혼란스럽고 복잡하지만 분명한 사실 하나는 이해했을 것이다. 알레르기를 무엇이라 부르고 또 어떻게 정의하든, 지난 200년 동안 알레르기는 계속 악화되었고 약화될 기미는 보이지 않는다. 증상은 심각해지고 알레르기를 겪는 시즌도 길어지고 있다. 우리는 알레르기 질환이라는 전 세계적인 유행병이 증가하는 시대의 한가운데에 있다. 이 책의 다음 장에서는 단 하나의 포괄적인 질문에 답하려고 한다.

**대체 왜 알레르기는 심각해지는 걸까?**

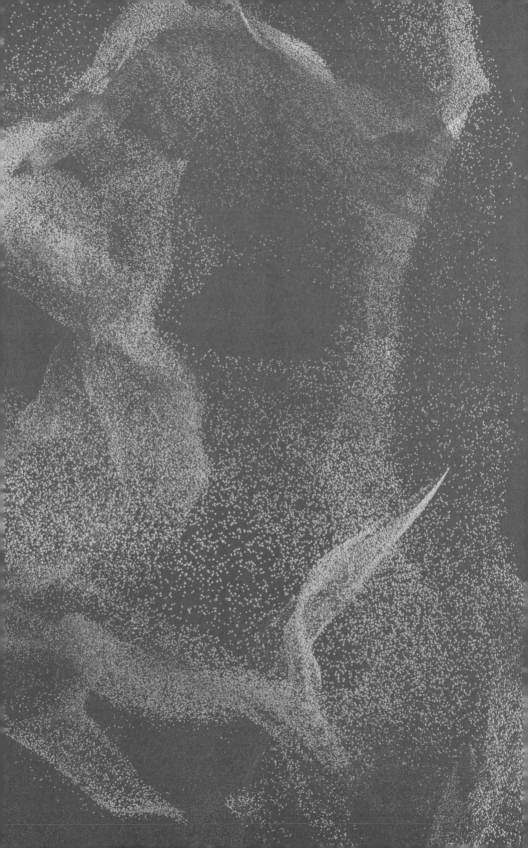

# 2부

# 이론: 알레르기를 과학으로 설명하다

알레르기가 있는 사람과 없는 사람을 구분하는 일은 매우 혼란스럽고 복잡하다. 대부분의 알레르기 전문가와 공중보건 역학자는 알레르기 발생률이 전반적으로 계속 증가할 것이라고 본다. 실제로 모든 알레르기 증례 보고는 19세기 초 산업 혁명이 시작된 이래 꾸준히 늘었다. 지난 200년간 알레르기가 늘었고 감소될 기미가 보이지 않는다면, 논리적으로 다음 질문은 이것이어야 한다. '왜일까?'

2부에서는 오늘날 알레르기라는 전염병을 설명하려고 시도한 가장 대중적인 과학 이론과 함께 몇 가지 비과학적인 이론을 살펴본다.

# 4장

# 알레르기는
# 유전인가

코로나19 팬데믹의 정점을 지나는 동안에는 알레르기 연구자들을 직접 만날 수 없었다. 나는 메모와 질문을 살펴보면서 영국 브라이턴 앤드 서식스 의과대학 소아청소년과 학과장인 솜나트 무코파디아이Somnath Mukhopadhyay 박사가 화상회의에 입장하기를 기다리고 있었다. 그는 20년 동안 알레르기를 연구하며 특히 아동의 알레르기 발생과 관련된 유전자나 유전자 조각을 찾아왔다. 우리는 피부장벽의 유전적 결함과 알레르기 발생 위험 증가 사이에 상관관계가 있다는 그의 최신 연구 일부를 논의할 예정이었다. 이 발견은 '아토피 행진atopicmarch(영유아에게서 흔히 발생하는 현상으로, 아토피피부염이 식품 알레르기나 천식이나 비염으로 이어지는 것)'을 설명하는 데 도움이 될 수 있다. 피부 알레르기에서 음식이나 호흡기 알레르기, 천식으로 이행하는 현상이 영유아층에서 나타난다는 기록은 많지만, 궁극적인 원인은 수수께끼로 남아 있다. 연구자 대부분은 개인의 유전적 특성이 알

레르기 발생에 영향을 미친다고 예상하는데, 무코파디아이는 젊은 스코틀랜드 환자들을 대상으로 한 대규모 유전 정보 데이터에서 이에 대한 생물학적 단서를 찾은 최초의 인물이다.

무코파디아이는 만면에 미소를 띤 채 화상회의실에 입장했다. 나는 그가 자기 일에 열정적이고, 연구 중심으로 대화를 나누고 싶어 한다는 것을 금세 알 수 있었다. 지금껏 해온 알레르기에 관한 연구와 경험을 잠깐 설명하자, 그는 카메라 쪽으로 몸을 기울이더니 진지한 얼굴로 이렇게 말했다. "알겠습니다. 그렇다면 오늘 저와 만난 진짜 이유는 아버지가 왜 돌아가셨는지 알고 싶은 것이겠죠." 사실 나는 내 가족력과 연관 지어 알레르기의 유전적 원인에 관심을 둔 적은 별로 없었다. 나는 자극과 염증의 주요 원인을 파악하는 데 몰두해 있었고, 인간생물학 중에서도 특히 유전학이 이에 대한 답을 찾을 분명한 지점이라고 보았다. 내 논리는 간단했다. 우리 몸속 무언가가 궁극적으로 모든 알레르기의 원인일 수 있다면, 그것이 무엇인지 찾아내고 싶었다. 하지만 무코파디아이의 질문에 적어도 어느 정도는 그의 말이 맞다는 사실을 금방 깨달았다. 사실 나는 아버지의 유전자가 그의 죽음이나 우리 가족이 물려받은 유전자 일부와 궁극적으로 관련 있는지 알고 싶었던 것이다.

나는 "맞아요. 그런 것 같네요."라고 대답했다. 무코파디아이는 고개를 끄덕이고 카메라 렌즈를 똑바로 바라보았다. 화면을 통해 그의 연민이 느껴졌다. 그는 마치 내가 자신의 환자인 양 내게 열심히 집중했다. "매년 수백만 명이 벌에 쏘이죠, 테리사. 그렇다면 이렇게 생각해봐야 해요. 아버지는 왜 돌아가셨을까? 이 질문에 대한 답은 아직 나오지 않았습니다." 그는 나를 위해 최대한 신중하고 철저하게 이 질문에 답하고 싶어 했다. 그 질문의 답이 아버지의 갑작스러운 죽음을 겪은 나뿐 아니라, 심각한 알레르기를 겪을지도 모를 전 세계 모든 사람에게도 중요하다는 사실을 알기 때문이다.

애초에 인간에게 왜 알레르기가 있는지, 왜 누군가에게는 알레르기가 생기고 다른 누군가에게는 생기지 않는지, 어떤 사람은 왜 그토록 심한 알레르기를 겪는지 등이 바로 이 책의 핵심 질문이다. 사실 이는 오늘날 의학에서도 주요한 질문일 것이다. 면역과학의 역사는 100년이 넘었지만, 인간은 여전히 면역계를 제대로 이해하지 못한다. 그리고 세상이 달라지면서 우리 몸이 바뀐 환경에 어떻게 반응하는지 이해하는 일은 생존에 매우 중요하다. 코로나19 팬데믹이 우리에게 가르쳐준 것이 있다면, 잘 살아남거나 고생하거나 심하게는 비참하게 사망하는 경우의 차이는 '면역기능'에서 온다는 사실이다.

아버지는 그저 차에 똑바로 앉아 있어서 혹은 에피펜을 처방받지 못해서 제때 치료받지 못해 사망했다고 할 수 있다. 하지만 무코파디아이는 내가 정말 알고 싶은 것은 그게 아닐 거라고 말했다. 나나 나와 같은 경험을 한 사람들이 알고 싶은 것은 매년 수많은 사람이 벌에 쏘이고도 멀쩡히 살아남는데, 왜 아버지는 그 순간에 그러한 생물학적 반응을 보였는지다. 사람들은 비극에 대처하기 위해 무작위로 일어난 듯 보이는 사건에 납득할 수 있는 설명을 갈망한다. 한 사람의 죽음이 지닌 복잡다단함을 단순한 생물학적 대답으로 축소하고 싶어 한다. 생물학적 문제는 개선하거나 적어도 예방할 수 있기 때문이다. 무코파디아이는 이렇게 말했다. "이런 질문에 대한 답은, 벌에 쏘였을 때 당신 아버지가 다른 수백만 명이 몸에 들어온 벌 독을 만나 대처하고 싸우는 방식과 전혀 다르게 반응했다는 사실에 있습니다. 그리고 '왜 그랬는가'라는 질문이 알레르기 치료의 핵심이죠. 당신에게는 알레르기가 있을 수 있습니다. 나도 마찬가지고요. 하지만 우리 둘의 생물학적 원인이나 반응은 전혀 다를 수 있습니다."

앞서 살펴보았듯, 알레르기는 까다롭다. 같은 자극에도 증상이 달라질 수 있고, 사람마다 증상도 제각각이다. 지극히 당연하다. 각자 몸속의 면역계 세포가 매일 접하는 다양한 유기체, 화학물질, 단백질에 어떻게 반응할지 결정을 내릴 책임이 있기 때문이다. 같은 자극에도 사람마다 세포가 다르게 반응할 수 있다. 심지어 면역학자 에이버리 오거스트는 한 사람의 몸에 있는 똑같은 세포가 똑같은 자극 요인에 노출되어도 다르게 반응하기도 한다고 말한다. 유전적 특성도 같고, 노출되는 자극도 같고, 생활 방식이 같아도 어떤 T세포는 땅콩 단백질에 과도하게 반응하지만, 다른 T세포는 처음 접촉한 다음에는 같은 단백질을 완전히 무시해버린다.

오거스트는 각 면역세포가 왜 다른 결정을 내리는지는 아무도 모른다고 말한다. 몸속이나 피부에 접촉한 무해한 물질을 위험하다고 결정 내리는 면역세포가 충분히 많으면 알레르기 반응이 일어난다. 하지만 중등도에서 중증의 알레르기 발작을 겪는 사람도 몸속 일부 면역세포가 반응하지 않기로 결정하고 자극 유발 물질을 거의 무시해버리는 경우도 있다. 알레르기의 생물학적 원인은 수수께끼이며 혼동을 일으키는 다른 원인과 구분하기도 어렵다.

자, 이제 기초 알레르기학의 시작부터 면역계가 애초에 왜 '실수로' 우리를 죽일 수도 있게 설계되었는지에 대한 생물학적 토대를 파헤친 현대과학 연구에 이르기까지 살펴보는 역사적인 여정을 시작하겠다. 진화는 보수적이다. 다른 모든 종에서도 마찬가지지만, 진화는 인간에게 생존 기회를 더 많이 주는 DNA를 저장하려는 경향이 있다. 그렇다면 면역계가 기본적인 음식이나 식물 꽃가루에 과잉반응하는 능력을 어떻게 설명해야 할까? 해로운 세균, 바이러스, 기생충으로부터 몸을 보호하도록 설계된 생물학적 체계가 집먼지진드기나 고양이 비듬 찌꺼기 같은 무해한 물질에 반응해 그토록 큰 혼란을 일으키게 된 이유는 무엇일까? 그 답은 우리 몸속 유전자와 물려받은 유전적 변이, 면역세포, 주변 환경이 이루는 복잡한 상호작용망에 있다.

## ‖ 면역기능의 어두운 면을 발견하다 ‖

'면역'이라는 개념은 1800년대 말에서 1900년대 초까지 유행했다. '세균 이론'이라는 새로운 질병 이론이 성공을 거두며 천연두, 콜레라, 광견병 등 흔한 전염병을 예방하는 백신 개발이 결실을 보았다. 과학자들은 면역이 기본적으로 신체에서 자연 방어를 일으킨다는 사실을 이미 알고 있었지만, 면역기능의 어두운 면은 아직 발견하지 못했다. 그렇기에 20세기로 접어들며 초기 면역학 분야를 연구하는 과학자들이 여러 독소나 기타 천연 독에 노출되는 등 다양한 문제에 맞서 면역성을 만들 수 있으리라 예상한 것은 전혀 이상한 일이 아니었다.

이 목표를 위해 두 명의 프랑스 과학자가 고깔해파리 독이 신체에 미치는 영향을 연구한다는 계획에 착수했다.[1] 그중 한 명인 폴 포르티에Paul Portier는 해양생물학에 관심 깊은 프랑스 의사이자 생물학자, 생리학자였다.[2] 포르티에는 매년 여름 모나코 왕자 알베르 1세와 함께 왕실 요트인 프린세스 앨리스 2세 호를 탔다. 그는 포르티에처럼 열렬한 해양 애호가였으며, 호화 요트를 최신 실험 장비와 연구 인력을 완벽히 갖춘 현대 과학 연구 선박으로 탈바꿈시켰다. 알베르 1세와 그의 연구 책임자는 물고기가 고깔해파리 촉수에 닿기만 해도 즉시 마비된다는 사실을 발견했다. 고깔해파리와 접촉한 선원들은 쇠약중으로 고통을 겪고 기절하기도 했다. 왕자는 고깔해파리가 매우 강력한 독을 분비한다고 의심하고 포르티에에게 조사를 의뢰했다. 1901년 여름, 포르티에는 파리 의과대학 동료인 샤를 리셰Charles Richet 박사를 프린세스 앨리스 2세 호로 초청해 고깔해파리 및 다른 해파리, 산호, 말미잘이 생산하는 접촉 독소군의 영향을 연구하자고 제안했다.

포르티에처럼 생리학자였던 리셰는 유명한 외과의사의 아들이자 괴짜였다. 젊었을 때는 작가를 꿈꾸었고 파리에서 두 편의 연극을 제작하기도 했지만, 결국 가업을 이으라는 아버지의 강요에 의학을 공부했다. 하지만 그는 의사가 된 뒤에도 문학은 물론 초자연 현상, 사회주의, 평화주의 등 다양한 주제에 계속 관심을 보였다.[3] 1890년에는 항공에 대한 개인적인 관심을 이어가 비행기를 제작하기도 했다. 그는 다른 분야에서처럼 생리학 분야에도 다양한 관심을 보였고 그만큼 열정적으로 추구했다. 리셰가 1901년 7월 프린세스 앨리스 2세 호에 탑승한 것은 궁극적으로 독에 대한 관심 때문이었다. 하지만 흥미를 끄는 것이라면 무엇이든 고집스럽게 파고드는 그의 열정은 면역학 연구의 귀중한 자산이 되었다.

애초에 고깔해파리를 연구하려던 포르티에와 리셰의 계획은 단순했다. 먼저, 그들은 이 해양동물의 여러 부위에서 조직 검체를 체계적으로 추출했다(사실 고깔해파리는 마치 하나인 것처럼 함께 기능하는 네 개의 개별 용종으로 구성된 공생 유기체다). 그다음 이들은 조직 검체를 갈아서 모래와 바닷물로 된 기본 용액에 혼합해 동물에 직접 투여했다. 배에는 이 목적을 위해 비둘기와 기니피그가 충분히 실려 있었다. 결국 두 사람은 고깔해파리의 정확히 어떤 부분이 마비 독소를 분비하는지 밝히고, 이 독이 유발한 마비에 숨어 있는 기본적인 생물학적 반응을 파악해 독소가 전달되는 방식과 신체에 미치는 치명적인 영향을 깊이 이해하고자 했다.

하지만 포르티에와 리셰는 실험동물에 독소 희석액을 반복 투여하는 연구를 수행하면서 그 물질에 내성이 발생할 수 있다고 추측했다. 두 사람은 독소 투여 사이에 충분한 시간을 두고 각 용액에 적절한 양의 독소가 포함되면 실험동물이 고깔해파리 독소의 영향에서 완전히 면역될 수 있다는 가설을 세웠다. 그리고 그해 가을 파리로 돌아와 가설을 검증할 일련의 실험을 시작했다. 하지만 고깔해파리는 열대 해역에서만 발견되었기에, 도시 내에 있는 연구실로 들여오기에는 비용이 엄청났다. 그래서 두 사람은 고깔해파리 대신 흔한 말미잘 속(屬)인 해변말미잘을 사용했다.

먼저 다양한 양의 말미잘 독소를 개 몇 마리에 투여하고, 각 용량의 독소가 미치는 영향을 기록했다. 리셰는 이미 프린세스 앨리스 2세 호에서 동물마다 같은 독소에도 서로 다른 반응을 일으킨다는 사실에 매료되어 주의 깊게 기록하고 추적한 바 있었다. 그는 동물마다 지닌 고유한 생리학적 특성이나 각 개체의 특성과 관련된 무언가가 생물학적 반응에 영향을 미친다고 추측했다. 포르티에와 리셰는 개의 개별 특성과 특이점에 대해 잘 파악한 덕분에 반응의 특징을 훨씬 쉽게 추적할 수 있었다. 적은 용량의 독소를 투여한 일부 개는 병에 걸리거나 주사 부위에 발진이 생겼다. 더 많은 용량의 독소를 투여한 다른 개들은 며칠 만에 사망했다. 두 사람은 독소 희석액을 주사한 뒤, 비교적 건강하게 살아남는 개가 있으면 일정 시간 기다렸다가 다시 독소를 주사해 개에게서 자연면역이 유발되기를 기대했다.

초기 실험에서 두 사람이 가장 좋아했던 개 '넵튠'은 적은 용량의 말미잘 독소를 투여받고 건강하게 살아남았다. 3일 뒤 포르티에는 다시 한번 소량의 독소를 주사했지만, 여전히 넵튠에게 눈에 띄는 반응이 나타나지 않았다. 그들은 넵튠의 면역 발생 가능성을 극대화할 목적으로, 개가 독소에 더 강한 내성을 형성하기에 충분한 시간으로 생각된 3주의 기간을 꼬박 기다린 다음 한 번 더 독소를 투여했다. 그다음 일어난 일은 이후 면역과학이 나아갈 길과 면역계의 기본 기능을 바라보는 사고방식을 완전히 바꿔놓았다.

포르티에가 세 번째이자 마지막으로 독소를 주사한 지 몇 초가 지나자 넵튠은 숨을 쌕쌕거리기 시작했다. 넵튠은 서 있지도 못하고 금세 옆으로 쓰러져 피를 토하며 몸에 경련을 일으켰다. 그리고 불과 25분 만에 죽었다. 포르티에가 리셰에게 넵튠이 죽었다고 알리자, 리셰는 넵튠이 독소에 면역되는 대신 '더욱 민감해졌다'는 사실을 깨달았다. 그는 넵튠이 일으킨 반응이 슬프면서도 당혹스러웠다. 그들이 얻은 결과는 세균 이론의 지배적인 패러다임(면역계가 외부 침입자에 방어만 할 뿐이며 면역계를 자극하면 면역이 유도된다)과 반대되는 것이었다. 하지만 리셰는 동시에 이 결과가 각 개체의 생물학적 개별성이 더 파고들 만한 연구대상이라는 점에 힘을 싣는 결론이라 생각하고 이렇게 고민했다. '왜 어떤 개는 다른 개보다 독소를 더 잘 견딜까? 왜 넵튠은 일정 간격을 두고 소량의 독소를 반복 투여하자 죽었을까? 넵튠의 반응은 그가 지닌 고유한 생물학적 특성에서 나온 독특한 반응일까, 아니면 일반적으로 반복해서 나타날 수 있는 신체적 반응일까?

무엇보다 다른 실험동물이나 개에서도 이런 끔찍한 반응을 예측하거나 유발할 수 있을까?'

리셰는 그 후 몇 년 동안 다양한 독소로 실험을 계속했다. 이번에는 넵튠의 마지막 반응과 비슷하게 부정적인 반응을 유도하는 일에만 집중했다. 결국 그는 개, 토끼, 기니피그에서 과민증 또는 '증가한 반응'을 마음대로 일으킬 수 있게 되었다. 반복 접종받은 리셰의 실험동물은 독소에 덜 민감해진 것이 아니라 '더' 민감해졌다. 이는 일부 면역세포가 과거에 노출되었던 물질을 기억했다가 다음에 다시 만났을 때 더 강한 반응을 개시하도록 돕기 때문이다. 면역이 이물질에 대한 방어 활동만 의미한다면, 넵튠과 리셰의 다른 실험동물이 보인 반응은 그와 정반대였다. 즉, 그가 보기에 과민증은 기본 면역 방어 기능의 일부가 고장 난 것이 아니라 오히려 면역의 정반대였다. 면역이 흔히 미세한 침입자에 맞서 신체에 이로운 면역계의 도움을 받아 자연스러운 보호나 방어를 일으키는 현상이라면, 리셰가 실험동물에게서 본 과민증은 이물질에 과다반응을 일으키는 현상이었다. 이러한 반응은 몸을 도우려는 활동이었을지 모르지만 결국 해를 입혔다. 그래서 리셰는 이 반응을 아나필락시스, 즉 '역행 방어'라고 이름 붙였다.

몇 년간 더 연구한 끝에 그는 아나필락시스가 단시간 작용하는 일부 속효성 독소에 대응하는 '유익한 반응'일 수 있으며, 쉽게 역효과를 일으켜 심각한 질병이나 사망까지 유발할 수 있지만 궁극적으로는 의도적으로 일어나는 반응 체계의 일부라고 생각했다. 리셰는 1913년 아나필락시스 연구로 노벨 생리의학상을 받았다. 그는 수상 당시 수락 연설에서 면역과 아나필락시스가 모두 '체액 특성humoral personality(B세포가 항원을 인지한 다음 항체를 체액에 퍼트리는 체액성 면역반응 특성—옮긴이)'의 사례라고 가정했다. 그에 따르면, 말미잘 독소 같은 물질이 들어올 때 신체가 어떻게 반응할지 결정하는 것은 각 생물의 개별적 특성이다. 리셰는 모든 동물에게 비슷한 요소로 구성된 비슷한 면역계가 있지만 어떤 동물도 완전히 똑같이 반응하지는 않는다고 주장했다. 그러면서 그는 일부 개체의 경우 제대로 반응하지 못하는 이유를 연구해야 한다고 강조했다.

## ‖ 가족력에 관심을 두었던 이유 ‖

사람의 신체적·정신적 특징이 질병의 원인에 영향을 줄 수 있다는 생각은 1901년에도 새로운 개념이 아니었다. 의사들은 수 세기 동안 질병 치료에 사용되는 기술이나 약물뿐 아니라, 각 질병에서 환자가 보이는 다양한 반응에도 큰 관심을 가졌다. 진단이나 치료를 할 때는 환자마다 지닌 독특한 체질과 개별 기질을 반드시 고려해야 했다.

19세기에서 20세기 초까지, 의사들은 환자의 몸 상태나 자가보고한 증상뿐 아니라 관찰할 수 있는 정신·감정 상태도 자세히 기록했다. 대부분의 의사는 이러한 차이를 자연스러운 생물학적 '특이성'의 일부로 보았다. 이 특이성에는 질병 진전에서 흔히 관찰되지 않는 모든 현상(다른 면에서는 정상인 사람이 나타내는 비정상적 반응)이 포함되었다. '기능적 일탈'로 여겨진 특이성은 의료계의 골칫거리였다.[4] 특이성이 있다는 것은 흔히 증상을 분류하고 진단하기 어려우며 치료를 표준화하기가 거의 불가능하다는 의미였다. 당시 의사들은 리셰의 실험동물과 사람은 다르다고 한탄했다. 사람을 대상으로 실험하거나 조작하기는 쉽지 않았기 때문에 인간의 면역반응을 살피는 과학적 발견은 더뎠고 곳곳이 장애물로 가로막혀 있었다.

하지만 리셰가 발견한 아나필락시스는 당시 알려진 건초열이나 여름 결막염 같은 의학적 질환과 딱 들어맞아 보였다. 조너선 허친슨Jonathan Hutchinson 박사는 1881년 런던에서 강의하면서 건초열 사례를 "개인적 특성이 과도하게 흥분한 상태"라고 설명했다.[5] 1906년 오스트리아 의사 클레멘스 폰 피르케가 알레르기 반응을 발견하기 전까지 의사들은 환자의 호흡 문제가 (면역계가 아니라) 주로 예민한 기질 때문이라고 믿었고, 건초열은 신경계 장애라고 여겼다. 그래서 신체적·정신적 민감성에는 가족력이 있다고 보았다. 1880년대 후반 연구에서 꽃가루 노출이 호흡기 발작을 직접 유발한다는 사실이 밝혀졌다(이 발견에 대해서는 5장에서 자세히 살펴볼 것이다). 하지만 대부분의 의사는 환자가 꽃가루에 보이는 부정적인 생리적 반응이 건초열 원인의 전부일 리 없다고 계속해서 믿었다. 생물학적 반응 외에 무언가가 더 있어야 했다. 어떤 사람은 꽃가루에 노출되면 재채기하고 기관지 경련을 일으키지만, 또 어떤 사람은 분명 그렇지 않았기 때문이다. 게다가 수많은 건초열 환자가 꽃가루 철뿐 아니라 1년 내내 계속 발작을 일으켰다. 의사들은 꽃가루가 보통은 무해하기 때문에 중증 알레르기를 일으키는 환자의 쇠약한 신경계와 관련된 어떤 요소가 빠졌으리라 추측했다. 건초열 환자는 특히 천식 발작을 일으키는 신경적 성향을 물려받았을 가능성이 크다고 보았던 것이다.

20세기에 들어 환자의 상세한 가족 병력을 받아보면서 알레르기가 가족에게 유전된다는 생각은 여러 번 입증되며 점차 상식이 되었다.[6] 가족력을 듣는 과정은 예나 지금이나 유전되는 질환을 알아내는 효과적인 방법이다. 건초열과 천식은 유전된다고 여겨져, 과민증 환자의 전체 가족력은 진단에서 매우 중요한 부분이 되었다. 1920년대 초부터 1930년대 후반까지 뉴욕에서 알레르기 전문의로 활동한 윌리엄 토머스는 환자에게 직계가족 중 천식, 두드러기, 음식 특이성, 편두통, 습진, 관절염, 류마티스, 1년 내내 발생하는 건초열이나 훌쩍거림을 보이는 코감기를 앓는 사람이 있는지 늘 물었다.[7] 당시 알레르기 전문의는 환자의 대답을 듣고 자세한 가족 차트를 구성한 다음 한두 세대 앞뒤를 살펴보았다. 그다음 차트의 중심에 환자를 두고 실선으로 부모 및 자녀와 연결했다.

알레르기를 다룬 초기 의학서적에 자세히 나와 있는 환자 Y의 사례를 한번 살펴보자. 1778년 태어난 Y의 아버지 X는 크림과 달걀에 알레르기가 심해서 머랭(달걀흰자와 설탕을 휘저어 만든 가볍고 폭신한 디저트)을 먹고 크게 탈이 난 전력이 있었다. 1807년에 태어난 Y도 아버지처럼 크림과 달걀에 아주 민감했다. Y가 낳은 작은아들은 달걀에, 큰딸은 달걀과 크림에, 막내딸은 달걀에 불내증이 있었다. Y의 네 자녀 중 한 명만 알레르기가 없었다. 또 Y의 손자 중에서는 큰딸의 딸 한 명만 달걀 불내증을 물려받았다. 당시의 일반적인 생각에 따르면 Y의 손녀가 겪는 고통은 증조부 X에게 물려받은 것이라 탓할 수 있었다. 하지만 수수께끼는 남아 있었다. 왜 다른 형제들은 그렇지 않은데 유독 한 아이만 조부모나 부모를 닮은 알레르기 징후를 보일까? 천식이 있는 부모의 자녀가 천식이 아니라 습진을 나타내는 이유는 무엇일까? 알레르기 질환의 경향은 전적으로 생물학적이고 유전적이라고 여겼지만, 그 형태는 특이적이고 가변적이며 예측할 수 없었다.[8] 당시에는 특정 생물학적 메커니즘이 몸속에 여러 수수께끼로 숨겨져 있었지만, 유전적 특성이나 조상으로부터 물려받은 특징이 알레르기를 일으키는 여러 요인 가운데 가장 큰 영향을 미친다는 사실만은 분명했다.

1927년, 영국 조지 5세의 주치의인 험프리 롤스턴Humphry Rolleston 경은 특이성을 다룬 자신의 글에서 과민증에는 명백하게 '선천적인 특성'이 있다고 주장하며 이렇게 말했다. "한 가족 내에서도 형제자매 사이에 다른 표현형이 나타날 수 있으며, 한 사람에게 한 가지 이상의 과민증 형태가 나타날 수도 있다. 과민증 발생률은 한쪽 유전일 때보다 양쪽 유전일 때 더 높다."[9] 다시 말해, 직계가족에 알레르기가 있는 사람이 많을수록 해당 인물은 어떤 형태로든 알레르기가 있을 가능성이 더 크다는 뜻이다.

1930년대 저명한 알레르기 전문의인 아서 코카와 로버트 쿡Robert Cooke은 이처럼 대물림된 민감성을 리셰의 아나필락시스와 구분하기 위해 '아토피'라고 이름 붙였다. 한편, 1932년 영국 의사 월터 랭던브라운Walter Langdon-Brown은 알레르기를 논한 자신의 책에서 "아나필락시스는 몸이 주변 환경 요소에 대해 '타고난 적대감이 있다'는 증거"라고 주장했다.[10] 또한 그는 리셰의 설명을 인용해 "아나필락시스가 '불순물에 대한 종 최후의 저항'으로 생각된다."라고 주장했다. 초기 알레르기 교과서에서는 아나필락시스를 보통 후천적인 것으로, 알레르기는 흔히 유전되는 것으로 설명했다. 그 당시에는 아나필락시스가 유전된다면 모계로만 유전되며, 어머니에게 알레르기를 일으키는 물질로만 발생한다고 여겨졌다.[11] 오늘날 알려져 있듯 어린이가 아나필락시스 증상에서 벗어나는 경우도 있다. 다만 달걀 알레르기 같은 경우에는 가능하더라도, 땅콩이나 견과류 알레르기 같은 다른 알레르기에서는 그럴 가능성이 적다. 하지만 알레르기는 평생 가는 문제다. 또한 알레르기 반응은 징후를 예측할 수 있는 아나필락시스보다 훨씬 특이하다고 여겨졌다.[12] 코카는 1931년에 쓴 글에서 "천식과 알레르기가 본래 압도적으로 대물림되는 경향이 있다고 여겼지만, 주변 환경에 꽃가루 같은 자극 요인이 포함되어 있다는 점도 분명하다."라고 밝혔다.[13] 그는 알레르기가 유전자에 따라 미리 결정되는 혈액 속 '즉시과민항체(혈청 내 불특정한 항체로, '레아긴reagin'이라고도 한다—옮긴이)'나 사람마다 고유한 감작 유도제로 유발된다고 여겼다. 또한 궁극적으로 꽃가루, 잡초, 자동차 매연이 알레르기 발작을 유발할 수는 있지만, 이는 유전적으로 취약한 환자에게만 해당한다고 주장했다.

제2차 세계대전이 끝날 무렵이 되자, 미국 의학계에 널리 퍼진 우생학이론은 인종별 알레르기 발생률에서 나타나는 유전적 차이를 연구하는 데공헌했다. 미국 의사들은 애리조나, 위스콘신, 사우스다코타 보호구역에서 일하는 일부 의사의 경우처럼, 아메리카 원주민이 백인과 같은 환경에서 살아도 백인은 알레르기가 있지만 원주민은 알레르기가 없다고 보고했다. 유럽인이나 유럽계 미국인 같은 '백인'만 알레르기 반응을 겪는다고 생각했기 때문에 알레르기 환자는 보통 도시에 사는 부유한 가정 출신 백인으로 분류되었다. 이에 대해 한 알레르기 소책자에서는 이렇게 설명했다. "알레르기는 매우 예민하고 고등교육을 받은 사람과 그들의 자녀에게서가장 흔하게 발견된다. 먼지나 꽃가루에 민감하려면 전반적으로 신경이예민해야 하기 때문이라고 생각된다."[14]

지금은 여러 연구를 거치며 알레르기 반응이 모든 인종, 성별, 사회 계층에 걸쳐 널리 퍼져 있다는 사실이 입증되었지만, 알레르기를 특정 인종이나 성격 유형과 연관 짓는 이러한 역사는 꽤 오래 이어졌다. 하지만 면역학과 유전과학이 발전하면서 유전적 대물림을 바라보는 생각이 바뀌기 시작했다. 1950년대가 되자 미국 알레르기재단(미국 천식알레르기협회AAFA의 전신—감수자)에서 발행한 소책자에서는 '알레르기는 유전되지 않는다'고 대중에게 분명히 전했다.[15] 즉 실제로 대물림되는 것은 알레르기를 일으키는 '유전적 경향'이지만 필연적으로 유전되지는 않으며, 꼭 조부모나 부모, 형제자매가 겪는 똑같은 알레르기를 겪지도 않는다는 것이다. 오늘날에는 모든 알레르기가 사람마다 고유하고 독특하다는 사실이 알려져 있다. 가족력이 중요하기는 하지만 어린이와 성인의 알레르기 발생에 DNA가 실제로 얼마나 큰 역할을 하는지는 여전히 불분명하다.

## ‖ 알레르기의 유전적 특성을 파헤치다 ‖

한 가지 사실은 분명히 짚고 넘어가자. 알레르기를 일으키는 특정한 단일 유전자, 유전자 분절, DNA 영역은 없다. 어떤 질병에 숨은 생물학적 원인을 찾을 때 우리는 잘 알려진 명백한 증거를 절실히 찾으려 한다. 구체적이고 명확한 원인을 원하고, 가능하면 바꾸거나 조작하고 고칠 수 있는 것을 선호한다. 하지만 생물학적으로 볼 때 알레르기의 원인은 결코 그렇게 단순하지 않다. 알레르기에 가족력이 있는 경우도 많지만, 알레르기 발생에 숨은 유전적 특성 역시 절대 간단하지 않다. 심지어 부분적으로 유전학에 의해 주도되는 알레르기 반응의 기본적인 세포 생물학조차도 잘 알려져 있지 않다. NIH에서 비만세포를 연구하는 딘 멧커프Dean Metcalfe 박사는 "알레르기의 숨은 메커니즘은 매우 복잡합니다. 그리고 현재 우리는 그보다 훨씬 뒤처져 있습니다."라고 말했다.

알레르기 분야에서 기초과학을 연구하는 연구자들은 흔히 유전적 특성을 파헤치며 단서를 찾는다. 연구자들은 알레르기 환자의 DNA를 수집하고 저장해 서열 분석한다. 그다음 그 결과를 비알레르기 환자의 DNA와 비교해 중요한 차이점이나 유사점을 가려낸다. 수많은 알레르기 환자에게서 공통된 유전자 분절을 찾으면 과다 면역반응을 일으키는 생물학적 메커니즘을 알아내는 데 도움이 될지도 모른다. DNA에서 단서를 발견하면 결국 더 나은 진단과 치료법 개발로 이어질 수 있으므로, 멧커프처럼 면역세포의 기본 기능을 이해하려는 과학자들은 유전 연구에 관심을 가진다. 알레르기 유병률을 높이는 유전자 분절을 발견하면, 알레르기 발생을 막거나 유해한 면역반응을 일으키는 생물학적 경로를 차단할 수 있을지도 모른다는 희망이 있다.

하지만 알레르기의 유전적 특성을 살필 때는 상관관계가 반드시 인과관계가 아니라는 점에 주목해야 한다. 내가 인터뷰한 연구자들은 유전자가 알레르기 발생에 중추적인 역할을 할 가능성이 있다는 데 모두 동의했지만, 유전자가 알레르기에 전적인 책임이 있는 것은 아니라는 사실도 확고히 지적했다. 인간 게놈은 약 3만 개의 유전자로 구성되어 있다. 각 유전자는 게놈의 다른 암호화 유전자 및 비암호화 분절뿐 아니라 더 넓은 주변 환경과도 상호작용해 면역계 반응 같은 모든 생물학적 기능을 조절한다. 따라서 유전자가 알레르기 반응에 관여한다고 볼 수 있다. 여기까지는 이미 알려진 사실이다. 하지만 여기서 더 큰 문제는 '유전적 특성이 우리 삶 전반에 일어나는 알레르기 발생에 얼마나 직접적인 영향을 미치는가'다.

유전자는 다양한 요인의 영향을 받는다. 호르몬 수치, 나이, 플라스틱 같은 주변 환경에도 영향을 받는다.[16,17,18] 유전자는 상호작용하며 서로의 유전자 발현에 복잡한 경로로 영향을 미친다. 알레르기의 유전적 원인을 규명할 때 부딪히는 어려움 중 하나는 알레르기 유형 면역반응을 일으키는 데 관련된 유전자가 '너무 많다'는 점이다. 최근 연구자들은 35만 명이 넘는 참가자로부터 수집한 유전자 데이터를 이용해 인간 게놈에서 건초열, 천식, 습진 발병 위험의 증가와 상관관계가 있는 영역을 141개나 발견했다.[19] 어떤 유전자가 면역계의 어떤 부분을 어떻게 통제하는지에 집중하기는 어려운 일이다.

## 유전자가 영향을 미치는 사례

시카고에 방문했던 어느 초가을, 나는 '장벽 가설barrier hypothesis'이라는 말을 처음 들었다. 당시 시내 호텔 주변 화단은 형형색색의 국화와 호박으로 장식되어 있었다. 미국 최고의 습진 전문가를 만나기 위해 시카고대학교 캠퍼스 근처 카페로 향하면서 나는 거리를 아름답게 가꾸려는 도시의 열정이 시민들의 건초열 문제에 얼마나 영향을 미쳤을지 궁금했다. 피터 리오는 노스웨스턴대학교 피부과 및 소아청소년과 임상 조교수이자 습진 치료 전문 피부과 전문의로, 전인적 치료법으로 유명한 시카고 통합습진센터의 공동 설립자이자 센터장이기도 하다. 그는 인터뷰에 조금 늦게 나타났다. 온종일 환자를 본 후 학교에서 딸을 데려오기 전 잠깐 비는 시간에 진행하는 인터뷰였다. 야외 나무탁자에 앉은 우리 주변으로 벌이 끊임없이 윙윙거리며 날아다닌 탓에, 중간중간 날아다니는 벌을 피하려 대화를 멈추고 고개를 숙여야 했다. 그도 벌을 그다지 좋아하는 것 같진 않았지만 카페 안이 가득 찬 탓에 야외에 있어야 했다.

리오는 피부 알레르기와 습진이 환자에게 미치는 심각한 영향을 설명하면서 이야기를 시작했다. 습진은 원래 알레르기 질환으로 분류되지 않았지만, 그러한 관점은 서서히 바뀌고 있다. 그는 습진이 일련의 복잡한 증상과 유발 요인을 두루뭉술하게 말하는 '잘못된 용어'라고 설명했다. 습진이 있다고 해서 무조건 알레르겐에 자극받는 것은 아니다. 온도 변화나 운동 같은 활동에 자극받아 습진이 일어나는 사람도 있다. 하지만 유발 원인이 무엇이든, 습진이 발생하는 동안 일어나는 피부 반응은 면역계가 일으키는 다른 알레르기와 비슷하다. 중등도에서 중증 습진을 겪는 사람은 상당히 쇠약해지고, 리오는 이 분야에서 명망이 높은 탓에 막다른 길에 들어선 환자를 자주 본다고 말했다. 환자들은 보통 자신의 질환과 유발 요인을 파악하려고 수년씩 애쓴다. 센터를 방문할 즈음이면 이런 환자들은 이미 지치고 좌절한 상태다. 질환을 진단하기는 어렵고, 위험한 국소 스테로이드 크림에 주로 의존하는 치료는 흔히 효과가 없다. 그런데도 리오는 부분적으로 최근 일어난 과학적 발견 덕분에 미래를 낙관적으로 보고 있었다. "10년 전쯤 엄청난 변화가 일어났습니다. 아토피피부염이 표피 분화 및 피부장벽 형성에 관련된 필라그린filaggrin이라는 단백질을 암호화하는 유전자(이하 FLG) 돌연변이와 관련 있다는 사실을 발견한 겁니다."

영국 브라이턴 앤드 서식스 의과대학의 무코파디아이는 잉글랜드와 스코틀랜드에서 2000명 이상의 임산부 코호트(특정한 행동양식 등 공통 특성을 공유하는 집단—옮긴이)를 대상으로 종단 연구를 실시했다.[20] 연구진은 참가자의 제대혈(분만 시 분리된 탯줄에서 채취한 혈액—옮긴이)을 채취해 유전자 염기서열을 분석하고, 아기가 6, 12, 24개월이 되었을 때 산모에게 자녀의 알레르기 상태에 관해 물었다. 무코파디아이 연구진은 피부 단백질인 필라그린 생산에 영향을 미치는 흔한 유전자 결함이 있으면 생후 6개월만 되어도 습진, 쌕쌕거림, 코막힘이 발생한다는 사실을 발견했다. 이러한 결과는 유전적 변이를 갖고 태어난 아기가 태어날 때부터 알레르기 질환 발생에 더 취약할 수 있음을 시사한다. 알레르기의 원인을 설명하는 '피부장벽 이론'은 어린 시절 피부를 더 다공성으로 만드는 피부 결함이 나타나면 알레르겐이나 기타 이물질이 피부장벽을 통과해 혈류로 들어가 면역세포 반응을 일으킨다고 가정한다. 리오는 FLG 돌연변이가 습진과 관련 있다는 사실에 흥분했다. 마침내 환자에게 무슨 일이 일어나는지 설명할 수 있게 되었기 때문이다. 아토피피부염 환자 중 15~20퍼센트는 이 유전자 변이를 갖고 있다.

리오는 이렇게 말했다. "난생처음으로 환자에게 '당신이 왜 이 병에 걸렸는지 압니다. 이 유전자가 없어서 피부가 새서 그래요.'라고 말할 수 있게 되었어요. 상당한 발견 아닙니까? 이제 우리는 새로운 영역으로 건너간 겁니다. 처음으로 현실적인 답을 줄 수 있게 된 거죠. '새는 피부leaky skin'라는 개념은 상당히 유익합니다. 이제 우리는 알레르겐, 자극 물질, 병원균이 어떻게 침투하는지 알게 되었고, 환자에게 일어나는 피부 마이크로바이옴microbiome(몸 안에 사는 미생물microbe과 생태계biome를 합친 말로, 인체에 사는 세균, 바이러스 등 각종 미생물을 의미한다—옮긴이) 이상 증세를 설명할 수 있게 되었으니까요." 덧붙여 그는 필라그린 발견의 중요성을 설명하며, 피부를 스테이플러로 단단히 묶은 여러 겹의 종이라고 상상해보라고 했다. 이를 설명하기 위해 양손 손가락이 살짝 겹치도록 두 손을 수평으로 놓으며 이렇게 말했다. "케라틴층은 이렇게 놓여 있습니다. 이렇게 차곡차곡요."

필라그린 단백질은 스테이플러처럼 작용해 피부층을 단단히 결합시킨다. 필라그린은 본질적으로 건강하고 잘 짜인 장벽을 형성해 피부를 튼튼하게 만든다. 건강한 피부장벽은 외인성 물질이 몸 안으로 스며들지 못하게 한다. 문제는 유아의 10~15퍼센트에서는 이 스테이플러가 잘 작동하지 않는다는 점이다. 무코파디아이는 이렇게 설명했다. "이런 문제를 가진 아기들에게는 필라그린 단백질이 잘 작용해 피부 섬유가 단단히 고정되어 있을 때보다 알레르겐이 훨씬 쉽게 몸에 침투해버립니다."

즉, 유전적 돌연변이로 필라그린이 부족해지면 리오가 설명한 '새는 피부'가 형성된다. 무코파디아이는 이 돌연변이가 인구 전체에 광범위하게 존재하며 아주 오랫동안 발생해왔다고 설명했다. "필라그린 결함은 분명 5000년 전이나 3000년 전에도 우리 게놈에 있었습니다. 하지만 집먼지진드기는 어떨까요? 지금 우리는 축축하고 따뜻한 환경에서 푹신하고 속을 꽉 채운 소파에 앉아 TV를 보고 집먼지진드기 배설물을 들이마십니다. 밤에 잘 때도 우리 몸에 붙었던 집먼지진드기 배설물이 부드러운 매트리스에 쌓이죠. 아마 넷 중 세 사람의 면역계는 집먼지진드기 노출에 잘 대처하고 있을 겁니다. 유전적 구성에 작은 변형이 하나, 둘, 셋, 다섯, 아마 열 개쯤 일어나면 차이가 생기겠죠. 하지만 우리는 이런 변화를 잘 알지 못합니다. 우리는 면역계가 제대로 대처하고 있는 네 명 중 세 명을 이해하려고 하는 대신, 면역계가 제대로 대처하지 못하는 나머지 한 명에게 스테로이드를 처방할 뿐입니다."

FLG 돌연변이가 일어나면 특정 유전자 서열이 알레르기 반응을 일으킨다. 이는 피부장벽을 잘 고정하고, 알레르겐이 피부를 통해 체내로 새어 들어오지 못하게 막고, 애초에 습진이 발생하지 못하게 하는 방법을 연구자들이 알아낼 수 있다는 의미다. 리오는 이 점이 유전자 아형에 따라 알레르기 환자를 다시 살펴봐야 한다는 증거라고 본다. FLG 돌연변이 때문에 새는 피부를 가진 20퍼센트의 환자에게 효과가 있는 치료법일지라도, 피부장벽이 온전하지만 다른 근본적인 생물학적 메커니즘 때문에 피부 자극이 일어나는 80퍼센트의 환자에게는 효과가 없을 수도 있다. 따라서 유전적으로 습진은 단일한 피부 질환이 아니라 비슷한 증상을 나타내는 여러 피부 질환의 집합으로 볼 수 있다.

환자의 DNA 검체를 더 많이 수집하고 유전자를 더 많이 캐내면, 알레르기 환자의 유전적 구성에서 '유사점'을 많이 찾아 더 나은 치료로 이어질 수 있다. 무코파디아이는 다음과 같은 이론을 갖고 있다. 정밀의학을 이용해 어떤 아기에게 FLG 돌연변이가 있는지 검사할 수 있다면, 새는 피부가 덜 투과하도록 만들어 알레르겐 유입을 차단하고 알레르기 발생을 예방할 수 있을 것이다. 한 무작위 연구에서는 모든 아기에게 피부 연화제나 보습제를 사용했지만 성공률이 15퍼센트에 불과했다. FLG 돌연변이를 가진 아기가 15퍼센트뿐이었기 때문이다.

이 연구 결과는 피부 연화제가 유아 습진의 발생 예방에 효과적이지 않다는 점을 시사한다. 하지만 무코파디아이는 FLG 돌연변이로 유발된 피부장벽 결함을 지닌 15퍼센트의 아기만을 대상으로 비슷한 연구를 한다면, 피부 연화제나 피부장벽을 강화하고 향상하는 비슷한 크림이 습진 예방에 매우 효과적이라는 결과를 얻게 된다고 주장한다. 그는 이러한 결과가 유전자 및 환경 간 상호작용 연구와 유전학이 주는 '진정한 약속'이라고 본다. 어떤 기저 유전자가 알레르기를 일으키는지 알아내면 향후 알레르기 발생률을 낮추는 데 도움이 될 수 있다. 게다가 그는 이 접근법이 효과적이라는 결정적인 증거가 있다고 본다.

사랑스러운 집고양이를 떠올려보자. 무코파디아이 연구진은 FLG 돌연변이가 심한 천식, 호흡기 알레르기, 습진 발병률과 상관관계가 있다는 사실을 발견한 후, FLG 돌연변이가 있는 아기가 집에서 고양이와 함께 지내며 많은 양의 고양이 비듬이 피부장벽을 통해 쉽게 침투하는 환경에서 자란다면 어떤 일이 일어날지 궁금했다. 아기가 두 살이 될 때까지 아토피피부염이 발생할 위험은 얼마나 될까? 이를 알아보기 위해 연구진은 실험을 설계했다.[21] FLG 돌연변이가 있는 아기와 없는 아기, 반려묘가 있는 가정의 아기와 없는 아기를 연구에 참여시켰다. 결과적으로, 태어날 때 FLG 돌연변이가 없고 고양이와 함께 살지 않는 아기들도 아토피피부염에 걸리지만 발생률은 10~15퍼센트로 낮았다. FLG 돌연변이가 없고 집에 고양이가 있는 경우에는 습진 발생률이 약간 높아졌다. 아기에게 FLG 돌연변이가 있고 집에 고양이가 없어도, 기본 발생률은 20~40퍼센트로 상당히 높아졌다. 그리고 FLG 돌연변이가 있고 집에 고양이도 있는 경우에는 95퍼센트 이상의 아기에게 습진이 생겼다.

무코파디아이는 이 결과로 볼 때 아기가 태어난 순간 유전자 표현형을 판독해 부모에게 고양이를 키우면 일어날 잠재적인 위험을 경고하기만 해도 아기의 습진 발생을 예방할 수 있다는 교훈을 얻을 수 있다고 주장했다.[22,23] 부모는 아이의 유전자와 환경 사이에 좋지 않은 상호작용이 일어나지 않도록 환경을 바꿀 수 있다. 이렇게 정밀의학은 의사가 가정 환경을 살펴 개별 알레르기 사례를 치료하던 시대로 회귀한다.

무코파디아이는 이렇게 주장한다. "유전학은 새로운 것이 아닙니다. 우리는 옛 관행으로 돌아가지만, 개인 맞춤형 유전자 표현형과 유전형 판독을 통해 훨씬 과학적인 방법으로 특이성을 살필 권한을 얻게 되었죠. 이런 새로운 방식은 이제 시작에 불과합니다. 50년만 지나도 사람들은 유전적 특성에 따라 환경과 생활 방식을 훨씬 신중하게 선택할 수 있게 될 겁니다. 이것이 알레르기 의학, 그리고 모든 의학의 미래입니다."

## 유전자에 반하는 사례

NIH의 면역학 연구자들은 수년 동안 알레르기 면역반응 문제를 연구해왔다. 연구자들은 유전자가 알레르기 발생에 분명 일정 부분 역할을 하긴 하지만, 유전적 원인이 전부는 아니라는 사실을 발견했다. 컬럼비아대학교 소아청소년과 알레르기·면역학·류마티스 부서 과장이자 어빙메디컬센터 게놈의학 연구소 소아청소년과 교수인 조슈아 밀너Joshua Milner 박사는 알레르기 면역반응의 유전적 경로 연구뿐 아니라 면역결핍 질환과 알레르기의 연관성을 밝힌 연구로 유명하다.[24] 그는 유전자가 알레르기 질환과 어떻게 연관되는지 이해하는 데 도움을 얻을 최적의 인물이다. 나는 밀너가 메릴랜드주 베데스다의 NIH 캠퍼스에서 일할 때 그를 처음 만났다.

어느 상쾌한 겨울날, 밀너와 나는 사람에게 알레르기 반응을 일으키는 새로운 생물학적 경로를 찾는 그의 획기적인 게놈 차원 연관성 연구에 관해 논의했다. 밀러는 말이 굉장히 빨랐다. 나는 최대한 빨리 메모해 간신히 그의 말을 따라잡을 수 있었다. 그날 오후, 우리는 많은 이야기를 나누었다. 그와의 대화에서 가장 인상 깊었던 점은, 알레르기의 유전적 요소로 더 큰 위험이 있을지도 모른다는 사실을 알 수 있지만 반드시 알레르기를 일으킬지는 알 수 없다는 점이었다.

그러면서 밀너는 이렇게 설명했다. 'MALT1'이라는 유전자 돌연변이를 지닌 아기는 보통 생후 2~3년이 지나 땅콩 단백질에 노출되면 알레르기 발생 위험이 커진다. 하지만 같은 돌연변이를 지닌 아기일지라도 발달 초기에 훨씬 빨리 땅콩을 먹으면 땅콩 알레르기 발생 가능성을 10배 줄일 수 있다. 같은 유전자가 보호 작용을 하기도 하고, 그렇지 않을 수도 있다는 것이다. 이는 모두 아이가 땅콩에 노출되는 시기에 달려 있다. 여기서 핵심은 유전자 자체가 아니라 '유전자와 환경의 상호작용'이다.

NIH 캠퍼스를 방문한 다음, 나는 세계적으로 유명한 신시내티 아동병원을 찾아가 밀너의 절친한 동료이자 호산구식도염의 최고 전문가인 마크 로텐버그Marc Rothenberg 박사와 이야기를 나누었다. 호산구식도염은 식도에 일어나는 드문 알레르기 질환으로, 이를 앓는 환자의 식도에는 면역기능에 관여하는 백혈구의 일종인 호산구가 축적된다. 증상은 무서울 정도이며 치료하기도 까다롭다. 심지어 아주 다양한 식품군에 알레르기가 있는 경우에는 식이 제한 때문에 영양 결핍을 겪기도 한다. 로텐버그에게 유전적 특성이 호산구식도염의 원인인지 묻자, 그는 이의를 제기했다. 유전적 특성이 영향을 미치기는 하지만, 많은 가족을 대상으로 DNA 서열을 분석하고 비교해도 가족 간 유전적 유사성은 '거의 발견하지 못했다'는 것이다. 그는 이렇게 말했다. "가족 간 유전적 특성이 비슷한 비율은 매우 낮았습니다. 이 질병의 유전적 근간에 이질성이 많다는 뜻이죠. 우리가 만나는 알레르기 환자 대부분에서 게놈은 이와 상호작용하는 환경과 상당히 관련되어 질병 감수성과 표현형에 영향을 미치죠. 이런 메커니즘은 면역 세포를 포함한 다양한 세포에서 유전자가 발현할 때 후생 유전학적 변화를 일으킵니다."

로텐버그는 유전자가 알레르기 질환의 주요 원인이 아니라는 추가 증거로, 쌍둥이를 대상으로 알레르기 발생률을 조사한 연구 결과를 내놓았다. 재프식품알레르기연구소에서 이란성 쌍둥이와 일란성 쌍둥이를 대상으로 실시한 연구에 따르면, DNA가 정확히 같은 일란성 쌍둥이 중 둘 다 땅콩 알레르기가 있는 경우는 66퍼센트였다.[25] 또한, 유전자 암호가 완전히 똑같지 않은 이란성 쌍둥이 중 둘 다 식품 알레르기가 있는 경우는

70퍼센트였다. 로텐버그는 일란성 쌍둥이 집단이라고 해서 100퍼센트 똑같이 알레르기를 일으키지는 않으므로, 알레르기 반응을 일으키는 것은 DNA가 아니라 형제자매가 공유하는 '환경'이라는 점을 분명히 밝혔다. "DNA는 분명 일정 부분 영향을 미칩니다. 하지만 실제로 주된 요소는 아니죠." 그러면서 이 사실이 궁극적으로는 좋은 소식이라는 점을 상기시켜주었다. 대부분의 사람은 DNA를 바꿀 수 없다. 다시 말해, 알레르기를 제어하기 위해 DNA를 바꿀 수는 없다는 뜻이다. 하지만 환경은 바꿀 수 있다.

로텐버그는 식도의 염증 조직에서 정기적으로 생검(생체검사의 준말로, 병을 진단하거나 치료 경과를 검사하기 위해 조직을 약간 잘라내 검사하는 일—옮긴이) 검체를 수집하고 추가 연구를 위해 보관해둔다며 이렇게 말했다. "우리 연구실에는 위장 생검에서 채취한 염증 조직을 포함해 알레르기 환자로부터 채취한 검체가 3만 개 넘게 보관되어 있습니다. 그 검체를 이용해 처음으로 인간 알레르기 정보를 상당히 면밀하게 조사할 수 있게 되었죠."

그는 과학자들이 호산구식도염 같은 극단적인 알레르기 표현형을 유전적으로 연구하면 데이터에서 더 높은 신호를 포착할 수 있다고 설명했다. 알레르기 질환을 연구할 때 신호 대 잡음비가 낮은 상황과는 정반대다. 중증 질환을 앓는 소수의 사람을 연구하면 해당 질환을 겪지 않는 사람에게는 보이지 않는 DNA의 유사점을 더욱 명확하게 발견할 수 있다. 이런 데이터는 천식, 습진, 건초열처럼 덜 심각하지만 더 흔한 알레르기의 경로를 밝히는 데 도움이 될 수 있다. 비슷한 생물학적 메커니즘이 이러한 알레르기 질환에도 작용할 가능성이 있기 때문이다. 이것이 바로 로텐버그의 연구실이 분주하게 밝혀내려 애쓰는 사실이다.

다시 NIH의 이야기로 돌아오자. 밀너는 수천 개의 환자 혈액 검체가 보관된 거대한 극저온 탱크를 보여주었다. 이 탱크는 미래 지식의 보물창고지만 이 지식을 탐색하는 데는 시간이 걸릴 것이다. 밀너는 한 가지 유전자가 여러 작용을 한다는 사실을 꼭 알아야 한다고 강조했다. 그중 일부 작용은 면역기능과 관련이 없더라도 말이다. 그는 단백질 억제제이자 알레르기 반응과 연관된 생물학적 구성 요소인 인터류킨4 interleukin 4(이하 IL-4) 유전자가 결여된 쥐는 건망증이 더 심하다고 말했다.[26] 밀너는 이 현상이 사람의 알레르기 반응을 유도하는 유전자가 뇌에서 기억의 기초를 이루는 과정에도 관여할 수 있다는 뜻이라고 주장했다. "저와 함께 MIT를 다닌 괴짜 중에 알레르기가 심한 녀석들이 몇이나 될까요?" 밀너는 농담하듯 질문을 던졌다. 그리고 그가 들려준 답은 무엇이었을까? "대부분 그랬죠."

## 유전자의 책략

2019년 어느 봄날, 나는 오거스트 박사를 만나러 차를 빌려 뉴욕시에서 뉴욕주 이타카로 갔다. 그는 면역반응을 일으키는 주요 집단 중 하나인 'T세포'라는 백혈구를 연구한다. T세포는 우리 몸을 돌아다니며 외인성 입자를 찾아낸다. T세포의 임무는 항원을 마주치면 이에 대해 결정을 내리는 것이다. 앞에서 한 번 언급했듯 T세포는 인체의 큐레이터로, 어떤 것이 우리 몸의 일부가 될 수 있는지 없는지 결정하는 데 도움을 준다.

코넬대학교의 새 과학대학 건물 한편에 자리 잡은 그의 사무실은 깔끔하게 정돈되어 있었다. 그는 느긋하면서도 예리했고, 이야기를 나누면 나눌수록 그가 면역학을 직업으로서만이 아니라 소명으로서 사랑하는 것이 느껴졌다. 최근 알레르기 발생률 증가를 주도하는 것이 무엇인지 묻자, 오거스트는 유전적 특성이 면역계 기능을 바꿀 수는 없다고 설명했다. "유전적 변화는 환경 변화보다 훨씬 느립니다. 주변 환경이 달라짐에 따라 면역계는 항상 유전적으로 변화하죠. 하지만 그런 변화는 너무 오래 걸립니다."

오거스트는 면역학 연구에서 광범위하게 사용되는 '실험용 쥐'를 언급했다. 실험용 쥐는 일반 쥐와 다르다. 면역학 연구에 사용하는 쥐의 유전적 다양성은 극도로 통제된다. 그는 이렇게 설명했다. "실험용 쥐들은 유전적으로 완전히 똑같습니다. 즉 유전적으로 근친교배되어 DNA가 똑같죠. 그래서 환경과 맺는 상호작용이 그들에게 유일한 변화입니다." 과학자들은 실험용 쥐에 알레르기 반응을 일으키기 위해 흔히 식단이나 환경의 구성요소를 바꾼다. 비만세포의 기능이나 히스타민 반응 등을 알아보려는 연구자들은 특정 유전자 분절이 녹아웃(특정 유전자 기능을 차단해 단백질 발현을 막는 기술—옮긴이)된 특별한 실험용 쥐를 사용하기도 한다.

오거스트는 유전적 특성이 매우 중요하다고 강조했다. 인간은 각자의 유전적 청사진을 바탕으로 같은 자극에도 조금씩 다르게 반응한다. 하지만 이러한 유전적 차이에 환경적 변화가 더해지면, 같은 알레르기 유발 요인에도 상당히 다른 반응을 일으킨다. 하지만 그렇다고 알레르기가 있는 사람의 유전적 특성이 꼭 '잘못'되었다는 뜻은 아니다. 면역계 기능에서 DNA는 근본적인 문제가 아니다. 문제는 '환경 유발 요인'이다. 사실 알레르기가 있는 사람의 면역계는 설계된 대로 정확히 작동한다. 또한, 그는 유전적 특성이 최근 늘어나는 알레르기 발생률의 배후에 숨은 확실한 증거라는 관점에 반대하는 또 다른 주장을 내놓았다. 바로 우리 세포다. 오거스트는 연구 이력 내내 T세포가 왜 그렇게 반응하는지 이해하려 애써왔다. 물론 우리 몸속 모든 T세포는 유전적으로 동일하다. 몸속 거의 모든 세포에는 같은 DNA가 들어 있다. 게다가 이 세포들은 모두 우리 몸속에 있으므로 환경에 대한 노출도 똑같다. 우리에게 일어나는 모든 일은 몸속 세포에도 일어난다. 유전적 특성으로 정말 알레르기 반응을 예측할 수 있다면, 한 사람의 몸속에 있는 모든 세포는 똑같이 반응해야 한다. 하지만 문제는 절대 '그렇지 않다'는 사실이다.

"저는 세포가 감작 항원과 처음 접촉했을 때 어떻게 이런저런 결정을 내리는지 이해하는 데 많은 시간을 쏟았습니다." 오거스트는 이렇게 말하며 탁자 위 물잔과 양손을 이용해 덧붙여 설명했다. 왼손을 세포라고 가정해 보자. 이 세포는 항원인 물잔에 부딪혀 거기 있을 법한 것이 아니라는 사실을 알아차린다. 세포는 물잔을 보고 결정을 내려야 한다. 이것은 이로울까, 아니면 어떤 식으로든 해로울까? 그대로 둘까, 아니면 이웃 세포에 문제가 생겼다고 알려야 할까? 또 다른 세포인 오른손은 같은 물잔을 만나 마찬가지로 결정을 내려야 한다. 오거스트 연구진이 발견한 사실은, 하나의 몸에 있는 각 세포가 이 순간에 '다른' 선택을 한다는 점이다. 어떤 세포는 물잔을 그냥 지나쳐 탁자에 그대로 둔다. 하지만 또 어떤 세포는 물잔을 즉시 치워야 한다고 결정한다. 설명 끝에 오거스트는 이렇게 말했다. "우리는 유전자 도구를 이용해 반응을 일으키는 세포를 표시할 수 있습니다. 어떤 세포가 반응하지 않는지도 알 수 있고요. 그렇다면 이제 우리는 두 세포 군집을 비교할 수 있습니다. 왜 이 세포는 반응했고, 다른 세포는 반응하지 않았을까? 이 세포들이 보여준 두 가지 상태는 다른 상태가 일어나지 않도록 막는 방법을 우리에게 알려줄 수 있을까?"

MIT 연구자들은 여러 세포 군집에서 고효율 단일세포 RNA 서열 분석을 실시해, 땅콩에 반응하는 식품 알레르기 환자에서 염증을 일으키는

T세포를 확인했다.[27] 같은 T세포를 연구해 면역요법을 완료한 환자가 다르게 반응하는지도 확인했다. 메신저RNA messenger RNA(이하 mRNA)를 포착하는 서열 분석 기술로 어떤 유전자가 언제 발현하는지 확인할 수 있게 되자, 연구자들은 세포 기능을 더 잘 이해할 수 있게 되었다. 연구자들이 개별 T세포의 RNA에 바코드를 부여해 어떤 T세포가 땅콩 항원을 표적으로 삼는지 추적할 수 있게 되면, 이제 T세포가 어떻게 반응할지 결정하는 방법을 더 잘 이해하게 될 것이다.

우리 면역계는 생물학적 체계 중 가장 빠르게 진화하는 체계에 속한다. 오거스트의 주장에 따르면 면역기능은 말 그대로 '삶과 죽음을 가르는 문제'이기 때문에 당연히 그래야 한다. 하지만 그런데도 우리 면역세포는 인간이 초래하는 환경 변화의 속도를 따라가지 못한다. 따라서 DNA가 알레르기에 어떤 영향을 미치는지 이해하는 일보다는, 기본 면역세포가 마주친 물질에 애초에 어떻게 결정을 내리는지 이해하는 일이 더 중요할 수 있다.

하지만 유전자와 알레르기 발생 간 관계에서 가장 흥미로운 질문은 그 관계가 중요하든 부차적이든 관계없이 따로 있다. 바로 왜 몸속 세포가 애초에 우리에게 해를 끼치거나 심지어 죽일 수 있는 능력을 갖추게 되었는가다. 아버지에게서 일부 가져온 내 DNA에 벌 독을 만나 비슷한 반응을 보인다는 청사진이 포함되어 있다면, '진화'라는 기능은 왜 그런 반응을 선택해 내게 전달했을까? 또는 앨키스 토기아스가 내게 질문한 것처럼, "면역계 발달은 왜 자연에 반하는 것 같은 이런 문제로 이어졌을까?"

# ‖ 우리 몸은 왜 면역반응을 진화시켰는가 ‖

스티브 갈리Steve Galli 박사는 알레르기의 진화적 토대에 대한 직감이 있었다. 스탠퍼드대학교에서 비만세포와 호염기구를 연구하는 병리학자이자 면역학자인 갈리는 알레르기 반응에 숨은 기초 세포과학을 연구하는 다른 여러 동료와 마찬가지로, 과거 진화의 어느 시점에서는 말미잘 독소 같은 것에 반응하는 면역 능력이 유용했을 것이라고 생각한다. 오늘날 땅콩 단백질이나 집먼지진드기처럼 무해한 물질에 보이는 과다반응은 무언가 매우 다르면서도 아마 더 위험한 것을 처리하도록 진화한 우리 면역계의 아주 오래된 부분이 남긴 유물일 수도 있다. 21세기에는 대체로 잘못 기능하는 알레르기 면역반응으로 여겨지지만, 옛 조상에게는 생존 전략이었을지도 모른다.

갈리는 이렇게 설명했다. "저는 당신에게 본질적으로 즉시 유발될 수 있는 동시에 당신의 아버지에게 일어난 일처럼 재앙이 될 수도 있는 매우 활동적인 면역이 있다는 이 명백한 역설이 흥미로웠습니다. 왜 진화는 이런 생각을 했을까요? 너무 부적절하지 않나요? 그렇다면 왜 우리에게 이런 활동성이 생겼을까요?" 그러면서 그는 이러한 역설이 발생한 이유가 '선천면역계와 적응면역계의 차이'와 관련 있다고 답했다. 복습해보면, 선천면역계는 태어난 순간부터 작동한다. 말하자면, 우리 몸의 첫 번째 방어선이다. 비만세포, 호염기구, 호산구 등 알레르기를 유발하는 일부 면역세포는 선천 면역반응의 일부다.

선천 면역반응은 전신적이어서 신체에 침입하는 모든 이물질에 반응한다. 반면 적응 면역반응은 더욱 특이적이다. B세포나 T세포 같은 면역세포는 어떤 항원이나 이물질에 반응할지 학습한 후 기억해두었다가, 다음에 같은 물질이 들어오면 더 신속하고 강력하게 반응한다. 선천면역계는 모든 위협에 즉시 대응할 수 있지만, 적응면역계는 무엇에 반응해야 하는지 학습해야 하고 반복해서 접촉하면 반응성이 높아진다.

갈리는 쉽게 설명했다. "빨리 피해야 하는 무언가에 맞서려면 즉각적인 반응이 필요하죠. 빨리 피하려면 빨리 알아채야 합니다. 그게 무엇일까요? 바로 독이 있는 곤충의 침입니다. 그런 것을 먹으면 죽을 수도 있으니까요. 그래서 저는 침과 같은 독성 물질을 먹지 않고 뱉어내도록 아주 빠른 반응성을 개발하고 싶었던 겁니다." 그는 아나필락시스가 어떤 물질을 퇴치하는 데 도움이 될지 궁금했다. 2만 년 전 인간의 몸에서 아주 재빨리 비만세포를 유도해야 했던 것은 무엇이었을까? 한 가지 가능한 대답은 독사에게 물리는 것이다. 곤충에 쏘이거나 물리는 것도 가능하다.

갈리는 내게 아버지가 차 안에서 숨 쉬려 애쓰던 순간을 떠올린 후 그의 신체적 반응을 다른 식으로 생각해보라고 말했다. "치명적인 아나필락시스 반응은 흔히 벌 독이나 땅콩 때문에 발생하기도 하지만, 반응이 일어난 다음 똑바로 누울 수 없는 사람들에게서 일어나기도 합니다. 트럭 운전석에 똑바로 앉아 누울 수 없는 경우가 흔한 사례죠. 바닥에 누우면 혈압이 훨씬 낮아져도 괜찮거든요." 생물학적 관점에서 보면 말이 되는 설명이었다. 혈류를 통한 독소의 순환이 늦춰지면 독소에 대한 신체 방어를 촉발할 수 있기 때문이다. 갈리는 이것이 비만세포의 초기 작업 중 하나라고 생각한다. 비만세포는 전근대 시대 인간의 생존에 '결정적'이었을 것이다.

갈리는 설명을 이어갔다. "비만세포는 항체가 발달하기 전으로 거슬러 올라갑니다. 이 세포는 면역계에서 아주 오래된 구성 요소죠." 어떤 연구에서는 비만세포가 5억 년 전에 처음 나타났다고 추정한다.[28] 진화적으로 비만세포는 믿을 수 없을 정도로 오래된 셈이다. 반면, 대부분의 알레르기 반응과 관련된 IgE는 비교적 최근에 우리 면역반응에 추가되었다. IgE는 비만세포에 의존하는 초급성 반응hyperacute reaction을 일으키는데, 이는 죽지 않으려면 피해야 할 심각한 위협을 만났을 때 몸을 보호할 수 있는 반응이다. 갈리는 수백 년 전까지만 해도 이러한 즉각적이고 강력한 면역반응이 도움이 되었으리라 가정한다. "자연사의 어느 시점에서는 이런 메커니즘이 유용했습니다. 지난 200여 년 동안 이런 이점의 중요성은 줄어들었지만, 면역계는 여전히 같은 방식으로 잠재적인 위협에 반응합니다. 그 위협이 이제는 독사가 아니라 엉뚱하게 먹은 음식 같은 것이라는 차이뿐이죠. 그리고 이런 일은 면역계에 혼란을 일으켰습니다."

갈리와 그의 연구진은 알레르기의 원인을 설명하는 '독소 가설toxin hypothesis'을 이미 알고 있었다. 독소 가설은 뛰어난 진화생물학자이자 맥아더 펠로상(맥아더재단이 1981년부터 매년 창의적이고 미래의 잠재력이 큰 인물 20명을 선정해 수여하는 상—옮긴이) 수상자인 마지 프로펫Margie Profet의 아이디어였다. 원래 그의 이론은 알레르기가 독소와 발암 물질을 배출하기 위해 몸이 취하는 한 방법일 수 있다는 것이었다. 이 아이디어는 알레르기 환자에서 일부 암, 특히 신경교종 발생률이 낮다는 연구와도 관련 있다.[29] 갈리는 또 다른 연구자인 제임스 스테빙스James Stebbings도 독소 가설의 창시자라고 인정한다. 그의 말에 따르면, 프로펫과 스테빙스는 비만세포가 유익할 수도 있다고 주장한 최초의 연구자였다. 갈리는 이렇게 설명했다. "스테빙스는 100년에서 200년 전 첫 건초열 사례가 보고되었을 당시에는 사람이나 동물이 벌레에 물리는 일이 많았다고 말했습니다. 그는 벌레에게 물린

다음 비만세포가 빠른 반응을 일으키고 IgE 의존성 반응이 일어나면서 즉시 해당 지역을 벗어나야 한다는 사실을 알려준다고 생각했죠. 이러한 조기 경보 체계는 아마 생명을 구했을 겁니다. 하지만 그걸 증명하기 위해 사람을 대상으로 실험할 수는 없었죠."

갈리의 연구실은 사람 대신 쥐를 대상으로 독소 가설을 검증할 일련의 실험을 설계했다. 알레르기 반응이나 아나필락시스 반응을 유발하는 원인 중 하나는 엔도텔린-1endothelin-1이다. 엔도텔린-1은 사라포톡신sarafotoxin(두더지뱀의 독에서 발견되는 독소)과 화학적으로 비슷한, 내피세포에서 분비되는 펩타이드다. 갈리와 그의 연구진은 비만세포가 엔도텔린-1을 분해해 쥐에게서 독성을 덜 유발할 수 있음을 밝혔다. 갈리와 박사후연구원인 마틴 메츠Martin Metz는 비만세포가 사라포톡신에 대해서도 보호 작용을 할 수 있는지 궁금했다. 연구진은 첫 번째 실험에서 사라포톡신 독에 포함된 것과 같은 합성 펩타이드를 이용해 보호 작용이 일어날 수 있다는 가능성을 입증했다. 사라포톡신을 투여한 쥐는 엔도텔린-1을 투여한 쥐와 같은 반응을 보였다. 갈리는 이렇게 설명했다. "쥐들은 혈압이 떨어졌고, 많은 양의 독소를 투여하면 죽었습니다. 쥐 입장에서는 내인성 펩타이드를 투여받든 그와 동등한 뱀독을 투여받든 마찬가지였죠."

하지만 갈리는 뱀독의 구성 요소 하나만 확인하는 것에 만족하지 않았다. 천연 독은 다양한 독성 물질의 혼합물이기 때문이다. 갈리와 연구진에게 정말 필요했던 것은 초기 인류의 일상 환경에 있었을 법한 뱀의 전체 독이었다. 진짜 두더지뱀의 독이 필요했다. 문제는 그것을 어디서 얻느냐였다. "두더지뱀은 이스라엘 뱀이라 널리 분포되어 있지는 않습니다. 하지만 실험실에 그 뱀을 키우는 이스라엘 연구자 한 명을 알고 있었죠."

이스라엘 과학자인 엘라자르 코크바Elazar Kochva는 은퇴했지만 갈리의 말처럼 여전히 독을 가지고 있었다. 그는 갈리에게 독을 기꺼이 주려고 했지만 통관 문제가 마음에 걸렸다. 갈리는 미국 정부에서 독 반입 허가를 받아냈지만, 코크바는 이스라엘에서 반출 신청은 하지 않는 것이 낫겠다며 갈리가 직접 와서 동결건조한 독을 미국으로 가져가는 것이 나을 것이라고 조언했다. 그래서 갈리는 이스라엘로 날아가 두더지뱀의 독을 연구실로 가져오기로 했다.

갈리는 이렇게 말했다. "그 사람들의 보안 방식은 아주 특이했어요. 심리측정 훈련을 받은 사람이 눈을 똑바로 바라보며 아주 빠르게 질문을 던지죠." 코크바는 갈리에게 동결건조된 독이 든 병을 주었다. 약병에 든 내용물은 며칠간 실온에 보관해도 독의 화학적 활성을 잃지 않았다. 갈리는 약병을 주머니에 넣고 이스라엘 보안검색대를 통과한 다음, 기내수하물로 가져가야 한다는 코크바의 말을 다시금 떠올렸다. 공항 보안검색대에서 한 장교가 갈리의 바지 주머니에 치명적인 뱀독이 숨겨져 있다는 사실을 전혀 모른 채 갈리에게 질문을 던졌다. 갈리는 주머니에 숨긴 독을 들킬까 봐 얼마나 걱정했는지 아느냐며 웃었다. "거기 서서 몇 가지 질문을 받았죠. 하지만 주머니에 독이 있냐고는 묻지 않더군요." 갈리는 엄밀히 말하면 자신이 거짓말한 것은 아니지 않느냐고 말했다. 병은 플라스틱이어서 감지기에 걸리지 않았고, 그는 무사히 비행기에 올라 캘리포니아로 돌아갔다. 약병도 무사했고 독은 여전히 화학적 활성을 유지하고 있었다.

연구진은 전체 독을 분리해 합성했고, 결국 쥐는 이 독에 똑같이 반응했다. 갈리의 연구진은 이어 다른 두 종류의 뱀인 악질도마뱀과 구리머리뱀의 독도 검사했다. 결과는 비슷했다. 비만세포가 있는 쥐는 유전적으로 비만세포가 없는 쥐보다 뱀독에 훨씬 저항력이 있었다. 게다가 세포에 저장된 효소 중 하나이자 몇몇 뱀독 성분을 일부 분해할 수 있는 물질인 카르복시펩티다아제 A carboxypeptidase A가 결핍되도록 처리한 비만세포를 지닌 쥐는 뱀독에서 보호받지 못했다. 연구진은 이 결과를 논문으로 써서 저널 〈사이언스〉에 보냈고, 연구 결과는 여기에서 발표되었다.[30]

갈리의 연구진은 미국독도마뱀의 독으로 또 다른 시험을 진행했고, 이 독도 효과적으로 면역반응을 유발한다는 사실을 발견했다. 하지만 이 반응에 관련된 것은 비만세포에 존재하는 다른 단백질분해효소였다. 이는 선천면역계가 다양한 독소에 쏘이거나 물렸을 때 신속하게 반응하도록 진화했다는 또 다른 증거다. 하지만 갈리의 연구실에서 살펴본 반응은 독에 처음 노출된 다음 발생한 것이다. 처음 독소를 투여했을 때 살아남은 쥐에 두 번, 세 번 독을 투여하면 어떻게 될까? 갈리와 그의 연구진은 알레르기 반응의 고전적인 신호인 IgE 항체 활성화를 조사했다.

갈리는 이렇게 설명했다. "만약 당신이 쥐고, 우리가 당신에게 벌 독이나 뱀독을 처음 투여한 다음에도 살아남는다면, 그 독에 대한 IgE 반응을 일으킬 것이라는 사실을 발견했습니다. 그리고 3주 후에 다시 독을 주사하면 IgE 반응이 실제로 생존에 도움이 되는 빠른 반응을 일으키겠죠. 따라서 독에 대한 IgE 반응은 실제로 쥐가 살아남는 데 도움이 되었다고 볼 수 있습니다. 생존을 위협한 것이 아니고요." 적은 양의 독에 노출된 쥐는 나중에 더 많은 양의 독에 노출되어도 살아남을 수 있었다. 전에 독에 노출된 적이 없는 쥐는 그다지 운이 좋지 않았다. 비만세포와 IgE가 보호 작용을 한다면 우리에게 중요한 진화적 이점을 주었을 것이다.[31] 독소 이론과 갈리의 실험이 지닌 유일한 문제는, 우리는 쥐가 아니라는 점이었다. 갈리는 이렇게 덧붙였다. "이것이 딜레마죠. 사람은 분명 쥐와 다릅니다. 사람에게 독을 투여해 생체 내 실험을 할 수는 없어요. 살아 있는 유기체 외부에서 하는 생체 외 실험만 할 수 있습니다."

매년 미국에서 독사 때문에 사망하는 사람은 10명에 불과하다.[32] 하지만 전 세계적으로 봤을 때 개발도상국까지 따지면 그 수는 약 10만 명으로 불어난다. 독충이나 고깔해파리 같은 다른 생물로 발생하는 사망은 이보다 적다. 전반적으로 독소나 독 때문에 일어나는 사망은 상당히 드물다. 이는 환경이 변하며 이러한 독에 대처하도록 설계된 선천 면역기능 일부의 이점이 상당히 줄었다는 의미이기도 하다.

갈리의 동료인 메츠는 베를린에서 일하며 독에 대한 반응을 계속 연구하고 있다. 그는 사람의 비만세포에 저장된 효소이자 단백질을 분해하는 트립타제tryptase가 뱀독을 분해할 수 있음을 보여주었다. 이는 독소 가설을 뒷받침하는 추가 증거다.

"그렇다면 우리가 알 수 있는 것은 인간이 일부 독에 IgE나 비만세포 의존성 내성을 지닌 쥐와 비슷하리라는 점입니다." 갈리는 이렇게 결론 내렸다. 나는 갈리와 그의 학생들이 수행한 연구 덕에 확신을 얻었다. 우리는 어떤 이유로 독성 등 외부 유해물질에 빠르게 대응하는 유형의 면역계 반응을 보존한 것 같다. 그리고 그 이유는 환경 속 무언가에 맞서는 보호 작용일 가능성이 크다. 이러한 면역계 반응의 단점은 환경이 빠르게 변화하는 탓에 강한 면역반응을 보이는 사람이 여러 새로운 문제를 일으키게 될지도 모른다는 점이라고 나는 생각한다.

## ‖ DNA는 절대 전부가 아니다 ‖

그렇다면 DNA가 알레르기에 미치는 영향을 이해한다는 현실적인 문제에서 볼 때, 이러한 정보는 얼마나 쓸 만할까? 알레르기는 유전될까, 아닐까? 가족, 친척, 자신의 알레르기 성향을 바탕으로 자녀에게 어떤 알레르기가 발생할지 예측할 수 있을까? 이러한 질문에 대한 대답은 '그렇다'일 수도, '아니다'일 수도 있다. 좀 더 구체적으로 분석해보기 위해 우리 가족을 잠깐 살펴보겠다.

내가 아는 한 나의 조부모님 중 오직 외할머니만 알레르기가 있었다. 외할머니는 50대 후반에 페니실린 알레르기 반응을 겪으셨다. 1장에서 설명했듯, 약물 알레르기는 IgE 항체 매개가 아니다. 외할머니의 T세포는 페니실린과 만났던 일을 기억하고 그에 대한 민감성을 발달시켰을 것이다. 따라서 그것은 외할머니가 겪은 유일한 알레르기 반응이었고, 쉽게 피할 수 있기도 했다. 즉 조부모님의 유전적 구성에는 부모님에게 민감성을 일으킬 분절이 포함되어 있었을 가능성이 크지만, 그들의 세대에서는 심각한 알레르기를 일으키지 않았다. 아마도 조부모님은 화학물질이나 오염물질, 플라스틱 등이 지금보다 훨씬 적었던 20세기 초반에 어린 시절을 보내면서 면역계가 우리와 다른 환경에 '훈련'되었기 때문으로 추정된다(이는 5장에서 좀 더 자세히 살펴보겠다).

우리 어머니는 알레르기가 전혀 없었다. 어머니의 형제 역시 알레르기가 없었지만, 어머니의 언니인 그레이스 이모는 외할머니와 비슷한 나이에 페니실린 알레르기가 생겼다. 어머니의 두 이복 여동생은 건초열과 천식을 앓았다. 퍼트리샤 이모는 건초열을 앓고 있으며, 두드러기와 피부 가

러움증으로 고생하고 있다. 글로리아 이모는 벌 독에 심각한 알레르기 반응을 일으켜 응급실에 실려 간 적도 있어서 늘 벌을 피하려고 애쓰며, 다시 쏘일 경우를 대비해 항상 베나드릴을 갖고 다닌다. 하지만 의사가 권장했던 더 비싼 에피펜을 구입하지는 않았다. 내 이복동생은 어릴 때 여러 번 폐렴을 앓고 미 공군에서 몇 년 동안 유해한 배기가스를 흡입한 탓에 만성 폐쇄성폐질환(이하 COPD, 대개 유해한 입자나 가스 노출에 의해 기도 및 폐포 이상이 유발되어 기관지의 공기 흐름이 막히며 발생하는 질병—옮긴이)을 앓았다.

그리고 우리 아버지가 있다. 이 책을 시작하며 벌 독 알레르기를 겪은 아버지의 참담한 경험으로 이 여정의 문을 열었다. 내 유전적 유산은 뒤죽박죽 섞인 가방 같다. 분명 가족 계보가 있지만, 직접적인 일대일 인과관계는 없다. 하지만 벌 독 알레르기는 어떨까? 부모님 가족 중 누군가 이 알레르기에 걸리기 쉽다면, 나도 걸릴 가능성이 크다는 의미일까? 반드시 그렇지는 않더라도 가능성은 있다. 나는 IgE 수치가 낮고, 피부검사와 혈액검사 모두 음성이었기 때문에 벌에 쏘이기 전까지 내게도 같은 민감성이 있는지는 알 길이 없다.

밀너는 북유럽 혈통 인구 중 약 5퍼센트에 트립타제 수치를 높이는 추가 유전자 사본을 보유한 유전적 돌연변이가 있다고 한다. 그래서 이들에게 벌 독으로 인해 아나필락시스 같은 여러 문제가 발생할 수 있다고 설명했다. 트립타제는 비만세포에 있는 단백질로, 알레르기 반응이 일어날 때 비만세포 활성화를 추적하는 데 이용되는 표지자다. 밀너에 따르면, 트립타제 수치가 높은 가족은 가려움증, 홍조, 복통을 겪지만 알레르기 같은 질병을 앓는다는 증거는 없다. 이 말은 내가 스스로 알레르기 진단을 내리면서 겪기 시작한 일부 증상과 상당히 비슷하게 들린다. 피부가 민감해지고 가렵고 붉어지거나 달아오르며 명확한 원인이 없는 수수께끼의 복통 같은 것 말이다.

알레르기는 분명 우리 가족에 전해오는 유전적 대물림의 일부이며, 내 과민성 소인은 부모님에게서 전달된 내 고유한 DNA의 일부일 가능성이 있다. 우리 가족은 전형적인 알레르기 이력을 가진 가족의 모습과 정확히 일치하지만, DNA만으로 우리가 앓는 알레르기를 완전히 설명할 수는 없다. 내 증상은 모두 특정한 환경 유발 요인을 만나 유전적·생물학적 반응을 일으키며 발생하지만, 알레르기의 특정 유형(국소 알레르기비염)이나 증상의 정도(경중)는 가족 누구와도 다르다. 이는 전혀 특이한 일이 아니다. 사실 유전적 특성은 알레르기 경향에 대해 많은 것을 알려줄 수 있지만, 보통 우리가 정말로 알고 싶은 것은 알려주지 못한다(예컨대 내 경우에는 벌 독에 대한 민감성을 물려받았는지, 아닌지를 알지 못하는 것처럼 말이다).

## ‖ 유전자+?=알레르기 ‖

100여 년 전 면역학 연구의 초기부터 유전자는 건초열, 천식, 습진, 식품 알레르기 같은 알레르기 질환 증가를 유발하는 숨은 주요 원인 중 하나로 인식되었다. 하지만 지금까지 살펴본 것처럼, 유전자는 모든 자극과 과민증을 일으키는 유일한 원인도 아니고, 심지어 주요 원인도 아니다. DNA는 분명 알레르기 증가를 주도하는 원인에서 중요한 역할을 하지만, 결정적인 원인이 아니다. 사실 '알레르기는 유전되는가'라는 질문조차 더는 올바르지 않다.

마이크로바이옴 및 식품 알레르기 연구의 권위자인 캐스린 네이글러Cathryn Nagler 박사는 이렇게 말했다. "올바른 질문은 '세대 변화는 어떻게 이루어졌느냐'입니다. "왜냐하면 그 질문이 '진짜' 문제니까요. 사람들은 '우리 집안에는 이런 일이 없었어요. 이전에는 이런 증상을 보인 사람이 전혀 없었는걸요.'라고 말합니다. 알레르기 가족력이 없는 부모나 빵 부스러기에도 생명을 위협하는 반응을 보이는 아이들까지도요. 사실 그건 진짜죠…. 알레르기는 생애 어느 시점이라도 발생할 수 있어요. 보통 2세에서 5세 사이에 나타나곤 했지만요. 지금은 성인기에 식품 알레르기가 훨씬 많이 발생하고 있습니다."

우리 면역계는 마찬가지로 변화하는 환경에 대처하고 있다. 궁극적으로 이는 오거스트의 주장처럼 알레르기에 대한 해결책이 "반드시 생물학적 해결책만은 아니며, 알레르기 증가에 영향을 미치는 '모든' 일에 맞서는 공동 해결책이어야 한다."라는 의미다. 유전적 특성은 알레르기 성향의 부분적인 요인이 될 수 있지만, DNA가 궁극적인 문제는 아니다. 오거스트는 이렇게 말했다. "실제로 알레르기가 늘어나는 하위 집단을 살펴보면, 전 세계적으로 우리가 지금 어디에 있는지 중요한 사실을 알 수 있습니다." 알레르기 질환이 있는 사람들은 환경 변화를 알려주는 광산의 카나리아 같은 존재다.

# 5장

# 주변 환경이
# 알레르기에 미치는 영향

## ‖ 도시에 가득 찬 몸을 자극하는 물질들 ‖

지금 이 글을 쓰는 내내 공기는 상쾌하고 푸른 하늘에는 새털구름이 낮게 깔려 있다. 군데군데 새순이 돋아난 나뭇가지에서 새들이 지저귄다. 보도를 따라 늘어선 화단에서는 수선화와 튤립이 피어난다. 잔디는 겨울잠에서 깨어나 싱그러운 초록빛으로 물든다. 공원에는 사람들이 삼삼오오 함께 햇살을 즐기고 있다. 완벽한 봄날이다. 아, 아니다. 사실 호흡기 알레르기나 천식이 있는 사람에게는 전혀 완벽한 날이 아니다.

오늘 같은 날에는 공기 속에 보이지 않는 입자가 떠다니며 알레르기가 있는 사람이 호흡하기 어렵게 만들고, 재채기를 유발하고, 눈과 코와 목을 자극한다. 바람을 타고 공기 중에 순환하다 야외탁자를 얇게 뒤덮거나 황사처럼 자동차나 트럭 표면에 켜켜이 쌓인 엄청난 양의 미세한 나무 또는 풀 꽃가루는 어떠한가. 이뿐 아니라 먼지, 오존, 이산화질소, 이산화황, 너무 작아 눈에 보이지 않는 미세먼지 같은 입자도 마찬가지다. 현대 문명의 찌꺼기는 끊임없이 우리 주변을 맴돌고, 우리 몸은 꽃가루와 함께 이를 폐 깊숙이 들이마신다. 그리고 이 오염물질은 특히 도시 주변 공기에 집중되어 있다. 꽃가루나 곰팡이 포자가 없는 아름다운 겨울날에도 공기는 우리 면역계를 자극하는 것들로 가득 차 있다.

우리가 들이마시는 공기 속 오염물질이 전부 알레르기와 천식을 악화시키는 걸까? 지난 200년 동안 자연경관과 기후를 바꿔온 환경 변화가 최근 전 세계 알레르기 발생률이 극적으로 늘도록 주도했을까? 이러한 현상에 대한 책임이 DNA에만 있는 것이 아니라면, 환경이 모든 알레르기를 일으키는 핵심 요인일 수도 있을까? 간단히 말하자면 대답은 '그렇다'이다. 하지만 여기에 '어느 정도는'이라는 말을 덧붙여야겠다. 조금 불만족스럽기는 하지만 말이다.

유전적 특성과 마찬가지로 자연환경이나 우리가 사는 물리적 경관의 변화는, 알레르기 발병률 증가뿐 아니라 일반적인 계절성 알레르기 증상 악화에 적어도 '부분적으로는' 책임이 있어 보인다. 당신이 지난 몇 년 동안 눈이 '더' 가려웠거나, 코가 '더' 막혔거나, 재채기가 '더' 심해졌다고 느꼈다면 아마 맞을 것이다. 그 이유는 공기 중 평균 꽃가루 양의 변화나 대기 질 자체(평균적으로 좋거나 보통이거나 나쁘거나)의 변화, 곰팡이 포자 수부터 작물 생산, 갇힌 열, 공기 순환에 이르는 모든 환경에 간접적 영향을 미치는 기후 변화와 관련이 있을 수 있다.

이 장에서는 과학자들이 모은 증거 일부를 살펴보며, 최근의 환경 변화가 면역계를 버겁고 혼란스럽게 만드는 동시에, 지난 세기 전 세계에서 모든 알레르기 질환이 늘어나는 데도 일조했다는 사실을 알아볼 것이다. 이를 위해 세 도시를 대표적으로 살펴볼 것이다. 영국 맨체스터, 미국 오하이오주 신시내티, 인도 찬디가르에서 건초열과 천식 환자의 과거, 현재, 예상되는 미래를 살펴보고, 우리가 마시는 공기 변화가 알레르기 질환 발생 증가와 어떻게 연관되는지 알아보자.

건초열과 천식을 연구하던 19세기 의사들은 농업 생산의 전환과 오염된 도시 환경이 환자의 과민증 및 알레르기 발생과 직접적인 연관 있을지도 모른다고 의심했다. 알레르기의 환경적 원인을 살피는 이러한 초기 과학 이론은 결국 한 세기 후 '위생 가설hygiene hypothesis'로 이어졌다. 위생 가설은 환경 변화, 특히 어린 시절 발달 초기에 다양한 미생물에 적게 노출되면 면역계가 과민반응하게 된다고 가정한다. 이 장 전반에서는 기본적으로 자연환경이 알레르기 자극 발생에 매우 중요하다고 가정할 것이다. 이는 우리 몸에 자주 노출되거나 노출되지 않는 무언가가 면역기능에 중요하고 지속적인 영향을 미친다는 가정이다.

궁극적으로 자연환경은 최근 급증하는 알레르기에 숨겨진 복잡한 이야기의 일부일 뿐이다. 이 장을 다 읽고 나면, 오늘날 인간의 생활 방식이 만든 환경 변화가 자연환경을 바꾸는 것은 물론 우리 면역기능에 큰 혼란을 일으키며 피해를 주는 이유를 알게 될 것이다. 하지만 우선 서로 매우 다르면서도 상당히 비슷한 세 도시의 알레르기 이야기를 살펴보며, 변화하는 풍경, 기술, 기후가 건초열과 천식 발병률을 어떻게 늘렸는지 알아보자.

# ‖ 영국 맨체스터: 산업혁명, 꽃가루, 건초열 ‖

18세기 초, 맨체스터는 잉글랜드 북부의 굽이친 초록빛 페나인산맥 근처에 자리 잡은 작은 시골 마을이었다. 인구가 1만 명도 채 안 되는 이곳은 점점 확장되는 번잡한 남쪽 도시 런던에서 멀리 떨어진 농촌이었다. 주민들은 마을을 둘러싼 농지와 초원의 속도와 리듬에 맞춰 살았다. 1819년 존 보스톡John Bostock 박사가 건초열에 대해 처음으로 설명했을 때는 이 마을 인구가 20만 명으로 늘던 때였다. 그리고 불과 수십 년 후 맨체스터 인구는 두 배가 되어 40만 명을 넘어섰다.

극적인 인구 폭발과 함께 도시와 주변 환경, 주민들의 생활 방식도 변화했다. 산업혁명은 최고조에 달했고, 맨체스터는 그 중심에 있었다. 도시는 면화 생산의 주요 중심지로 급성장하며, 오늘날 영국에서 두 번째로 큰 도시가 되었다. 도시의 경계가 점점 확장되면서 방적공장, 창고, 공동주택이 마을 풍경을 지배하기 시작했다. 폭발적으로 늘어나는 인구에 발맞추려 농업 생산이 경쟁하면서 인근 농장도 달라졌다. 공장과 농지로 이루어진 맨체스터는 알레르기의 가장 큰 환경 요인 중 하나인 '꽃가루 발견'의 배경이 되었다. 지금은 당연해 보일지 모르지만, 19세기 초만 해도 꽃가루는 건초열의 확실한 환경 요인이 아니었다. 최근 발견된 이 질병은 그 특징이 개인마다 다르고, 환자마다 나타내는 증상도 매우 달랐기 때문에 의사가 절대적인 원인을 식별하기 쉽지 않았다.

1800년대 맨체스터에서 자란 찰스 블래클리는 도시에서 일어나는 모든 사회·환경 변화를 직접 목격했다. 사람들이 일자리를 찾아 시골에서 잉글랜드 도심으로 이주하면서 삶의 질이 악화되었고, 건강도 마찬가지였다.

그는 여름 결막염 또는 건초열이라 부르는 병을 앓으며 자랐기 때문에 이 질병과 원인 및 치료법을 다룬 초기 연구와 이론을 잘 알고 있었다. 블래클리는 수십 년 동안 건초열로 고생하고 있었다. 그리고 건초열의 원인이 될 만한 요인들을 본격적으로 조사하기 시작한 1895년 무렵, 건초열에 대한 이해도 빈약하고 효과적인 치료법도 부족하다는 사실에 좌절했다. 건초열을 일으킬 만한 원인인 병인에 대한 정보도 부족했다. 블래클리가 건초열을 과학적으로 조사하려 했던 이유는 스스로 말했듯 '개인적인 것'이었다.[1]

당시 세균 이론은 질병의 원인을 캐는 진지한 과학 이론으로 자리 잡기 시작했다. 블래클리는 외인성 인자나 항원이 건초열의 원인일지 궁금했다. 건초열은 보통 증상이 가볍고, 이와 관련해 사망한 사례는 당시 거의 알려지지 않았다. 그래서 그는 증상을 겪는 자신을 대상으로 시작해, 점차 나아가 기꺼이 자원한 몇몇 환자를 대상으로 더욱 체계적으로 실험하면 상당한 진전을 볼 수 있겠다고 생각했다. 블래클리는 다양한 외인성 인자 노출, 하루 중 노출 시간, 발생 증상을 세심하게 기록해 발작을 유발하는 원인을 밝히기로 했다.

블래클리는 자신이 살핀 건초열 및 천식 환자 대다수가 의사나 신학자였으며, 농민층에는 이러한 문제가 거의 나타나지 않았다고 지적했다. 그는 농민들이 교육을 받으면 생기는 예민한 신경증 성향을 지니지 않았기 때문에 혹은 농장에 있는 꽃가루에 반복 노출되어 이미 꽃가루나 다른 식물 노폐물의 자극에 면역이 형성되었기 때문이라고 추측했다. 1800년대 중후반에는 교육받은 사람이 많았기에 교육 수준과 건초열 사이의 연관성은 그럴듯해 보였다. 그러나 그는 결국 환자의 신경증이나 신체적 특이성을 강조하는 다른 이들의 주장을 일축했다. 영국에는 항상 교육받은 계층이 존재했지만 1820년대 초반까지는 건초열이 거의 알려지지 않았다는 점으로 보아, 이 질환이 늘어난 진짜 원인은 최근 농업 관행의 변화나 도시의 성장에 있음이 틀림없다고 블래클리는 주장했다. 일부 사람에게 건초열에 걸리기 쉬운 소인이 있다는 점은 명백했지만, 블래클리는 질환의 '주요 자극 요인'을 밝히는 것이 중요하다고 생각했다.

그가 살던 맨체스터 주변 농지는 크게 확장되었고, 늘어나는 인구 수요에 맞춰 재배하는 작물 유형도 바뀌었다. 농부들은 수십 년 이어진 관행대로 소에게 채소와 메밀을 먹이는 대신 건초를 주식으로 주기 시작했다. 그결과 더 많은 건초가 생산되었고, 건초 시즌 내내 더 많은 건초 먼지가 떠돌았다. 또 농업 관행과 농작물이 달라지는 동안 직물 제품 제조는 도시로 이동했다. 시골 들판 주변에 있는 작은 작업장이나 공장에서 일하던 사람들은 더 큰 규모로 새롭게 지은 방적공장이 있는 도시로 이주했다. 공장도 교육받은 숙련 노동자가 필요했다. 교육이 노동자에게 건초열을 일으킬수도 있겠지만, 블래클리는 그러한 추측을 일축했다.

노동이 도시화된다는 것은 들판의 꽃가루에 자주 그리고 장시간 노출되는 사람이 적어진다는 의미였고, 노출되는 꽃가루 자체도 불과 수십 년 전과 다른 유형이라는 뜻이었다. 또한 인구가 늘면서 자연히 필요한 소도 늘어났고, 더불어 소에게 급여할 건초도 더 많이 필요해졌다. 블래클리는 진료하면서 목격한 건초열 발생률 급증에 일조한 '진짜 범인'이 바로 이러한 현상이라고 추측했다. 그는 자신의 논거를 입증하기 위해 시간, 공기 중 오존의 양, 빛과 열, 다양한 냄새, 꽃가루를 포함해 의심스러운 모든 원인을 체계적으로 실험하기 시작했다.

첫 번째 실험에서 그는 '쿠마린coumarin(갓 깎은 건초 냄새를 유발하는 물질)'을 방 안에 가득 채우고, 빠른 속도로 그 안을 걸어 다니며 공기를 격하게 흡입하고 그 영향을 기록했다. 하지만 아무런 영향이 없었다. 그는 일부 환자를 대상으로 실험을 반복해 같은 영향을 살폈지만, 마찬가지로 건초열 증상은 전혀 나타나지 않았다. 캐모마일 같은 다른 식물 냄새와 다양한 균류로 실험을 반복하자 냄새 때문에 때로 두통 같은 증상이 나타나기는 했지만, 건초열이나 천식의 특징적인 징후는 전혀 나타나지 않았다. 다음으로 '오존'을 실험했다. 1800년대 오존은 강한 빛이 식물의 잎을 때리면 생성되는 변형된 산소라고 여겨졌다. 또 옻나무, 레몬, 라벤더 같은 식물의 강한 냄새를 만드는 요소로 여겨지기도 했다. 오존은 황과 과망간산칼륨을 혼합해 만들 수 있었고, 시험지로 공기 중 오존 유무를 확인할 수도 있었다. 블래클리는 시험지를 이용해 오존 농도가 높게 나타나는 곳에서 여러 번 실험했지만, 어디에서도 건초열 증상을 겪지 않았다.

다음 실험 대상은 '먼지'였다. 블래클리의 실험에서 알 수 있듯, 먼지는 시간과 장소에 따라 다르다. 그는 먼지의 구성이 지리적 위치, 계절, 집과 같은 장소, 심지어 하루 중 먼지가 수집되는 시간에 따라 크게 다르므로 '일반 먼지' 같은 것은 없다고 주장했다. 그는 실험을 통해 특히 건초열과 가장 관련 있는 계절인 5월에서 8월 사이에는 실제로 먼지가 재채기나 눈 따가움 같은 흔한 건초열 증상을 일으킬 수 있다는 사실을 발견했다. 블래클리는 자신의 책에서 실험을 자세히 설명하며, 도심에서 수 킬로미터 떨어져 있는 사람이 자주 다니지 않는 시골길을 걸었던 일을 묘사했다. 차 한 대가 그의 옆을 지나가 먼지구름이 상당히 크게 피어올라 그를 둘러쌌고, 블래클리는 엄청난 양의 먼지를 들이마셔야 했다. 곧이어 그는 몇 시간 동안 계속 재채기를 해댔다. 과학적 호기심에 자극받은 그는 다음 날 다시 그 곳에 가서 땅을 차서 직접 먼지구름을 만든 다음, 들이마시고 같은 결과가 일어나는지 살폈다. 결과는 같았다. 건초열 발작이 이어졌다. 그는 길에서 검체를 채취해 실험실로 가져가 현미경으로 살펴보았다. 유리 슬라이드 위의 먼지를 살펴보자 엄청난 양의 풀 꽃가루가 있었다.[2]

블래클리는 건초열을 일으키는 확실한 원인인 꽃가루를 발견했다고 생각했다. 하지만 분명히 해두려면 실험이 더 필요했다. 1873년, 그는 직접 철저하게 실시한 실험 결과를 발표하며, 35가지 식물 목目의 꽃가루 및 다양한 풀 꽃가루가 미치는 신체적 영향을 보고했다. 그는 하루 중 몇 시간 또는 한 해의 여러 시기에 걸쳐 밀폐된 방에 신선한 꽃가루나 말린 꽃가루를 가득 채우고 머물거나 꽃가루가 가득한 공기 속을 걸었다. 각 유형의 꽃가루에 대해 다음과 같은 단계를 반복했다. 먼저 코점막, 눈 결막, 혀, 입술, 얼굴에 꽃가루를 발랐다. 그다음 꽃가루를 흡입했다. 다음으로 팔다리 피부를 살짝 긁어 신선한 꽃가루를 묻히고 석고로 덮었다. 이렇게 그는 알레르기를 확인하는 '최초의 피부검사'를 발명한 셈이다.

모든 실험 결과는 대체로 성공적이었다. 꽃가루는 다양한 중증도와 기간에 걸쳐 자주 건초열 증상을 일으켰다. 다양한 양의 꽃가루로 실험한 결과, 꽃가루가 많을수록 보통 더 강한 생리적 반응이 일어난다는 사실이 밝혀졌다. 블래클리는 환자를 대상으로 실험할 때도 엄격한 통제 절차를 고수했다. 결과에 영향을 미치지 않도록 환자 스스로 무엇에 노출되었는지 전혀 모르게 했다. 하지만 대부분의 실험은 블래클리 자신을 대상으로 했다. 주기적으로 꽃가루 실험을 하는 바람에 그는 결국 코가 막히고 심한 재채기와 함께 두통, 천식 발작, 불면증에 시달렸다. 하지만 그는 몇 년이나 연구를 계속했다.

블래클리는 특정 온도 이하에서는 식물 성장이 지연되고 꽃가루가 적게 생성된다는 점에서 온도와 꽃가루가 상관관계가 있음을 발견했다. 서로 다른 환경 조건에서 서로 다른 시기에 서로 다른 식물이 꽃을 피우고 꽃가루를 만들었다. 그는 꽃가루에 영향을 미치는 것이라면 그것이 무엇이든 알레르기 환자에게 똑같이 영향을 미친다고 말했다. 하지만 꽃가루의 크기나 모양은 증상의 심각도에 거의 영향을 미치지 않는다고 보았다. 꽃가루를 점막에 바르기 전에 끓이는 등 변성시켜도 마찬가지였다. 꽃가루 알갱이가 물속에서 팽창하는 모습을 확인한 블래클리는, 꽃가루 알갱이가 코, 목, 폐를 감싼 축축한 점막과 접촉할 때도 팽창한다는 점이 건초열 발작 중 일어나는 문제의 일부라고 추측했다.[3] 연구가 끝날 무렵, 그는 열대 지방 곳곳에 있는 영국 기지와 식민지에서는 건초열 사례가 거의 알려진 적이 없다는 사실로 미루어 높은 온도만으로도 건초열이 유발될 수 있다는 당시 유행하던 개념을 완전히 일축했다.

일단 꽃가루가 건초열과 천식 발작을 일으키는 직접적인 원인이라는 사실을 확인한 블래클리는, 꽃가루의 양이 건초열 환자에게 가장 중요하다는 자신의 가설을 확인하려 했다. 공기 중 꽃가루 양을 측정하거나 꽃가루를 유형 또는 종별로 분류하려고 시도한 사람은 이제까지 한 명도 없었다. 그는 자신의 이론을 검증하기 위해 직접 다양한 장치를 만들어 실험하기 시작했다. 다소 기발한 기구를 여럿 개발하며 실패를 거듭하던 블래클리는 일관된 결과를 내는 단순한 설계를 우연히 발견했다. 먼저 그는 꽃가루를 더 쉽게 관찰할 수 있도록 가로세로 1센티미터인 정사각형 유리 슬라이드를 검은 광택제로 칠한 다음 글리세린 혼합물로 코팅했다. 글리세린은 폐점막 내벽을 모방해 꽃가루가 표면에 달라붙도록 하려는 것이었다. 그다음 유리 슬라이드를 공기 중에 노출시켰다.

블래클리는 바람이 여러 방향으로 불 경우에도 정확한 숫자를 셀 확률을 높이기 위해 동서남북을 향해 유리 슬라이드 네 개를 놓았고, 사람이 공기를 흡입하는 평균 높이를 모방해 지상에서 약 1.2미터 높이에 슬라이드를 세심하게 배치했다.[4] 유리 슬라이드는 맨체스터에서 약 6킬로미터 떨어진 곳에 위치한, 건초용 풀이 무성하게 자란 초원 한가운데에 설치되었다. 블래클리는 24시간 뒤 슬라이드를 연구실로 다시 가져와 현미경으로 관찰해 눈에 보이는 꽃가루 알갱이를 세심하게 세고 가능하면 종별로 적어두었다.

이후 그는 슬라이드의 위치를 달리하며 이 실험을 여러 번 반복했다.[5] 결과가 일정하지 않을 때도 있었지만, 유리 슬라이드 측면에 나방이나 나비가 자주 달라붙어 있는 것으로 보아 이들이 꽃가루 알갱이를 먹어 치웠기 때문이라고 가정했다. 블래클리는 수년간의 연구 끝에 매년 5월 30일부터 8월 1일 사이에 꽃가루 수가 가장 많다는 사실을 발견했다. 또 습도와 햇빛도 확인해 잔디가 직사광선에 노출되는 건조한 조건일 때 꽃가루 수가 더 많다는 사실도 발견했다. 가랑비가 내린 다음 햇살이 풍부한 날이 이어지면 꽃가루가 날리기에 최적의 조건이었다.

블래클리가 보기에 모든 증거가 결정적이었다. 건초열은 주변 환경 항원에 대한 생리적 반응임이 분명했다. 그 항원은 열이나 오존 또는 당시 제기된 다른 원인이 아닌 꽃가루였다. 찰스 다윈Charles Darwin 같은 과학계 권위자들은 그의 세심한 연구를 받아들였지만, 블래클리의 발견은 이후 몇 년간 무시되었다.[6] 수많은 의사는 19세기 말 지배적이던 세균학 및 세균

이론의 영향을 받아 건초열이나 천식이 꽃가루를 흡입한 결과가 아니라, 심각한 세균성 호흡기 감염 때문에 폐가 과민해졌기 때문이라고 믿었다. 알레르기의 원인을 설명하는 세균 이론은 부정확했음에도 1890년대까지 이어졌다.[7]

하지만 내가 이 책을 쓰기 위해 연구할 무렵에는 블래클리의 아이디어, 특히 꽃가루 수를 측정하는 방법의 정당성이 완전히 입증되었다(이에 대해서는 곧 살펴보겠다).

## ‖ 미국 신시내티: 꽃가루, 미세먼지, 천식 ‖

2019년 봄, 나는 사우스웨스트오하이오대기질협회 회의실에서 길고 윤이 나는 나무탁자 옆에 앉아 벽에 걸린 대형 스크린을 보고 있었다. 나를 초대한 애나 켈리Anna Kelley는 1984년(오하이오주 해밀턴 카운티의 알레르기를 앓던 한 위원이 도시에서 매일 꽃가루 수를 측정해야 한다고 정한 해다) 이래 신시내티에서 꽃가루 수와 대기오염을 계속 측정해왔다.[8] 그는 거대한 신시내티 지역 지도를 보며 대기질 모니터가 설치된 장소를 설명해주었다. 로타로드 꽃가루 샘플러(순환하는 공기에서 꽃가루 알갱이를 수집하는 기계 장치)는 협회가 있는 콘크리트 건물 지붕에 설치되어 있었다. 또한 이곳은 지리적으로 도시의 중심이자 교통량이 많고 공해가 심한 71번 고속도로와 인접해 있어 교통 체증과 공해가 심하다.

나는 블래클리가 처음 자신의 체계를 고안한 지 150년이 지난 지금 공기 중 꽃가루 측정법을 통합하려는 기관에 와 있었다. 꽃가루 측정법은 알레르기, 특히 건초열과 알레르기 천식의 퍼즐을 맞추는 노력의 일부고, 나는 날씨 앱과 웹사이트에서 알려주는 숫자가 어떻게 만들어지는지 더 잘 알고 싶었다.

켈리는 내게 지붕에 올라가 꽃가루 모니터링 장치를 보고 싶은지 물었고, 나는 곧바로 그렇다고 대답했다. 그는 원칙적으로 직원만 그곳에 들어갈 수 있어서 규정에 맞지는 않지만 가끔 예외는 있다며 이렇게 말했다. "가파른 철제 계단을 조금 올라가야 해요. 그다음 구조물 몇 개를 건너가야 하고요. 넘어지면 위험하니 부디 조심해주세요." 온화하면서도 약간 흐렸던 봄날, 우리는 건물 지붕에 뚫린 출구로 나왔다. 바람이 곧바로 켈리의 회색 단발머리를 흩트렸고, 세련된 파란색 스카프가 휘날렸다.

로타로드 기계는 생각보다 훨씬 작았다. 지붕에 고정된 커다란 회색 금속받침에 검은색 금속막대가 고정되어 있었고, 그 위에 네모난 흰색 금속 상자가 붙어 있었다. 마치 큰 신호등처럼 보였다. 맨 위 네모난 상자 아래에는 플라스틱 막대를 돌리는 회전팔이 온종일 10분 간격으로 1분간 돌아갔다. 회전팔에 물린 막대 한쪽 면에는 실리콘 풀이 얇게 발라져 있었고, 이 막대는 매일 아침 새로 교체했다. 모은 막대는 아래층 연구실로 옮겨 염색한 다음, 실험 현미경을 이용해 막대에 붙어 있는 꽃가루 알갱이를 육안으로 하나하나 셌다. 살펴본 결과치는 계절별 일일 평균과 비교해 꽃가루 수준이 높은지, 보통인지, 낮은지 결정했다. 아마 자신이 사망한 지 100년이 지난 뒤에도 생전에 고안한 방법과 엄청나게 비슷한 방법이 사용되고 있다는 사실을 블래클리가 알았더라면 몹시 만족스러워했을 것이다. 켈리에게 이렇게 말하자 그는 웃으며 고개를 끄덕였고, 자신도 지난 30년 동안 같은 방법을 사용하고 있다고 말했다.

켈리와 나는 회전하는 막대를 바라보았다. 기계의 윙윙거리는 소리가 너무 커서 가까이 서서 이야기를 나누어야 했다. 켈리는 막대를 계속 회전시키면 기름 바른 면이 꽃가루로 뒤덮여 맨눈으로 알갱이를 셀 수 없게 되어버리기 때문에 그렇게 하지 않는다고 말했다. 그러면 꽃가루가 너무 많이 뭉쳐버릴 것이다.

로타로드 샘플러 바로 뒤에는 미세먼지를 측정하는 흰색의 대형 금속 모니터링 장치 일곱 개가 있었다. 각 모니터링 장치는 긴 흰색 금속기둥 위에 붙어 있었고, 맨 위쪽에서 순환 공기를 계속 내부로 빨아들였다. 각 모니터링 장치는 오존, 일산화탄소, 이산화황, 질소 산화물 등 흔한 대기오염 물질을 주기적으로 검사했다. 시끄러운 꽃가루 모니터 장치와 달리, 이 기계는 거의 소음이 없었다. 각 장치는 구불구불한 선을 통해 모니터실로 이어지고, 모니터실에서는 갖가지 장비로 실시간 대기질을 판독했다. 우리는 지붕에서 내려와 모니터실로 향했다. 켈리는 장비 하나하나를 구입하고 유지하는 데 비용이 엄청나게 든다며, 각 모니터를 정기적으로 점검하고 재교정하는 전문 직원도 있다고 말해주었다.

미국 환경보호청EPA은 미국의 각 지역 기관이 대기오염물질을 측정할 때 맞춰야 하는 표준을 설정했다. 대기질은 고도로 규제되며 자금 지원도 충분하다는 말이다. 하지만 꽃가루에 대해서는 그런 표준이나 국가적 조율이 없으므로 꽃가루 수는 전적으로 각 지역 나름의 문제다. 지역 기관들은 자체적으로 데이터를 기록하고, 수십 년 동안 모은 데이터를 바탕으로 해당 지역 내 꽃가루 수준이 높은지 낮은지 결정한다. 켈리는 로타로드가 꽃가루를 측정하는 '최적 표준'도 아니라며, 덧붙여 이렇게 설명했다. "꽃가루를 측정하는 최적 표준은 '버카드 모니터'예요. 기름칠한 큰 접시인데,

시간이 지나며 공기가 유입되죠. 공기 펌프를 통해 꽃가루와 곰팡이 포자가 축적됩니다."

버카드 모니터는 로타로드 샘플러보다 곰팡이, 풀, 잡초를 확인할 때 감도가 더 높다. 두 장치 모두 정상적인 조건에서는 꽃가루를 잘 추적한다. 하지만 둘 다 매우 비싸다. 미국 연방정부에 따르면, 꽃가루 측정은 의무가 아니므로 대기질 모니터링 기관 대부분은 지역 기금으로 꽃가루 모니터링 자금을 마련해야 한다. 기관이 내보내는 수치는 미국 알레르기·천식·면역학회AAAAI에서 인증하기 때문에 로타로드 데이터도 상당히 믿을 만하고, 매년 기계를 재인증받아 제대로 작동하는지도 확인한다고 켈리는 말했다. 로타로드는 여전히 지붕에서 제 역할을 하고 있다. 적어도 '지금은' 말이다.

켈리는 연구실로 돌아가 현미경 아래 놓인 막대를 보여주었다. 나는 눈을 가늘게 뜨고 접안렌즈를 들여다보면서 작고 대체로 둥글며 분홍색으로 염색된 수십 개의 작은 물체에 초점을 맞추려 애썼다. 켈리는 일반적인 참나무 꽃가루 알갱이가 어떻게 생겼는지 설명하며 하나 찾아보라고 했다. 하지만 훈련받지 않은 눈으로는 모든 알갱이가 다 비슷비슷해 보여 구분하기 힘들었다. 나는 몇 분 만에 웃으며 두 손을 들었다. 켈리는 이 작업을 제대로, 효율적으로 하려면 오랜 시간이 걸린다고 말했다. 그와 다른 직원들은 매일 아침 현미경 앞에 있는 작은 철제의자에 앉아 현미경 사진집을 참고해 실린더에 모인 꽃가루 알갱이를 하나하나 집계한다(현미경 사진집은 해당 지역의 다양한 꽃가루 종을 현미경으로 찍은 디지털 사진 모음집이다).

수년간 경험을 쌓은 켈리는 매일 아침 2~3시간이면 집계를 완료한다. 직원들은 수십 년간 이런 식으로 일해왔다. 꽃가루를 염색할 때 사용한 염색약 때문에 알갱이를 구분하기 어려울 때도 있다. 꽃가루가 막대에 어떻게 붙어 있는지에 따라 단풍나무 꽃가루가 참나무 꽃가루와 비슷하게 보이기도 한다. 각 나무와 풀의 제철을 익히고, 어떤 꽃가루가 어떤 식물에서 온 것인지 더욱 정확하게 예측하려면 시간이 걸린다. 특히 꽃가루가 심한 계절에는 모든 식물이 한꺼번에 피어나서 막대가 꽃가루로 뒤덮이기 때문에 작업이 훨씬 어렵다. 켈리는 이 지역에 외래종이 유입되는 것이 또 다른 주요 과제라고 말하며, 요즘 중국 느릅나무를 심는 사람이 많고, 이 나무는 가을에 수분한다고 설명했다. 반면 토종 느릅나무는 봄에 수분한다. 이렇게 되면 전체적으로 느릅나무의 꽃가루 시즌이 길어진다.

일일이 꽃가루를 세는 작업이 끝나면 웹사이트에 결과를 업로드한다. 우리가 온라인이나 신문에서 보는 '일일 꽃가루 수치'는 오늘이 아니라 전날의 수치다. '실시간' 꽃가루 데이터는 없다. 항상 하루 차이가 난다. 하지만 꽃가루 수치는 점진적으로 늘거나 줄어들기 때문에 큰 상관은 없다. 물론 비가 오면 일시적으로 꽃가루 발생률이 급감한다. 또 수치 자체가 지역적이라서 느릅나무 꽃가루 수치가 '높음'이라고 해도 신시내티 기준에서 높다는 의미지, 전국 평균적으로 높다는 것은 아니다. 도시마다 꽃가루 수가 다르고, '높음' 또는 '낮음'으로 판단하는 꽃가루 양의 기준도 다르다(다만 전국적으로 표준화된 수치를 사용하는 미국 알레르기·천식·면역학회 기지국은 예외다).

켈리는 어떤 꽃가루가 건초열이나 천식 증상을 일으키는지 알아내고 싶은 알레르기 환자들을 돕기 위해, 지역 평균 수치와 함께 기관이 측정한 일일 미가공 수치도 공개하려 한다고 했다. 신시내티에서는 꽃가루 시즌의 기간이나 공기 중 순환하는 일일 꽃가루 양이 극적으로 달라지지는 않았다. 하지만 그는 자신이 처음 꽃가루를 세기 시작했을 때는 잔디나 잡초 호흡기 알레르기가 '전혀' 없었지만, 지난 5년 동안 약간 악화되었다는 사실을 알아차렸다. 같은 기간 켈리는 새로운 꽃가루가 이 지역에 유입되었다는 사실을 목격했다. 조경사들이 토착종이 아닌 새로운 나무 한두 종을 이 지역에 도입했기 때문이다. 하지만 그 외에 보통 훨씬 높거나 낮은 위도에 있는 도시의 모니터링 기관에서 발견한 것과 같은 극적인 변화는 지난 10년 동안 이 지역에서 본 적이 없다고 했다.

신시내티는 삼나무 수분 철이 시작되는 2월에 꽃가루 측정을 시작해, 지역 꽃가루 시즌이 끝나는 11월 추수감사절까지 매일 측정한다. 한편 알래스카, 미네소타, 위스콘신, 루이지애나, 텍사스 같은 곳에서는 예상치 못한 기후 변화 때문에 꽃가루나 곰팡이 시즌 기간이 크게 달라져 지역 내 건초열 환자나 천식 환자의 삶은 훨씬 힘들어졌다.

꽃가루 측정과 달리, 대기질 샘플링은 비가 오나 눈이 오나 상관없이 1년 내내 이루어진다. 특히 꽃가루 시즌이 한창일 때는 신시내티 대기질 측정 기관에 전화를 걸어 '대기질'이라는 용어의 의미가 혼란스럽다고 불평하는 사람이 많다고 한다. 꽃가루나 곰팡이 수치와 일일 대기질 측정값은 전혀 다른 것인 데도 사람들은 종종 이 둘을 혼동한다. 그럴 만하다. 켈리는 일일 대기질 지도와 지수는 꽃가루나 곰팡이가 아닌 대기오염물질의 수와 미세먼지 양을 나타낸다고 강조한다. "사람들은 저희에게 전화를 걸어 꽃가루 수치가 높은데 그날 대기질 수준은 왜 보통이냐며 불평하곤 합니다."

신시내티의 대기질 데이터는 기관 건물 옥상에 있는 샘플링 장비뿐 아니라, 도시 곳곳에 흩어져 있는 2.5미크론 이상의 미세먼지를 측정하는 장비에서도 수집된다. 모니터가 설치되는 위치(일부 모니터 장비는 도로에서 45미터 이내에 배치되어야 함)나 공기를 모니터링하는 방법(사용하는 장비 및 보정 방법)뿐 아니라, 다양한 오염물질을 측정하기 위해 탐침 높이를 다양화해야 하는 등 연방정부가 지침 내린 엄격한 요구사항이 있다. 모든 결과는 오하이오에 있는 환경보호청 중앙본부로 전달된다.

오염물질 측정법은 표준화되어 있으며, 날씨 앱이나 뉴스에서 알려주는 녹색(좋음), 노란색(보통), 주황색(민감한 사람들에게 나쁨), 빨간색(심각) 대기질 지수는 환경보호청이 규제한다. 오염물질 수치는 꽃가루 수치와 달리 장소에 따라 크게 다르지 않다. 대기질 데이터는 시간별로 제공되므로 기관 웹사이트를 방문하면 실시간 데이터를 볼 수 있다. 켈리는 이렇게 설명했다. "사람들은 '꽃가루'와 '미립자'의 차이를 잘 모릅니다. 우리는 2.5미크론 이하의 미세먼지만 측정하지만, 그보다 작은 '초미세먼지'라는 미립자도 있죠. 이 미립자도 위험하지만, 일반적으로 건강에 미치는 영향이 알려진 것은 2.5미크론짜리 미립자입니다. 초미세먼지도 점점 축적되죠. 하지만 우리는 이런 것을 고려하지 않습니다."

미세먼지도 꽃가루처럼 우리의 호흡 능력에 부정적인 영향을 미칠 수 있다. 둘은 밀접한 연관이 있지만 엄연히 '서로 다른 문제'다. 미세먼지는 공기 중 떠 있는 액체나 고체인 미세물질을 나타내는 용어다. 우리가 측정하는 것은 지름이 10미크론 이하인 거친 먼지와 2.5미크론 이하인 미세먼지 두 가지다. 지름 0.1미크론 이하인 초미세먼지는 보통 직접 측정되지 않는다(국내에서는 10미크론 이하를 미세먼지, 2.5미크론 이하를 초미세먼지로 규정한다—옮긴이). 여기서 중요한 점이 있다. 초미세먼지는 '응축입자계수기'로 측정할 수 있다. 초미세먼지를 측정하지 않는 가장 큰 이유는 초미세지를 측정할 수 없거나 계수기 비용이 너무 비싸서가 아니라, 정부가 초미세먼지를 측정하라고 강제하지 않기 때문이다. 즉, 사회·정치 집단이 측정을 굳이 원치 않는다는 말이다.

보이지 않는 이런 물질은 얼마나 작을까? 1미크론은 0.001밀리미터다. 적혈구의 지름은 5미크론이고, 머리카락 한 가닥의 지름은 대략 75미크론이다. 꽃가루 알갱이의 경우 종에 따라 지름은 10~1000미크론이다. 쉽게 말해, 2.5미크론 이하의 입자는 상상할 수 없을 정도로 아주 작다는 뜻이다. 그런데도 초미세먼지는 어디에나 있다. 디젤 연소 엔진, 공장 굴뚝, 화력발전소에서도 초미세먼지가 나온다. 담배를 피우거나 장작을 태우거나 심지어 부엌에서 요리하는 등 일상적인 활동 중에도 초미세먼지는 공기 중에 퍼진다(이 책을 위해 조사하면서 접한 사실과 통계 중에서 나는 이 사실이 가장 마음에 걸렸다).

이제 나는 가는 곳마다 내가 들이마시는 공기 속에 무엇이 있을지 걱정한다. 전 세계 수백만 명의 어린이와 성인이 고농도의 초미세먼지나 대기 오염물질에 매일 노출된다. 대도시나 근처에 사는 사람들도 마찬가지다. 일단 이러한 입자에 대해 알고 나면 '신선한 공기를 마신다'는 생각은 비극적일 정도로 부질없어 보인다.

나는 켈리에게 이 일을 하면서 폐로 들어가는 공기를 더 의식하게 되었는지 물었다. 숨 쉴 때마다 꽃가루, 곰팡이, 오존, 미세먼지처럼 몸속에 들어올 수 있는 보이지 않는 모든 것을 더 많이 의식하냐고 묻자, 켈리는 이렇게 대답했다. "이 일을 오래 하면서 그런 생각은 습관이 된 지 오래예요. 네, 맞아요. 더 많이 의식하죠. 전 캠프파이어를 좋아해요. 추운 밤에 피우는 모닥불도 좋아하고요. 하지만 거기서 미세먼지가 나온다는 사실도 알고 있죠."

그리고 우리는 미국 서부 지역에서 발생하는 여름, 가을 산불과 그 산불이 장·단기적으로 호흡기 건강에 미칠 수 있는 영향에 관해 짧게 이야기를 나누었다. 5미크론보다 큰 미세먼지는 맨눈으로 볼 수 있다(로스앤젤레스나 베이징의 뿌연 공기 사진을 떠올려보라). 하지만 더 나쁜 대기오염물질은 대부분 눈에 전혀 보이지 않는다. 켈리는 사람들이 눈에 보이지 않는 2.5미크론 이하의 입자는 전혀 생각하지도 않는다고 한탄했다. 맑아 보이지만 대기질이 좋지 않아 대기질 지수가 '나쁨'을 나타내는 날이면, 사람들은 그 지수 뒤에 숨은 과학을 거의 믿지 않는다. 켈리는 쓴웃음 지으며 이렇게 말했다. "사람들이 보기에는 그냥 화창한 날이니까요."

신시내티에서 대기질을 관찰하기 시작한 1976년 이래, 사우스웨스트오하이오대기질협회에는 점차 지역 대기오염의 역사적 데이터가 축적되었다.[9] 이 협회는 주요 도로와 고속도로 근처, 산업 지역, 철강 생산 시설 근처, 기존 및 신규 코킹(코킹은 석탄을 고탄소물질인 '코크'로 가공하는 가열 공정을 뜻한다)공장 근처에 모니터링 기지국을 설치해왔다. 대기질 모니터는 흔히 인구가 많거나 오염물질 배출이 높은 지역에 설치된다. 이 지역 연구자, 특히 신시내티 아동병원 연구자들은 대기오염과 알레르기 및 천식을 포함한 다양한 건강 문제 사이의 상관관계를 찾기 위해 이 협회의 데이터를 이용하곤 한다.

1990년대 후반 연구자들은 대기오염이 알레르겐 운반 메커니즘으로 작용할 수 있다고 보았다. 도시에서 흔히 볼 수 있는 디젤 배기가스도 알레르기를 일으키는 주범 중 하나다. 신시내티 아동병원의 환경역학자인 패트릭 라이언Patrick Ryan 박사는 이렇게 설명한다. "디젤 배기가스 입자 표면에는 꽃가루가 붙을 수 있어서 실제로 기도 깊숙이 꽃가루가 들어오는 데 일 조합니다. 우리는 디젤 배기가스 입자에 관심을 가졌죠. 이 입자가 면역반 응을 유발하고 아이들에게 알레르기를 일으켜 결국 천식으로 이어질 수 있다고 생각했기 때문입니다. 당시에는 대기오염이 천식을 유발하는지, 아니면 그저 악화시키는지 답할 수 없었어요." 디젤 배기가스 입자는 매우 작아서 꽃가루와 결합하면 꽃가루만 있을 때보다 훨씬 깊이 폐로 흡입될 수 있어 면역반응을 유발할 가능성이 더 크다.

라이언의 전 지도교수이자 동료인 그레이스 르마스터스Grace LeMasters 박사가 처음 시작한 신시내티 아동 알레르기 및 대기오염 연구(이하 CCAAPS)는 대기오염물질, 특히 디젤 배기가스에 더 많이 노출되는 지역 주민들에게서 호흡기 알레르기 및 천식 발생 위험이 더 크다는 사실을 보여준다. 2001년 10월부터 2003년 7월까지 이어진 CCAAPS는 출생 기록 상 부모의 거주지를 바탕으로 대기오염 노출 수준이 다양한 신시내티 및 북부 켄터키 지역에서 유아 762명을 모집했다. 당시 대학원생이던 라이언은 이 연구를 진행할 때 특히 주요 도로에 인접해 매일 집 근처를 지나는 트럭이 1000대 이상인 가정에 사는 유아를 주로 모집했던 사실을 떠올렸다.

CCAAPS는 뚜렷하게 구분되는 두 가지 출생 코호트 집단으로 구성되었는데, 주요 도로에서 400미터 미만에 거주하는 집단과 1500미터 이상 떨어진 지역에 거주하는 집단이었다. 그들은 연구에 참여한 모든 아이가 1세, 2세, 3세, 4세, 7세, 12세가 되는 시점에 명확한 호흡기 질환의 징후와 증상을 나타내는지 정기적으로 추적했다(이 글을 쓰는 시점에 당시 코호트 구성원의 나이는 20~21세가량이 되었다). CCAAPS는 매일 대기오염원 근처에 사는 것의 부정적인 영향을 포착하기 위해 오랫동안 정해진 간격으로 연구한 12곳의 출생 코호트 집단 연구 중 하나라는 점에서 독특하다(다른 코호트 집단 연구는 미시간, 매사추세츠, 애리조나, 위스콘신 및 뉴욕 도심에서 실시되었다).

라이언은 산더미 같이 쌓인 데이터를 요약해 전달하려 애쓰며 내게 이렇게 설명했다. "저희가 파악한 바로는, 어릴 때 상당히 높은 수준의 대기오염에 노출된 아이들이 7세가 되면 천식에 걸릴 가능성이 더 컸습니다. 어린 시절에 대기오염에 많이 노출되었다가 오염이 적은 지역으로 이사한 아이들도 있습니다. 이런 아이들도 조기에 대기오염에 지속해서 노출되었다면, 오염이 적은 지역으로 거주지를 옮겼더라도 여전히 천식이 발생하고 지속될 가능성이 더 컸습니다. 게다가 같은 정도로 대기오염물질에 노출되지 않는 지역에 사는 사람보다 이런 증상이 더 일찍 시작된다는 점도 확인했고요."

좀 더 캐물었지만, 라이언은 여전히 환경 노출(이 경우에는 공기 중 디젤 미세먼지 노출)만이 알레르기와 천식을 훨씬 많이 유발한 '진짜' 원인이라고 단정 짓는 것을 망설였다. 그는 이렇게 말했다. "신시내티 지역 주요 도로 중 하나인 75번 고속도로 인근에 사는 아이들은 대체로 음식도 부족하고, 의료서비스 접근성도 낮으며, 곰팡이도 많고 바퀴벌레도 있는 좋지 않은 실내 환경에서 살 가능성이 있습니다. 따라서 대기오염이 유일한 원인이라고 단정 지을 수는 없어요. 하지만 동시에 저는 대기오염이 알레르기와 천식에 분명 이바지했다고 확신합니다."

그렇다면 복잡한 고속도로 인근에 살 가능성이 높은 사람들은 누구일까? 빈곤선 이하에 사는 가정일 것이다. 경제적으로 취약한 시민들은 많은 오염물질에 노출되어 생물학적으로도 취약한 경우가 많다. 라이언이 강조하는 데이터는 이 점에서 매우 명확해 보인다. 대기오염 상태가 나아지면 천식 발생률도 줄어든다. 비교적 간단한 사실이고, 건강한 공기가 건강한 폐로 이어진다는 기본적인 직관과도 일치한다. 하지만 이 연구는 산업화와 현대 기술이 호흡기 건강에 직접 부정적인 영향을 준다는 블래클리의 200년 전 추측에 중요한 과학적 증거를 더해주기도 한다(분명 블래클리는 CCAAPS의 결과에 전혀 놀라지 않을 것이다).

하지만 이 결과와 연관해 우리가 더 흥미를 느끼고 놀랄 사실은 이 정도의 미세먼지에 노출되면 불안, 우울, 심지어 치매 위험을 늘리는 뇌 변화가 일어날 수 있다는 발견일 것이다. 라이언은 디젤 미세먼지가 아주 작아서 혈관과 비강을 통해 뇌로 직접 들어갈 수 있다고 설명했다. 그의 최신 연구에 따르면, 디젤 미세먼지는 이런 식으로 신경 경로를 바꿀 수 있다. 실제로 그의 연구진은 '디젤 배기가스에 많이 노출될수록 12세가 될 때까지 아동의 불안과 우울 수준이 더 높아진다'는 사실을 발견했다.

신시내티에서는 하루 7만 대의 디젤 엔진 트럭이 오하이오강을 가로지르는 복잡한 다리를 건넌다. 도시의 언덕 지역에 사는 사람은 계곡 지역에 사는 사람보다 더 좋은 공기를 마신다. 날씨와 계절에 따라 공기가 계곡에 갇히는 일이 많기 때문이다. 라이언 연구진은 연구 참가자들에게 각자 착용할 수 있는 공기 모니터를 지급해, 일일 노출 수준을 더욱 상세하게 이해하려고 바쁘게 노력한다. 켈리의 데이터를 이용해 특정 지역의 야외 노출 수준을 추정할 수도 있다. 하지만 사람들이 온종일 바깥에 있거나 한 장소에 내내 있지는 않으므로, 가정 대기질 모니터도 라이언이 정말 알고 싶은 것을 알려주지 못한다. 그렇다면 개인이 접하는 실시간 일일 대기질 수준은 어떠하며, 이것은 사람들의 전반적인 건강과 어떤 관련이 있을까?

알레르기와 천식은 꽃가루와 미세먼지의 조합으로 발생할 수 있는 두 가지 질병에 불과하다. 앞서 살펴본 것처럼, 알레르기로 고생하는 사람은 쉽게 말해 누구에게나 일어날 수 있는 폐 건강 악화의 전조 증상을 겪고 있는 것이다. 그러니 공기청정기나 다른 공기여과장치를 구입하기 전에 이 사실을 먼저 알아두어야 한다. 바로 그런 장치는 아마 도움이 되지 않을 것이며, 오히려 상황을 더욱 악화할 수도 있다는 점을 말이다. 미국 흉부학회ATS에서 발표한 연구에 따르면, 여과된 공기와 알레르겐에 함께 노출되면 호흡기 알레르기 증상은 더욱 악화된다.[10] 알레르겐이나 이산화질소(화석연료를 태우는 과정에서 형성되거나 디젤 배기가스에서 다량으로 발견되는 유해한 기체)만 단독으로, 혹은 여과하지 않은 공기와 알레르겐을 함께 흡입하는 경우보다 말이다. 실제로 헤파필터HEPA filter(미세한 입자를 대부분 걸러낼 수 있는 고성능 필터—옮긴이)로 여과한 다음 측정한 공기는 이산화질소 수치가 눈에 띄게 높았다. 이 연구가 궁극적으로 시사하는 점은 '꽃가루나 대기오염, 알레르기 문제에 맞설 기술적으로 쉬운 해결책은 없다'는 사실이다. 하지만 이 사실을 알게 되면 생물 종으로서 우리는 애초에 미세먼지 생성을 줄이기 위해 더욱 협력할 것이다.

## ‖ 인도 찬디가르: 미세먼지, 꽃가루, 곰팡이 포자 ‖

미세먼지는 꽃가루를 운반하고 그 영향을 악화시킬 수 있다. 그래서 다음의 두 가지를 함께 논하지 않고는 천식이나 호흡기 문제를 다룰 수 없다. 첫째, 대기오염과 오염된 공기가 어린이의 폐에 미치는 영향이다. 둘째, 기후 변화가 공기 중 순환하는 꽃가루와 포자의 평균 수준에 미치는 영향이다. 21세기에 들어서 알레르기가 증가했다는 주장 중 하나는 '위생 가설'이다. 즉 사람들이 시골 농촌 공동체에서 도시로 이주하고, 가족 규모가 줄면서 우리가 성장하는 동안 '좋은' 세균에 노출될 기회가 줄었다는 가설이다. 순한 미생물에 적당히 노출되지 않으면 면역계가 아군과 적군을 인식하도록 제대로 훈련할 기회가 없는 것이라는 인식이 과거에 있었고, 지금도 일부 남아 있다. 이러한 관점에서 볼 때 우리 면역세포는 극도로 깨끗한 환경을 지루해하는 제멋대로인 아이들 같다. 이들은 재미난 일을 꾸미지만, 그런 실행력이 항상 이롭지는 않다.

지난 10년 동안 마이크로바이옴이 다양하다고 여겨지는 환경에 사는 사람들 사이에서 알레르기 발생률이 증가하면서 위생 가설은 직접적인 도전을 받았다. 소위 서구화된(보다 정확하게는 더 부유한) 나라의 알레르기 발생률은 흔히 비서구화된(더 가난한) 나라의 알레르기 발생률과 자주 비교된다. 모든 알레르기 발생률은 서구화된 나라에서 여전히 더 높지만, 다른 지역에서도 빠르게 늘고 있다. 더 많은 알레르기를 일으킨다고 '보이는' 환경을 설명하거나 피하기는 그리 간단하지 않은 것으로 밝혀졌다.

자정이 가까운 어느 추운 겨울 저녁, 나는 인도 찬디가르의 집에 있는 미누 싱Meenu Singh 박사와 화상회의를 하고 있었다. 그는 내리쬐는 아침 햇살을 피해 지붕이 있는 야외 공간에 앉아 있었고, 카메라를 돌려 주변의 무성한 녹지를 보여주었다. 키 큰 나무, 싱그러운 풀, 다양한 형태와 크기의 덤불이 있었고 일부는 꽃이 피고 있었다. 허리 아래로 담요를 두르고 있던 나는 괜히 부러워졌다. 우리가 이야기를 나누는 동안 새들은 그의 주변에서 노래했다.

싱은 찬디가르에 있는 의학대학원연구소의 선진소아청소년 진료센터에서 일하는 소아청소년과 교수이자 소아 호흡기·천식·알레르기 클리닉의 책임자다. 수십 년 동안 병원에서 천식과 호흡기 알레르기 환자들을 진료해온 그에게 인도에서 알레르기 문제가 점점 늘고 있는지 묻자, 그는 고개를 끄덕이며 이렇게 답했다. "지금까지는 습진 사례를 본 적이 없었는데 요즘은 아주 많습니다. 땅콩 알레르기가 인도에서 나타났다는 말은 들어본 적도 없지만, 지금은 그런 사례가 생기고 있어요. 위생 가설만의 영향인지는 모르겠네요. 아마 다른 요인도 있을 것 같습니다."

싱은 천식이 인도에서 지난 수십 년간 전반적으로 크게 늘었지만 어린이의 유병률은 최근 약 3~4퍼센트로 안정되었다고 말했다. 1960년대 0.2퍼센트로 보고된 유병률에 비하면 엄청나게 늘어난 수치이기는 하지만 말이다. 천식의 문화적·사회적 양상은 시간이 지나며 달라졌다. 한때 건초열처럼 엘리트 도시 지식인 질병으로 여겨졌던 천식은, 이제 주로 가난한 도시 거주자의 질병으로 명성이 높아졌다.[11] 실제로 WHO는 저소득 및 중저소득 국가에서는 중증의 천식을 억제할 약물이 부족하고, 전반적으로 의료자원 접근성이 낮아 질환을 진단하기조차 더욱 힘든 탓에 천식으로 사망하는 사례가 더 많다고 보고했다. 또한 WHO가 2019년에 내놓은 자료를 보면, 천식 합병증으로 전 세계에서 45만 5000명이 사망했다고 추정했다.[12] 가난한 사람뿐 아니라 어린아이와 노인도 천식 합병증의 영향을 가장 많이 받는 집단이며, 노인의 경우 사망 위험이 더 크다.

WHO는 천식을 "사람마다 중증도와 빈도가 다른 숨 가쁨과 쌕쌕거림 발작이 특징이며, 폐 기도에 염증이 일어나고 좁아지는 만성질병"으로 정의한다. 우리가 앞서 살펴보았고 또 역사가 마크 잭슨Mark Jackson이 천식의 역사를 다루며 언급했듯, 천식은 '천편일률적인' 폐질환이 아니다. 천식은 한 가지 원인보다는 거듭되는 증상 양상으로 설명될 수 있다. 천식의 근본 원인이 완전히 밝혀지지 않았기 때문이다. 천식 발병과 관련된 위험 요인은 아동기의 빈번한 감염, 담배 연기 노출, 높은 수준의 실내외 공기오염, 유전적 감수성 등으로 알려져 있다. 하지만 이 글을 쓰는 지금까지도, 천식에 대한 단 하나의 결정적 정의는 없다. 호흡기 알레르기와 연관 있는지도 여전히 논쟁의 여지가 있다. 하지만 천식 환자 대부분이 알레르기가 있고 다양한 환경 자극 요인으로 일어난다는 점으로 보아, 싱과 같은 의사들은 알레르기 천식을 운동 유발성 천식 같은 다른 천식과 거의 구분하지 않는 경우가 많다.

싱에게 호흡기 알레르기 사례가 더 많이 보이는지 그리고 천식 환자의 증상이 더 자주 발생하거나 악화하고 있는지 묻자, 그는 고개를 끄덕이며 답했다. "비교적 깨끗한 도시인 찬디가르에도 미세먼지가 꽤 많습니다. 게다가 교차로나 주요 도로 근처에 사는 사람들은 알레르기 발병률이 더 높고요." 이 내용은 신시내티의 라이언 박사에게서 들은 사실과 일치한다. 미세먼지 노출과 빈곤은 다른 노출 요인과 관계없이 모든 지역에서 알레르기와 천식을 악화시킨다. 실제로 WHO는 천식 예방의 초점을 알레르겐이 아닌 대기오염 수준을 낮추는 데 둔다. 많은 역학적 증거로 볼 때 이산화질소에 계속 노출되면 소아 천식 발병률이 늘기 때문이다. 알레르겐이 천식 발작을 유발하거나 악화시킬 수 있지만, 알레르겐이 인과관계상 어떤 역할을 하는지는 분명치 않다. 라이언은 꽃가루와 미세먼지의 조합이 아동 발달 과정에서 알레르기 천식을 일으키는 끊임없는 자극 요인일 수 있다고 의심했다. 게다가 가난한 도시 지역의 아이들이 호흡하는 공기에는 미세먼지가 더 많을 가능성이 크다. 이렇게 보면 찬디가르는 신시내티와 다를 바가 없다.

싱의 환자들은 대체로 부유하지 않다. 그의 클리닉은 정부 운영 기관이고, 환자들은 치료받으러 다른 병원을 찾아갈 여력이 없는 사람들이 대부분이다. 알레르기 및 천식 센터에서 진료받으려면 몇 달이나 대기해야 할 수도 있다. 그런데도 싱은 대기자 명단의 끝이 보이지 않는다고 말했다. 적어도 싱은 알레르기 치료 수요가 점점 늘고 있다는 사실이 문제라고 본다. 수요를 맞출 직원도 충분하지 않다.

싱이 진료하는 지역에서 알레르기 증가를 주도하는 요인이 무엇이라고 생각하는지 묻자, 그는 '지역 환경 변화'와 '인도인의 생활 방식 변화'라는 두 가지 문제를 지적했다. 사실 세부사항만 다를 뿐 다른 곳과 비슷한 요인이었다. 그는 더 남쪽에 있는 델리, 뭄바이, 첸나이는 곳곳이 콘크리트로 둘러싸여 있고 혼잡하며 대기오염이 더 심하고, 이곳 사람들은 이른 나이에 담배 연기에도 노출된다고 설명했다. 찬디가르에도 대기오염이 있지만, 이곳에는 초목이 많아 꽃가루가 더 많이 날아다닌다. 부분적인 영향으로는 도시 설계 방식 때문이다.

싱은 이렇게 설명했다. "이 도시는 본래 그렇게 시작되었어요. 인도가 독립한 뒤 이 도시가 세워졌고, 찬디가르를 설계한 건축가 르 코르뷔지에Le Corbusier는 나무를 많이 심었죠." 찬디가르는 만연한 산업화에 맞서 영국에서 개발된 전원도시 모델을 이용해 건설된 도시다. 20세기 초 영국의 도시계획가인 에버니저 하워드Ebenezer Howard는 최고의 도시 생활과 최고의 농촌 생활이 결합된 이상적이고 유토피아적인 도시를 설계하고자 했다. 소위 전원도시는 볼품없는 현대 공장과 비좁은 임시 주택으로 대표되는 도시에 맞서 식물을 더 많이 심고 더 많은 녹지 공간을 갖도록 조성되었다. 찬디가르 엘리트 지배계급은 무성한 녹지로 둘러싸인 집에 살았다. 거리와 대로에도 나무가 줄지어 늘어섰으며 인공 언덕도 설계되었다. 더 푸르른 친환경도시를 만들고자 한 것이다. 이 계획에 따라 찬디가르는 아름다운 도시가 되었지만, 동시에 꽃가루가 심각한 도시가 되었다. 싱은 오늘날 다른 여러 도시와 달리 찬디가르에서는 매일 꽃가루 수를 측정하지 않는다고 한탄하며, 꽃가루 정보가 절실히 필요하다고 주장했다. 꽃가루를 추적하면 호흡기 알레르기 및 천식 환자를 더 잘 치료할 수 있다.

인도 내 천식 환자의 고통을 더하는 것이 디젤 엔진 배기가스와 공장 매연만은 아니다. 여러 지역에서 발생하는 또 다른 지역 대기질 문제는 농작물을 태우는 관행에서 온다. 싱은 이렇게 주장했다. "사람들이 곡물을 벤다음 하는 일은 남은 것을 전부 태우는 일입니다. 이런 관행은 많은 연기를 일으켜 대기질을 악화시키죠. 이런 상황에서 환경을 바꿀 방법을 알아내야 합니다." 하지만 싱은 늘어나는 천식 발생률을 억제하려면 인도인들이 생활 방식을 다시 생각해봐야 한다고도 지적했다. "자동차 사용을 자제하고 재택근무 하도록 교육하기 시작해야 할 겁니다."

코로나19 팬데믹은 어떤 측면에서는 인도의 대기질을 나아지게 만들어, 싱이 보는 알레르기 및 천식 환자들에게도 도움이 되었다. 일시적이었지만 공기가 약간 맑아졌고 미세먼지도 줄었다. 그 기간 동안 마스크도 썼기 때문에 환자들의 천식 발작이 줄었을 수도 있다. 호흡기 알레르기 환자들도 2020년 4월과 5월에 걸친 꽃가루 시즌을 수월하게 보낼 수 있었다. 코로나가 잦아들고 공중보건 조치가 서서히 해제되면서, 싱은 마스크 착용이 알레르기 발작 발병률에 미치는 영향을 측정할 과학적 연구를 설계하고 있다. 물론 코로나가 환자들에게 좋지 않은 영향을 미치기도 했다. 곰팡이나 진드기 같은 것에 실내 알레르기가 있는 사람은 증상이 악화된 것이다. 바깥 공기가 일시적으로 맑아지더라도 알레르기를 당해낼 길은 없어 보인다.

사실 싱이 진료하는 흔한 알레르기 중 하나는 곰팡이 알레르기다. 잘 조절되지 않는 천식 환자 중 약 20퍼센트는 알레르기기관지폐아스페르길루스증(이하 ABPA)으로 알려진 심각한 폐질환으로 발전한다. 드문 질환이기는 하지만 이 질환은 전 세계에서 총 837종이 발견되는 아스페르길루스Aspergillus 진균류에 속하는 여러 종에 감작된, 잘 조절되지 않는 천식 환자에서 발병할 우려가 크다. 싱은 이렇게 설명했다. "ABPA는 매우 좋지 않은 질병입니다. 천식을 더욱 악화시키거든요. 단순한 천식에서는 그렇게까지 진행되지 않지만 이 질병은 폐를 파괴합니다."

곰팡이의 과도한 성장이 문제다. 싱은 그 이유로 건설 증가, 열악한 농업 관행, 찬디가르 및 인근에서 곰팡이 포자를 늘리는 점진적인 기후 변화를 꼽았다. 곰팡이는 습하고 따뜻한 조건에서 번성하는데, 도시의 신규 건설 현장은 원래 지하수면이 높은 농작물 밭이었던 경우가 많다. 싱은 이런 신축 주택에는 모두 습기 문제가 있다고 지적했다. 찬디가르가 있는 인도 북부에는 집먼지진드기가 걱정할 정도로 많지는 않다. 싱이 보는 환자들에게는 다행스러운 일이다. 하지만 싱은 훨씬 따뜻한 남쪽에 사는 환자들은 천식과 ABPA에 치명적인 조합인 진균과 집먼지진드기 증가에 모두 노출된다고 설명했다. 게다가 안타깝게도 ABPA를 치료할 좋은 방법은 없기에 싱은 "정해진 치료 지침은 따로 없습니다. 스테로이드나 항진균제를 사용하죠. 하지만 우리는 천식 치료도 계속해야 합니다. 이런 환자들은 IgE 수치가 매우 높습니다."라는 말을 덧붙였다.

기후 변화와 전 세계적으로 더 습하고 따뜻해진 기후 조건 때문에 특히 남아시아 국가에서 곰팡이 민감성 문제가 늘고 있다. 이러한 기온 변동은 식물과 곰팡이가 피어나는 시기와 방법에 변화를 가져올 수 있고, 실제로 변화를 일으켜 전 세계적으로 점점 더 많은 호흡기 및 알레르기 환자에게 피해를 준다.[13] 싱은 미래에 효과적이며 저렴한 더 나은 치료법이 나오리 라는 희망을 품고 있지만, 당장 나아가야 할 길에 환상을 품고 있지는 않 다. 그가 사는 도시는 겉보기엔 아름답지만 미세먼지와 꽃가루, 점점 늘어 나는 곰팡이 포자로 가득 차 있다. 또 팬데믹을 거쳤지만 대기질은 향후 10년 동안 나아질 것 같지 않다. 싱은 그저 클리닉이 계속 유지될 수 있기 를 바랄 뿐이다.

## ‖ 환경이 바뀔수록 면역계는 혼란에 빠진다 ‖

알레르기는 의심할 여지 없이 이전부터 있었고, 지금까지 존재하는 가장 중요한 생물학적·의학적 문제다. 호흡하는 공기나 노출되는 빛, 열, 추위 같은 물리적 작용 요인과 섭취하는 음식, 몸에 침입할 수 있는 다양한 기생 유기체 등의 환경에 맞서 인간 및 하위 동물이 나타내는 반응의 병리를 보여주기 때문이다.[14]

- H. W. 바버, G. H. 오리엘

맨체스터의 과거, 신시내티의 현재, 찬디가르의 미래가 우리에게 말해 주는 것은 모든 경우에서 우리가 호흡하는 공기가 면역기능에 큰 영향을 미친다는 사실이다. 알레르기 위험은 단지 유전되거나 부분적으로 대물림된 것이 아니라, 주변 환경과 그 속에 우리가 매일 접하는 보이지 않는 입자에서 유발된 것이다. 환경이 어느 정도는 모든 알레르기를 증가시킨다는 인식을 뒷받침하는 강력한 증거 중 하나는 백혈구 연구 결과에서 볼 수 있다.

영국의 대표적인 비영리 연구기관인 웰컴생어연구소가 2020년 내놓은 새로운 연구 결과에 따르면, T세포는 항원 노출에 반응해 켜지거나 꺼지는 단순한 '스위치'가 아니다. 오히려 T세포는 이전에 집먼지진드기 같은 특정 항원을 얼마나 많이 '경험'했고, 또 그에 따라 인식하고 반응하는 '훈련'을 얼마나 했는지에 따라 더욱 다양하게 반응해 연속적인 다양한 면역계 반응을 일으킨다. 웰컴생어연구소에서 실시한 연구는 T세포가 과거 어떤 신호에 '더 많이' 반응했다면, 그만큼 현재도 '더 빨리' 반응한다는 사실을 보여준다. 이 연구의 주저자 중 한 명인 에디 카노가메즈Eddie Cano-Gamez는 이렇게 밝혔다. "예전에는 기억 T세포가 두 단계의 발달 과정을 거친다고 생각했다. 하지만 우리는 기억 경험에 연속적인 스펙트럼이 있다는 사실을 발견했다."

연구자들은 경험 없는 '순수한' T세포가 특정 화학 신호를 받으면, 먼저 면역반응을 진정시키거나 제한하는 반응을 보인다는 사실을 발견했다. 하지만 더 경험 많은 T세포, 즉 이전에 항원을 만난 적이 있는 T세포는 정반대로 반응했다. 경험 많은 면역세포는 염증을 일으켰다. 삼나무 꽃가루나 미세먼지에 더 많이 노출되면 그에 대한 반응이 더 악화할 수 있다는 뜻이다. 따라서 꽃가루가 많고 대기질이 좋지 않은 곳에서는 호흡기 알레르기와 천식이 더 많이 발생하고 증상이 심해질 수 있다.

연구자들은 천식 환자 중 많은 이가 호흡기 알레르기도 겪는다는 사실에 놀라지 않는다. 노스웨스턴대학교 파인버그 의과대학의 전 알레르기·면역학 분과장이자 현 알레르기 및 면역의학·미생물면역학·이비인후과 교수인 로버트 슐라이머Robert Schleimer 박사는 천식 환자가 건초열에 걸릴 확률이 90퍼센트라고 말한다. 그는 코와 점막 내벽을 거대한 축구 경기장에서 파도타기하는 팬들에 빗대어 설명한다. 비강으로 들어가는 미세먼지와 꽃가루는 일부 세포 표면에서 미세하게 진동하는 털 같은 구조인 섬모를 따라 물결치며 재빨리 코 밖으로 내보내진다. 그다음 이런 입자가 든 점액이 목구멍 뒤쪽으로 넘어가 위장으로 들어간다. 슐라이머는 어깨를 으쓱하며 "사람은 하루에 1리터 정도의 점액을 삼킵니다."라고 설명했다. 알레르기나 감염 징후가 없는 정상적인 날에는 그렇다는 말이다. "연구에 따르면, 사카린이나 설탕이 묻은 종이를 코에 넣으면 약 20분 후에 단맛을 느낍니다. 코 섬모와 점액이 이런 물질을 제거하는 데 걸리는 대략적인 시간이라고 볼 수 있지요."

'발다이어 고리Waldeyer's ring'라고도 불리는 턱샘mandibular gland은 코가 여과 기능을 하는 인후 주변에 있다. 신체 림프계의 일부인 이 샘은 편도선과 인두편도로 구성되어 있다. 말하자면, 이들의 임무는 점액을 샅샅이 살펴 위험하거나 해로운 물질이 들어 있는지 결정하는 것이다. 만약 그런 물질이 발견되면 면역반응 신호를 보내고 이 신호는 폐까지 전달된다. 슐라이머는 이렇게 설명했다. "방금 설명한 과정은 '통합기도 가설unified airway hypothesis'이라는 이론의 일부입니다. 이 가설에 따르면, 기도에 알레르기 염증이 생기면 전체 호흡기에서도 발생하는 경향이 있습니다."

건초열, 천식, 공기 중 항원 노출과 호흡기 알레르기 발병 사이의 관계를 살핀 200년 이상의 관찰과 과학적 연구도 이 통합기도 가설을 뒷받침한다. 게다가 기후 변화 때문에 미국 내(특히 북부 지역)에서 농작물 재배 기간이 길어지고 있다. 1995년부터 2015년까지의 미국 환경보호청이 작성한 지도에 따르면, 꽃가루 시즌은 평균적으로 미네소타에서 21일, 오하이오에서 15일, 아칸소에서 6일 더 길어졌다. 메릴랜드대학교가 2002년에서 2013년 사이 30만 명의 응답자를 대상으로 실시한 연구에 따르면, 봄철이 오는 시기가 바뀔 때마다 건초열이 늘었다.[15] 봄이 일찍 오면 건초열 유병률이 14퍼센트나 늘었다. 이는 신시내티나 찬디가르 같은 도시에서 계속 높은 수준의 미세먼지, 꽃가루, 곰팡이 포자에 노출되는 수백만 명의 아이들에게는 나쁜 소식이다.

호흡기 질환의 가장 큰 자연환경 유발 요인 중 하나인 돼지풀을 예로 들어보자. 돼지풀은 아메리카 대륙이 원산지인 개화 식물로, 잘 자라고 꽃가루를 퍼트리기로 악명 높다. 여러 면에서 지난 200년 동안의 돼지풀 이야기는 환경 변화가 알레르기에 얼마나 큰 영향을 미치는지 보여주는 단적인 예로 언급되었다. 돼지풀은 이산화탄소 농도 변화에 매우 민감하다. 이산화탄소 농도가 높아질수록 꽃가루가 많이 생산된다. 대기 중 이산화탄소 농도가 높아지면 돼지풀에는 좋지만, 알레르기 환자들에게는 재앙이다. 하지만 문제는 돼지풀에서 그치지 않는다.

보스턴대학교 생물학 교수인 리처드 프리맥Richard Primack 박사는 꽃가루에 대해 개인적으로나 직업적으로 많이 알고 있다. 환경이 교란된 지형에서 아주 잘 자라는 개화 식물의 일종인 창질경이를 연구하던 대학원생 시절, 그는 질경이 꽃가루에 심각한 호흡기 알레르기가 생겼다. 해당 연구를 그만둔 뒤에도 알레르기는 수년 동안 이어졌다. 그는 일종의 식물학자가 겪는 직업병이라고 말했다. 대부분의 식물학자는 연구 이력 중 어느 시점에서 무언가에 알레르기가 생긴다. 같은 꽃가루라도 연구실 바깥에서보다 더 심한 수준으로 더 빈번하게 접촉하기 때문에 면역계가 부정적으로 반응할 기회가 더 많기 때문이다.

내가 그에게 전화를 걸었을 때는 영상 20도 정도의 완연한 가을이었다. 프리맥은 자신의 전문 연구 주제인 자연 알레르겐의 생산 주기에 대해 열성적으로 이야기했다. 그는 기후 변화가 봄철 수분 같은 생물학적 사건이 일어나는 시기에 미치는 영향을 주로 연구한다. 내가 꽃가루와 곰팡이 포자의 확산에 관해 묻자, 그는 몹시 기뻐하며 지난 40년 동안 자신이 관찰한 많은 변화에 대해 기꺼이 공유해주었다. 만약 당신이 계절성 호흡기 알레르기를 앓고 있고, 매년 더 악화된다고 느낀다면 아마 사실일 것이다. 꽃가루와 곰팡이 포자 수준은 실제로 바뀌고 있다. 그리고 오늘날 몇 가지 기후 요인이 뒤섞이며 문제는 더욱 복잡해졌다.

가장 분명한 사실은 기온이 따뜻해지고 있다는 점이다. 미국을 예로 들면 봄철은 평균적으로 훨씬 더 일찍, 특히 일부 지역에서는 2월 초에 시작되기도 하므로 더 따뜻해지는 온도에 반응하는 식물과 나무도 더 일찍 꽃을 피운다. 성장기가 끝날 즈음에는 가을 기온이 훨씬 온화해 식물이 꽃을 피울 수 있는 기간이 더 길어진다. 프리맥은 이렇게 설명했다. "제가 태어난 뉴잉글랜드 지역에서는 보통 9월 말부터 날씨가 추워지고 10월 초에는 얼어붙을 듯한 서리가 내렸습니다. 그렇게 되면 모든 초목이나 돼지풀, 꽃가루를 생성하는 다른 식물은 완전히 개화를 멈추죠. 하지만 오늘날에는 기후 변화 때문에 9월에서 10월까지 날씨가 상당히 따뜻해요. 올해는 10월에도 날씨가 따뜻하고 비가 많이 내렸기 때문에 돼지풀 같은 식물이 계속 자라고 꽃을 더 많이 피웠습니다."

돼지풀 같은 식물이 가을 내내 꽃가루를 내뿜는다는 것은 돼지풀 알레르기로 고생하는 사람이 '더 오래' 고통받는다는 뜻이다. 하지만 기후 변화는 호흡기 알레르기 환자에게만 더 심각한 문제를 일으키는 것은 아니다. 새로운 날씨 패턴을 좋아하는 다른 알레르기 유발 식물에는 무엇이 있을까? 바로 옻나무다. 프리맥은 담담한 어투로 이렇게 말했다. "옻나무는 제가 자라던 시절보다 요즘 훨씬 더 흔해졌습니다. 이런 식물은 점점 퍼지고 있으며, 더 많이 증식하고 이전에는 없던 곳에서도 자랍니다."

대기오염 자체에서 이득을 보는 식물도 있다. 공기 중 이산화탄소가 많을수록 돼지풀이나 옻나무 같은 식물에 유리하다. 하지만 식물은 높은 질소 수준도 정말 좋아한다. 이에 프리맥은 "과거 토양 질소는 많은 식물에게 부족한 영양소였습니다. 하지만 석유, 석탄, 천연가스 같은 화석 연료를 태우는 일이 늘면서 질소 먼지가 더 많이 발생하고 있죠. 그리고 이 먼지가 땅에 떨어지면 토양이 비옥해집니다. 그래서 돼지풀 같은 식물은 토양의 높은 질소 농도, 공기 중 높은 이산화탄소 농도, 따뜻한 기온을 기회 삼아 전보다 훨씬 많이 자라고 더 많은 꽃가루를 만듭니다."라고 설명했다.

일련의 환경 변화로 토양은 침입종 식물 종이 번식하기에 더 유리해졌다. 미국 남부 캘리포니아, 애리조나, 뉴멕시코 같은 곳에서는 침입종 풀이 유입되면서 꽃가루 수치가 늘고 있다. 중서부에서는 더 온화해진 날씨의 영향으로 개화 식물이 평소보다 훨씬 오래 꽃을 피운다. 그리고 이미 습도가 높은 남부에서는 날씨가 점점 더 습하고 더워지고 있다. 곰팡이 알레르기가 있는 사람에게는 좋지 않은 조합이지만, 곰팡이 성장에는 더 없이 이상적인 조건인 터라 공기 중에 더 많은 곰팡이 포자가 날아다닌다. 본질적으로 미국 내에서 기후 변화가 알레르겐에 직접 영향을 미치지 않는 지역은 한 군데도 없다. 그리고 우리가 맞서는 문제는 곰팡이에서 돼지풀, 참나무, 침입종 풀, 옻나무까지 조금씩 다를 수 있지만, 모두 다 우리 몸을 훨씬 더 자극한다.

일반적으로 꽃가루 수준은 2040년까지 두 배가 될 것으로 예상되고, 더욱 '강력'해질 것이다. 꽃가루 펩타이드가 늘며 면역계 반응을 악화할 가능성이 있기 때문이다. 최근 연구에서는 꽃가루 시즌이 길어지면서 알레르기 천식으로 환자들의 응급실 방문이 더 잦아지리라 추정한다.[16] 이 연구는 미국에서만도 이미 매년 약 2만 명을 응급실로 보내는 참나무 꽃가루에 초점을 맞췄다. 한편 2017년 메이요클리닉에서 수행한 연구에서는 기후 변화로 이산화탄소가 늘어 곰팡이 성장이 증가했다고 보았다.[17] 이 연구에서는 곰팡이에 노출되면 세포 장벽이 낮아져 세포 염증이 일어나고 알레르기가 악화된다는 사실을 발견했다. 기후 변화로 전 세계적으로 홍수가 더 심각해지고 기온도 높아진다. 허리케인 카트리나 이후 알레르기 발생이 급증하기 시작한 뉴올리언스나 찬디가르에서 우리가 이미 목격한 것처럼 이러한 현상은 곰팡이가 더 많아진다는 사실을 의미한다. 기후 변화는 날씨 패턴도 바꾸며 태풍은 호흡기 알레르기와 천식 증상을 악화한다. 이러한 현상을 '뇌우천식thunderstorm asthma'이라고 한다. 비가 오면 바이오에어로졸bioaerosol(세균 또는 바이러스 등의 생물학적 인자가 부착된 채 대기에 떠도는 미세한 입자—옮긴이)이 파괴되고 낙뢰가 꽃가루 알갱이를 조각낸다. 그다음 강한 바람이 불면 파괴된 꽃가루 조각은 수 킬로미터에 퍼진다. 실제로 2016년 호주 멜버른에서 뇌우천식이 발생해 단 이틀 동안 1만 명이 넘는 사람이 호흡 곤란으로 응급실을 찾았다.

이러한 사건들은 '자연환경의 변화가 우리 면역계 기능에 계속 영향을 미쳐 알레르기를 악화시켰고, 현재도 진행 중이며, 앞으로도 계속될 것'이라는 주장에 신빙성을 더한다. 하지만 우리가 통합기도 가설을 믿고 그 이론을 뒷받침하는 과학적 증거를 모두 받아들인다 해도 여전히 이런 질문은 남는다. 왜 습진이나 피부 알레르기, 식품 알레르기도 극적으로 늘었을까? 자연환경은 이러한 알레르기에도 책임이 있을까?

워싱턴대학교의 면역학자 엘리아 테이트 워노Elia Tait Wojno 박사는 "복잡한 문제죠."라고 답했다. 그는 개 알레르기를 연구한다. 개, 고양이, 새는 우리와 함께 살며 공간을 공유하고 우리가 만든 음식을 먹는다는 점에서 독특하다. 테이트 워노는 반려동물과 농장 동물 모두 알레르기를 겪는다는 사실을 지적하며, 여러 문제를 일으키는 것은 '전반적인 환경'이라는 생각에 힘을 싣는다. 이는 우리 면역계뿐 아니라 동물 면역계도 불안정해졌다는 사실이다. 그는 이렇게 말했다. "이런 상황을 둘러싸고 환경에서 무언가 일이 벌어지고 있다는 논쟁이 있는 것 같습니다. 이 사악한 조합에서 그 무언가가 음식, 산업화, 화학 물질, 독소, 아니면 이 모든 것인지 말이죠."

다음으로 우리가 살펴볼 것은 이 '사악한 조합'에서 빠진 부분이다. 인간이 만들어낸 생활 방식에서 우리와 반려동물의 면역기능에 부정적인 영향을 미칠 수 있는 다양한 변화를 모두 탐색해보자.

# 6장

# 현대 생활 방식이 만든
# 알레르기

엘리자베스는 예쁜 세 자녀를 둔 30대 후반의 엔지니어다. 아이들은 모두 다양한 알레르기가 있다. 열두 살 된 큰딸 비올라는 아기 때 습진을 앓았고, 지금은 환경 알레르기인 꽃가루 알레르기와 식품 알레르기인 옥수수, 견과류, 땅콩 알레르기가 있다. 세 살 난 아들 브라이언도 아기 때 습진을 앓았다. 나중에 땅콩과 보리 알레르기가 생겼다. 이것이 식품 알레르겐이다. 적어도 지금 아는 한은 그렇다. 엘리자베스는 알레르겐이 더 있을까 봐 걱정한다. 다섯 살인 작은딸 아멜리아는 아기 때 유제품 알레르기가 있었지만 지금은 유당불내증이다. 알레르기로만 보면 아멜리아가 세 아이 중 가장 무난한 편이다.

　내가 엘리자베스의 이야기를 들었을 때 그는 이미 아이들의 자극된 면역계를 노련하게 다룰 수 있었다. 그가 가진 알레르기 관련 지식은 대체로 수년간의 경험에서 쌓였다. 엘리자베스는 옥수수 알레르기가 있는 자녀를 둔 부모들을 돕기 위해 자조 모임을 시작했고, 모임의 일원으로서 다른 부모에게 식품 알레르기에 대해 교육하는 데 상당히 열성적이다. 그는 자신과 그 모임에 있는 다른 엄마들이 수년 동안 자기 자녀에게 알레르기가 있는 이유를 설명하는 '이론'을 만들어왔다고 말한다. 그 이론이란 비올라와 브라이언 둘 다 어릴 때 고열로 응급실에 갔다가 예방 차원에서 항생제를 맞았기 때문이라는 것이다. 엘리자베스는 항생제가 아이들의 장내 마이크로바이옴을 뒤집어놓아 식품 알레르기가 생겼다고 탓한다. 아들에게 항생제를 투여해도 좋다고 동의한 자신을 책망하기도 하며, 비올라 경우를 보고 교훈을 얻었어야 한다고 자책했다. "지금도 정말 후회해요. 항생제 때문에 브라이언에게 장 누수를 비롯한 다른 여러 가지 문제가 생겼다고 확신하니까요."

비올라와 브라이언이 항생제에 일찍 노출된 탓에 알레르기 질환이 생겼다고 엘리자베스가 생각하는 근거 중 하나는, 가족 중 아무도 알레르기를 일으킨 적이 없기 때문이다. 같은 이유로 엘리자베스의 부모는 처음에 그 진단을 믿지 않았다. 그들은 '옛날엔' 사람들이 아무거나 다 먹고도 괜찮았다고 주장했다. 식품 알레르기라니 말도 안 되는 일이었다. 하지만 비올라와 브라이언이 음식을 먹고 아나필락시스 반응을 일으켜 여러 번 응급실에 실려 가자, 결국 손주들의 알레르기가 '진짜'라는 사실을 알게 되었다.

자녀에게 여러 가지 알레르기가 생기자 엘리자베스 가족의 일상에는 많은 변화가 일어났다. "제 일상은 애들 요리 중심으로 돌아가죠. 저희는 외식을 안 해요. 음식 만드는 사람들을 믿지 않거든요." 대신 엘리자베스는 매일 아침 6시 30분에 일어나 세 아이에게 알레르기를 일으킬 만한 것을 전부 뺀 특별 아침 식사를 준비한다. 그다음 아이들의 도시락을 싼다. "아침마다 세 아이가 학교에 가져갈 도시락과 간식 상자까지 24칸을 채워야 해요." 그는 처음부터 하나하나 전부 요리해야 한다. 대부분의 포장 제품에는 아이들이 반응을 일으킬 만한 재료가 적어도 하나씩은 들어 있기 때문이다.

몇 달 전, 엘리자베스 가족은 평소 친하게 지내는 다른 네 가족과 함께 에어비앤비를 빌려 휴가를 갔다. 거기서 브라이언은 교차 감염 때문에 아나필락시스를 일으켜 응급실에 실려 갔다. 그 일 이후 엘리자베스는 자신이 '청소 대장'을 맡지 않는 한 다시는 다른 사람들과 집을 함께 사용하지 않을 것이라고 다짐했다.

알레르기가 가장 심한 브라이언은 아직 어리지만 특정 음식이 자기에게 위험하다는 사실은 안다. "제가 브라이언에게 '이거 왜 못 먹는 건지 알아?' 하고 물으면 브라이언은 '응. 나는 알레르기가 있으니까. 이거 나 아프게 하잖아. 엄마가 주사 놓고 빨리 병원에 가야 하니까.'라고 대답해요. 에피펜도 알아요. 맞을 때 아파서 기억하고 있죠. 1센티미터도 넘는 바늘이 쿡 박히니까요." 브라이언은 가방에 에피펜을 챙기는 것을 볼 때마다 도망간다. 엘리자베스는 그 모습을 볼 때마다 자신이 세상에서 가장 나쁜 괴물이 된 것 같아 죄책감을 느끼지 않을 수 없다고 말한다. 아이가 에피펜을 볼 때마다 나쁜 감정을 떠올리기 때문만이 아니라, 궁극적으로 자기가 아이의 알레르기에 책임이 있다고 느끼기 때문이다.

엘리자베스의 이야기나 그가 겪는 죄책감은 드문 일이 아니다. 알레르기가 있는 자녀를 돌보는 많은 보호자가 애초에 왜 아이들에게 알레르기가 생겼는지 궁금해하고 걱정한다. 명확한 증거나 확실한 이유가 없는데도 자신의 생활 방식이나 가정 환경, 습관 중 무언가가 자녀에게 생긴 힘든 일에 영향을 미쳤을지도 모른다고 걱정한다. 특히 심한 습진이나 식품 알레르기가 있는 아이의 부모는 마치 고고학자처럼 과거에 반복했을 행동이나 조기에 알레르겐에 노출되었을 만한 상황을 샅샅이 뒤지며, 무의미해 보이는 상황에서 무언가 도움이 될 만한 것을 알아낼 수 있지 않았을까 하는 생각으로 자세히 조사한다. 그런 심정은 이해할 만하다.

## ‖ '인간이 자초한 일'이라는 가설 ‖

엘리자베스나 모임의 다른 엄마들처럼 알레르기를 두고 나와 이야기를 나누거나 인터뷰했던 일반인들은 대체로 알레르기 유발 요인을 두고 '자신만의 이론'을 만든다. 대부분 가장 과학적으로 그럴듯한 후보 이론을 이리저리 꿰맞추고, 환경 변화가 원인일 가능성이 크다는 생각과 연관 지은 이론이다. 2018년 9월, 나는 미국인 800명을 대상으로 인구통계학적 설문조사를 실시했다. 응답자의 약 57퍼센트는 알레르기의 원인이 '환경 오염'이라고 생각했다. 또 48퍼센트가 인공 화학물질과 관련 있는 것 같다고 답했다. 이어서 38퍼센트가 기후 변화, 생활 및 식습관 변화를 원인으로 꼽았다.

이 책을 쓰기 위해 깊이 있는 연구를 시작했을 때만 해도 알레르기 증가의 수수께끼를 해결할, 직관적으로 확실해 보이는 두 가지 열쇠가 있었다. 하나는 세균, 바이러스, 기생충에 대한 노출은 줄어들고 오염물질이 늘어난 여러 환경 변화였고, 다른 하나는 현대 도시 생활의 스트레스라는 요인이었다. 쉽게 말해, 나는 우리가 주변 환경과 맺는 관계에 뭔가 분명 문제가 있다고 생각했다. 내 이론을 뒷받침할 구체적인 '증거'가 있었기 때문이다. 내가 뉴욕, 샌프란시스코, 홍콩처럼 인구 밀도가 높고 오염이 심한 도시에서 살기 전까지는 알레르기 없는 행복하고 건강한 사람이었다는 점이 바로 그 증거다.

적어도 내 기억에 인디애나 시골에서 보낸 어린 시절은 거의 목가적이었다. 농약을 치지 않은 밭에서 키운 채소와 과일을 먹고, 신선한 시골 공기를 마시며 바깥에서 하루를 보냈다. 줄지어 늘어선 옥수수 사이 먼지구덩이나 이웃집 헛간에서 놀았고, 땅에서 뽑은 클로버 잎과 민들레 줄기를 씹고 마당 잔디를 먹기도 했다. 요컨대 나는 지난 200년 동안 알레르기가 증가한 이유를 설명해온 주요 이론 중 하나인 '위생 가설'을 받아들인 셈이었다.

위생 가설은 사람이 너무 깨끗하면 알레르기가 생기며, 특히 농장이나 여러 형제와 함께 사는 대가족의 일원으로 지내며 한 살이 되기 전에 다양한 세균을 접하면 알레르기를 예방할 수 있다고 가정한다. 위생 가설 지지자들은 '약간의 더러움'에 노출되는 것이 우리 몸에 좋다고 믿는다. 유아의 면역계가 제때 올바른 세균을 만나면 다양한 외부 자극에 제대로 반응하도록 훈련된다는 것이다. 이 초기 훈련을 받지 않거나 잘못 노출되거나 올바르게 노출되어도 엉뚱한 시기에 노출되면 면역계는 나중에 과다반응을 보일 준비를 한다.

위생 가설 논리에 따르면, 대부분 자녀가 셋 이상이던 이모, 삼촌들과 함께 농장에서 대가족을 이루어 살았던 나는 알레르기 발생률이 훨씬 낮을 것이라는 가정이 맞아야 한다. 하지만 우리 가족에게 알레르기가 있었는지 알아보려 집에 전화를 걸었을 때, 나는 우리 가족의 면역계가 도시에 사는 다른 가족들만큼 자극되어 있었다는 사실이 떠올랐다. 그렇다면 적어도 가족의 알레르기 병력과 일부 최신 연구를 고려하면, 결국 농촌 생활은 면역계 발달에 만병통치약이 아닐 수도 있다는 결론이 나온다. 즉, 위생 가설은 알레르기의 수수께끼를 푸는 최종 정답이 아니다.

하지만 생활 방식과 환경 변화가 문제를 일으키리라고 추측한 것은 21세기 사람들만이 아니었다. 보스톡과 블래클리 시대에도 사람들은 만연한 대기오염과 농업 방식의 변화 때문에 건초열이 일어난다고 탓했다. 1951년, 미국 전역 신문에 의학칼럼을 기고한 저명한 의사인 월터 앨버레즈Walter Alvarez 박사는 당시에도 이미 호흡기 알레르기와 천식이 심각하게 증가한 원인이 주변에 늘어난 화학물질 때문이라고 보았다.

지난 200년 동안 우리는 알레르기가 훨씬 더 큰 문제에서 나타나는 일부 증상일 뿐이라는 사실에 초조해하며 살아왔다. 우리가 하고 있고 또 지금까지 해왔던 어떤 행동이 신체를 매우 자극하고, 가렵게 하고, 불편하게 하고, 아프게 한다고 생각했기 때문이다. 이러한 생각은 우리가 이 장에서 살펴볼 여러 가정을 하나로 묶는다. 나는 이 이론을 알레르기 원인을 설명하는 '인간이 자초한 일we're doing this to ourselves' 이론이라고 부르겠다. 우리가 공동으로 생활 방식을 바꾸면서 알레르기를 악화시키고 있다는 생각은 직관적일 정도로 자명하다. 하지만 이 생각이 정말 옳을까? 나는 알레르기 전문가들을 인터뷰할 때 이러한 이론에 대해 어떻게 생각하는지 물었다. 수많은 전문가는 위생 가설이 옳다고 말하며, 여전히 선도적인 이론 중 하나라고 말한다. 하지만 작물을 재배하고 음식을 준비하는 방식을 바꾸면서 일어난 식단 변화가 우리의 장내 마이크로바이옴을 변화시켜 알레르기에 불을 지폈다고 보는 사람도 많다(이 부분에 대해서는 이 장에서 더 살펴보겠다). 다른 이들은 우리가 매일 접하는 다양한 인공 화학물질과 플라스틱이 면역계를 더욱 자극한다고 주장한다. 하지만 '후생유전학'이라고도 하는 '유전자-환경' 상호작용이 코, 장관, 피부 마이크로바이옴 구성에 영향을 준 것은 물론, 알레르기 증가에도 큰 역할을 한다는 사실에는 누구나 동의한다.

이제 현대적 생활 방식이 면역기능에 미치는 영향을 중심으로 알레르기의 원인에 대한 주요 이론을 탐구해보자. 음식을 생산하고 준비하고 먹는 방식, 만성 수면 부족과 많은 스트레스를 유발하는 현대 직장 문화, 인간이 복용하는 의약품과 동물 사료로 사용하는 항균제와 구충제 및 항생제, 정원 가꾸기와 잔디가 깔린 멋진 마당에 대한 집착 등은 전부 알레르기를 유발하고 꾸준히 증가시키는 원인이 된다. 19세기에는 알레르기 유발에 대한 책임이 신경 과민성 행동과 불안한 성격에 있다고 보았다면, 21세기 들어서는 식단과 마이크로바이옴이 원인이라고 보았다. 이렇게 바뀌는 동안 우리 문화와 일상생활 습관은 200년 이상 자극을 늘리는 데 이바지했다고 꾸준히 의심받아 왔다. 모든 정황상 적어도 부분적으로는 우리가 스스로 이 상황에 책임이 있다고 생각하는 편이 옳다. 오늘날의 생활 방식은 모두 최근 알레르기가 늘어난 원인일 가능성이 크다.

## ‖ 불안과 스트레스가 원인이다? ‖

1800년대 이르러 건초열이나 천식을 유발하는 원인이 무엇인지 명확해지기 전까지, 의사들은 보통 환자가 느끼는 아주 심각한 증상이 어느 정도는 환자 본인의 책임이라고 생각했다. 1859년, 영국의 초기 연구자이자 천식 환자이기도 했던 헨리 솔터 Henry Salter 박사는 건초열과 천식이 기본적으로 신경증 질환이라고 생각했다. 20세기 초 런던 아동병원 알레르기 클리닉에서 일했던 조지 브레이 박사는 "많은 알레르기 질환은 두려움이나 감정적인 상태에서 나오지만, 그중에서도 미래에 대한 섣부른 예측은 치명적인 영향을 미친다."라고 주장했다.[1] 20세기 초 하버드대학교에서 수행한 연구 결과에 따르면, 아동 천식은 가혹한 체벌 또는 어머니에 대한 무의식적인 집착이나 증오 때문에 일어날 수 있다.[2] 당시에는 알레르기의 원인을 이런 식으로 보는 관점이 흔했고, 클리닉에서 연구자들이 보던 대부분의 알레르기 환자는 해당 유형으로 묶였다.

최초의 호흡기 알레르기 환자들, 적어도 자신의 질병 때문에 의사를 찾는 이들은 도시에 사는 교육받은 백인이었다. 이들 중 대부분은 어린 소년, 소녀들이었기 때문에 의사들은 신체적 허약함이나 나약함을 건초열 및 천식과 연관 짓기 시작했다. 1935년 발표된 초기 과학 문헌에서도 알레르기를 '과민증' 또는 '신경계 일부의 과민성 또는 불안정성'으로 정의한다. 신경질적이고 불안하거나 신경증이 있는 사람이 알레르기를 일으킨다는 뜻이다. 건초열과 천식을 유발하는 메커니즘은 알레르겐 자체뿐 아니라 환자의 신경계를 교란하고, 환자를 평소 균형 잡힌 알레르기 상태에서 벗어나게 만드는 모든 것과 연관 있다고 여겨졌다.

1931년, 알레르기 전문의인 워런 본은 감염, 불면증, 불안, 생리나 임신 상태에 나오는 호르몬, 감정 불안, 신체 활동 등 모든 스트레스 요인이 이 '균형'에 영향을 미쳐 알레르기나 천식 발작을 일으킨다고 주장했다.[3] 1934년, 동시대 의사인 새뮤얼 파인버그는 알레르기 환자는 보통 평균보다 지능이 높지만 더 감정적이고 신경질적이며 신경계가 더욱 각성된 상태라고 주장했다.[4] 1939년, 레녹스힐 병원의 알레르기 클리닉 책임자인 로런스 파머Laurence Farmer 박사는 정신이 알레르기의 과정에서 결정적인 역할을 하며, 감정은 흔히 심각한 발작을 유발한다고 주장했다.[5]

한편, 코카는 1931년 자신의 저서에서 '과식'과 '운동 부족'이 천식 발작을 일으킬 수 있다고 주장했다.[6] 그는 흔히 알레르기 증상이 일어나기 전 환자의 성격이 변한다는 사실을 확인했다. 이에 '과민증과 괴팍함이 알레르기의 일반적인 전조'이며, 전반적으로 관찰되는 '신경증은 알레르기 질환에서 나타나는 유일한 증상'이라고 역설했다. 하지만 동시에 심리치료나 정신분석은 알레르기 질환 관리나 발작 예방에 그다지 도움이 되지 않는다고도 지적했다.

1931년, 식품 알레르기 전문가 앨버트 로는 많은 사람이 식품 알레르기를 심각하게 받아들이지 않고, 불편함이 그저 환자 본인의 탓이라 여긴다고 주장했다. 자가보고한 증상은 거의 눈에 띄지 않기 때문에 식품 알레르기 환자는 증상 진위를 더욱 의심받고 철저한 조사를 받았다. 로는 의사들이 식품 알레르기를 정식 의학적 질환으로 인식한다면 해당 질환이 실제 널리 퍼져 있다는 사실을 알게 되리라고 생각했다. 그는 '많은 의사가 음식 특이성을 그저 상상일 뿐이라고 생각'한다고 불평했다.[7] 게다가 여성이 식품 알레르기를 더 많이 보이기 때문에 많은 의사가 더더욱 이 증상을 무시한다고 지적했다. 당시 의사들은 여성이 느끼는 증상을 종종 '공상'이라고 치부했기 때문이다.[8] 로는 동료들에게 더 열린 마음을 갖고, 다른 수단과 방법으로는 치료할 수 없는 환자들에게 (지양해야 할 음식을 뺀) 회피 식단을 기꺼이 처방해야 한다고 촉구했다.

1950년대 메이요재단에 글을 기고한 앨버레즈는 신경증적·감정적 긴장이 알레르기 반응을 유발하거나 특정 알레르겐에 민감하게 만들어 호흡기 및 식품 알레르기를 일으킬 수 있다고 주장했다. 그는 스트레스만으로 알레르기와 '비슷한' 증상이 일어날 수 있는지는 불분명하며, 이는 의사와 전문가 사이에서 논쟁이 될 만한 주제라고 언급했다. 또 알레르기는 몹시 예민하고 교육 수준이 높은 사람에게 일어나며, 이런 사람들이 과식하면 특정 음식에 알레르기가 발생한다는 사실이 분명하다고 말했다. 지금은 이러한 이론이 명백히 틀렸다는 사실이 알려졌지만, 당시에는 대체로 타당하게 여겨졌다. 더 나아가 앨버레즈는 환자에게 식품 알레르기가 있는지, 그냥 우울한 건지, 어떤 음식에 편견이 있는지 구분해 판단하기는 불가능하진 않지만 어렵다고 주장했다.[9] 그리고 1953년, 파인버그는 알레르기를 다룬 소책자에서 소위 식품 알레르기라고 불리는 수많은 사례는 우울, 불면, 피로에 불과하다고 설명했다.[10]

이렇듯 알레르기를 다루는 초기 치료법의 일부에는 '환자의 정신 상태와 매우 심각한 증상 사이에 연관성이 있다'는 단순한 생각이 반영되어 있다. 19세기부터 20세기 초까지 수많은 의사가 건초열과 천식 환자에게 발작을 일으킬 만한 스트레스 요인이나 신체 활동을 피하라고 조언했고, 흔히 아편, 알코올, 기타 진정제를 처방해 질환을 치료했다. 이러한 관행은 효과가 없으며, 아편제 처방이 매우 위험할 수 있다는 인식까지 늘면서 점차 사라졌다. 그러나 1960년대까지 대부분의 의학서적에서는 심각한 알레르기 사례에 대한 치료법으로 진정제를 제안했다. 알레르기 치료에 대한 조언에서 스트레스와 감정, 알레르기 발작 사이의 연관성이 아직 반향을 불러일으키던 시기다. 미국 알레르기재단은 자체 발간한 소책자에서 감정과 알레르기 발작 사이의 관계를 논하며, "흥분, 분노, 심지어 두려움

도 알레르기 발작을 유발할 수 있다."라고 주장했다.[11]

100년 넘도록 신경증 및 스트레스를 알레르기와 동일시하는 동안, 수많은 사람이 알레르기와 천식은 도시에 사는 부유한 엘리트나 걱정 많고 잘사는 백인의 나약함에서 비롯된다고 믿었다. 그리고 이런 조합이 알레르기를 표현하는 21세기 문화적 이해나 미디어에도 드러난다(이에 관해서 사례는 10장에서 이야기하겠다). 1947년 로버트 쿡은 알레르기로 신경증 진단을 대체하게 되면서 "'진지한' 의사들 사이에서 알레르기라는 진단이 한때의 유행에 불과하다는 나쁜 평판을 얻게 되었다."라고 비판했다.[12]

이러한 낙인과 개인의 책임으로 돌리는 관행은 알레르기 환자들이 '거짓말'을 하고 있다거나, 알레르기가 암이나 당뇨병만큼 '심각한' 질병은 아니라는 오늘날의 오해에도 여전히 남아 있다. 이런 생각은 알레르기 환자, 특히 습진 환자가 흔히 일상적인 스트레스 요인과 전반적인 정신 건강이 알레르기 반응이나 증상 악화와 연관 있다고 보는 데서도 나타난다. 내가 만난 사람들 중 꽤 많은 이가 알레르기에 대해 이야기할 때 알레르기와 정신적·육체적 건강이 거의 동의어라고 느낀다. 하지만 상관관계란 양방향이다. 건강하고 행복하면 알레르기가 덜하고 발작 빈도가 줄어든다. 스트레스와 피로는 알레르기 발작을 일으키는 원인이자 알레르기의 결과이기도 하다.

자, 이제 현실을 직시하자. 우리는 스트레스로 가득 찬 시대에 살고 있다. 2020년부터 펼쳐진 새로운 10년은 세계적인 유행병과 지금껏 경험한 가장 큰 규모의 산불, 가뭄, 홍수로 시작되었다. 세계 경제는 여전히 코로나의 영향을 받아 비틀거리고 있으며 둔화 조짐을 보인다. 우리가 겪는 불안과 압박이 알레르기에 영향을 미칠까? 스트레스 수준과 면역계는 직접적인 연관이 있을까? 간단히 대답하자면, '그렇다'.

지난 몇 년 동안 연구자들은 스트레스가 우리 몸 전체의 비만세포에서 분비되는 히스타민을 통해 면역반응에 직접 영향을 미친다는 증거를 발견했다. 정신적·육체적 압박을 받으면 우리 몸은 코르티솔이나 아드레날린 같은 스트레스 호르몬을 분비한다. 미시간주립대학교에서 실시한 최근 연구에 따르면, 비만세포는 '부신피질자극호르몬분비인자-1corticotropin-releasing factor-1 (이하 CRF1)'라는 호르몬에 상당히 잘 반응한다.[13] 연구자들은 정상적인 CRF1 수용체가 있는 쥐에 이 호르몬을 투여하면 비만세포의 수나 탈과립degranulation, 히스타민 분비가 증가한다는 사실을 밝혔다. CRF1 수용체가 결핍된 쥐에서는 비만세포가 훨씬 덜 활성화되고, 그 결과 이런 쥐들은 훨씬 멀쩡했다. 알레르기를 유발하는 스트레스 요인에 노출되어도 알레르기 질환이 54퍼센트 적게 나타났다. 다시 말해 스트레스에 취약한 쥐는 알레르기 반응에도 취약했고, 스트레스 호르몬이 히스타민 반응을 직접 활성화했다. 뮌헨공과대학교에서 독일인 1700명을 대상으로 실시한 연구에서는 알레르기와 흔한 정신 건강 장애 사이의 상관관계를 발견했다.[14] 통년성 알레르기가 있는 참가자는 우울증을 겪을 가능성이 더 컸고, 이들 중 계절성 건초열이 있는 사람은 불안을 느낄 가능성이 훨씬 컸다.

NIH의 패멀라 게헤이루는 이러한 현상을 당연하다고 보았다. 식품 알레르기의 원인을 알아보려 인터뷰할 때, 그는 위산 분비를 억제시켜 주는 양성자펌프억제제PPI 사용과 음식에 대한 IgE 민감성의 관계를 언급했다. 이러한 약물을 복용하면 장이 덜 산성화되므로 위장에 있는 음식이 면역학적으로 더욱 온전한 형태로 흡수된다. 위산 수준은 식단 및 스트레스 수준과 관련 있으므로 이러한 사례는 현대 생활 방식이 면역계에 어떻게 영향을 미치는지를 명확히 보여준다.

하지만 스트레스의 부정적인 영향을 겪는 것은 식품 알레르기 환자만이 아니다. 리오는 스트레스와 피부 사이의 연관성도 명백하다고 말했다. 게다가 적어도 부분적으로는, 스트레스로 유발된 질환을 치료하는 경우 단순히 약을 더 복용하는 것만으로는 부족하다. 그는 더욱 전인적인 치료로 환자의 생활 방식을 모두 다루어야 한다고 주장하며 이렇게 덧붙였다. "스트레스를 주면 피부장벽이 무너지기 시작하는 것을 실제로 볼 수 있습니다. 건강한 사람에게서도요. 서양인들은 가끔 '아, 스트레스 얘기 좀 그만해.'라고 불평하죠. 하지만 생리적 스트레스는 피부를 손상시킵니다. 진짜예요. 게다가 우리는 스트레스가 넘치는 사회에 살고 있습니다."

더 최신 과학적 발견에 따르면, 스트레스 수준이 올라갈 때 알레르기 반응이 더 심해진다는 점은 아주 명백하다. 하지만 이러한 관점은 흔히 환자의 정신 상태가 알레르기의 직접적인 원인이라고 보았던 초기 알레르기 의학과는 다르다. 게헤이루나 리오 같은 21세기 알레르기 전문가들은 직장, 집, 도시, 마을, 지역사회 같은 생활 환경에서 외부 스트레스 요인이 발생한다고 주장한다.[15] 육아, 좁은 사회집단, 경제 불황, 긴 통근 시간, 빈번한 야근 등 모든 요건이 환자의 스트레스 수준을 높인다. 그리고 늘어난 스트레스는 우리를 더욱 자극한다.

## ‖ 더 깨끗할수록 면역이 발달되지 않을까 ‖

20세기를 거치며 면역계 기능 관련 연구가 더 많이 쌓이자, 면역과민반응의 병인에 관한 관심은 유전이나 알레르겐 노출, 환자의 성격(성향)에서 현대 생활 환경의 미생물 구성으로 옮겨갔다. 가장 잘 알려져 있고 자주 옹호되는 알레르기 원인 이론인 위생 가설에 관해 좀 더 자세히 살펴보겠다. 너무 깨끗하거나 과하게 위생적이면 아동의 발달 관점에서 그다지 좋지 않다는 인식은 이미 익숙할 것이다. 아이들이 흙에서 놀고 약간 더러워지고 서로 물고 빨아도 괜찮다는 말도 들어보았을 것이다. 이는 20세기 후반 천식, 습진 및 식품 알레르기가 폭발적으로 증가한 현상을 설명하기 위해 처음 제기된 위생 가설의 바탕이 되는 기본 논리다.

1989년, 역학자 데이비드 스트라찬David Strachan은 〈영국의학저널〉에 '건초열, 위생, 가구 규모Hay Fever, Hygiene, and Household Size'라는 제목의 짧은 논문을 게재했다.[16] 그는 영국 전역에서 1958년 3월 같은 주에 태어난 1만 7000명이 넘는 아이들의 데이터를 활용해 다음 세 가지를 조사했다. 첫째, 참가자 중 23세에 건초열 증상을 자가보고한 사람은 몇 명인지, 둘째, 참가자의 부모 중 자녀가 11세에 건초열이 있다고 보고한 사람은 몇 명인지, 셋째, 자녀가 7세가 될 때까지 습진 발생 여부를 부모가 기억하는지였다. 스트라찬은 데이터를 설명하기 위해 많은 변수를 조사했지만, 그가 주목한 연관성이나 논문에 보고한 발견은 주로 자녀의 가구 규모와 태어난 순서에 집중되어 있었다.

스트라찬이 초기 데이터를 살펴보며 발견한 점은, 사회·경제적 계층이 달라도 가족 중 더 어린 아이일수록 건초열이나 습진 발병에 예방이 더 잘

되어 있는 것으로 보인다는 사실이었다. 말하자면 어린 시절 감염으로 알레르기 질환이 예방되거나, 손위 형제들과 비위생적으로 접촉하며 전염되었거나, 손위 형제들과 접촉하며 감염된 어머니로부터 출생 전에 이미 질환을 얻었다면, 어린 형제일수록 알레르기 발병률이 낮은 이유를 설명할수 있다고 그는 가정했다. 소가족이거나, 환경이 더 좋은 주택에 살거나, 청결 수준이 높다면, 아이들이 다양한 미생물에 노출될 기회가 줄어든다. 즉, 스트라찬의 연구 결과는 소아기의 가벼운 감염이 면역계 발달에 효과적이라는 점을 보여주었다.

처음에는 이런 관점이 받아들여지지 않았다. 여전히 많은 면역학자가 좋지 않은 감염이 알레르기, 특히 천식을 유발할 수 있다고 믿었기 때문이다. 하지만 IgE 매개 또는 항체 유발 알레르기 면역반응이 여러 알레르기 질환을 유발한다는 사실이 드러나면서, 결국 스트라찬의 아이디어는 수용되고 대중화되었다. 유아기 발달 초기에 특정 세균에 대한 노출이 부족하면 면역계가 '훈련되지 않은' 상태로 남아, 나중에 과민반응하게 된다는 것이 근본적인 문제라는 생각은 나름대로 일리 있어 보였다. 공생세균commensal bacteria(인간의 내장, 비강, 피부에 서식하는 좋은 세균)과 마이크로바이옴에 관한 초기 연구가 이어지며, "위생 가설은 알레르기를 설명하는 '오래된 친구old friends'나 '생물다양성biodiversity' 가설로 재공식화되었다. 이런 위생 가설은 서구화되고 산업화한 나라에서 일어나는 환경·식단·생활 방식의 변화 때문에 장과 피부 마이크로바이옴의 다양성이 바뀌었다고 주장한다".[17]

오래된 친구 가설은 인간이 수천 년 동안 함께 진화해온 미생물 일부를 더는 자주 접하지 않으면서 알레르기 및 자가면역질환 같은 만성 염증성 질환에 걸릴 위험이 더 커졌다는 가정이다.[18] 이 이론에 따르면 오래된 친구, 즉 미생물은 면역기능을 조절하는 데 도움이 된다. 이러한 미생물이 인간의 건강에 미치는 위험은 적으며, 건강한 면역계는 이들을 쉽게 제어한다. 또 이런 미생물은 발달 중인 면역계를 훈련해 인간이 정상적인 환경에 더 잘 적응하고 튼튼하게 자라는 데 도움을 준다. 이러한 관점에서 보면, 적어도 해당 미생물이 없으면 면역계가 제대로 자기 조절하는 데 필요한 초기 훈련을 받지 못한다는 문제가 생긴다. 대신 면역계는 꽃가루나 집먼지진드기 같은 무해한 자극에 과다반응하게 된다.

밀접한 관련이 있는 '오래된 친구 가설'과 '위생 가설'의 두 가지 이론을 종합하면, '농가 효과farmhouse effect'를 설명할 수 있다. 면역학자 네이글러는 오래된 친구들 같은 미생물 개념이 위생 가설과 결합해 어떻게 '농장 생활'이라는 목가적인 개념이 만들어졌는지 설명해주었다. 쟁기로 갈아낸 흙, 진흙투성이 헛간과 축사, 비옥한 들판이 있는 농가에는 세균, 바이러스, 기생충이 많다. 그는 이렇게 말했다. "농장 생활이 어떻게 보호 작용을 하는지 다룬 훌륭하고 오래된 문헌이 많습니다. 마이크로바이오타microbiota(미생물총이라고도 불리며, 여러 미생물의 집합체를 의미한다—옮긴이)가 다양한 건 좋죠. 자라면서 우리 몸에 서식하게 되는 모든 미생물은 환경에서 옵니다."

네이글러가 설명했듯, 환경이 바뀌면 마이크로바이오타도 바뀐다. 위생 상태가 더 좋아지고, 사람들이 농장을 떠나고, 자녀 수가 적어지면 풍부하고 다양한 마이크로바이오타 공급이 차단된다. 기본적으로 일상생활에서 미생물과 덜 친해지는 것이다. 특히 생후 첫 몇 년 동안 착한 세균과 가까워지면 (전부는 아니지만) 다양한 면역질환에서 보호되는 것처럼 보인다. 위생 가설은 환경이 '너무 깨끗하면' 적어도 대부분 IgE로 매개되는 Th2 반응 또는 알레르기 반응을 일으키는 면역기능이 틀어진다는 주장에 바탕을 둔다. 1장에서 살펴보았듯, IgE는 이전에 T세포가 만난 특정 물질과 싸우도록 B세포가 형성한 항체다. 하지만 계절성 알레르기 같은 Th2 관련 면역질환만 늘어난 것은 아니다. 최근 수십 년간 제1형 보조T세포(이하 Th1) 질환 또는 다발성 경화증 같은 자가면역질환도 늘었다. 위생 가설과 소위 농가 효과를 뒷받침하는 과학적 증거는 많고, 내가 만난 대부분의 알레르기 전문가는 이 이론이 매우 설득력이 있다고 말했다. 하지만 알레르기의 원인은 복잡하기에 위생 가설도 모든 것을 설명할 수는 없다.

최근의 연구들은 농가 효과를 측정할 수 있다고 주장하지만, 연구자들은 '어떤 노출'이 알레르기 예방 효과가 있는지, 또 해당 노출이 '어떤 메커니즘'으로 예방 효과를 내는지에는 확실히 답하지 못한다. 어릴 때부터 가축에 노출되면 커서도 모든 알레르기 질환의 발생 위험이 상당히 낮아진다는 점은 분명하다. 특히 축사 먼지에 노출되면 대부분의 알레르기 반응이 예방되는 것으로 보인다.[19] 농장 먼지에 있는 세균, 바이러스, 곰팡이 및 더 많은 알레르겐은 알레르기 반응을 예방하는 데 효과적이다. 하지만 먼지의 구성 요소 중 어떤 것이 예방 기능을 하고, 어떤 것은 그렇지 않은지는 분명하지 않다. 오스트리아, 독일, 스위스의 농촌 지역을 살핀 또 다른 연구에 따르면, 농촌 환경이 건초열, 아토피 민감성, 천식을 더욱 예방한다고 한다.[20] 유아기에 축사에서 놀았던 경험이 많고, 태어난 첫해에 우유를 마신 아이들은 IgE 검사 결과에서 약간의 민감성이 있다고 나타나더라도 알레르기 질환 발생률이 아주 낮았다. 즉, 일부 알레르겐에 근본적으로 민감성이 있더라도 그 민감성이 본격적인 알레르기 반응으로 발전하지는 않았다.

또 다른 연구는 실험실과 농장 외양간에서 각각 키운 쥐의 면역기능을 조사해 농가 효과를 강력하게 뒷받침했다.[21] 해당 실험 결과는 농가 효과 이론을 뒷받침하는 주요 결과 중 하나다. 오거스트는 실험실 연구용으로 사육된 병원체 없는 쥐는 '더러운' 일반 쥐와 상당히 다른 면역계를 갖고 있다고 설명했다. 실험용 쥐의 면역계는 신생아의 면역계나 다름없다. 농장 환경을 모방해 진행된 실험에서처럼 '깨끗한' 실험용 쥐를 '더러운' 환경에 갖다 놓으면, 쥐의 면역계는 사람 성인과 비슷해 보이는 면역계로 바뀐다.

이러한 연구 결과는 농가가 아닌 세균 범벅의 다른 환경도 알레르기 예방 작용을 할 수 있음을 시사하는 사람 대상 연구로 이어진다. 예컨대 개와 함께 사는 어린이와 성인은 천식과 비만 비율이 모두 낮은데, 이는 개가 집으로 들어올 때 딸려 오는 세균에 사람이 간접적으로 더 많이 노출되기 때문일 가능성이 크다.[22] 최근 NIH가 지원한 연구에 따르면, 반려동물과 해충 알레르겐(구체적으로는 고양이, 쥐, 바퀴벌레 알레르겐) 수준이 높은 실내 환경에 유아를 노출시킬 경우 7세가 될 때까지 천식 발병 위험이 낮았다.[23] 하지만 세균 노출은 어떤 세균인지에 따라 예방 작용을 할 수도 있고, 그렇지 않을 수도 있다.

흔한 장내 미생물인 헬리코박터 파일로리*Helicobacter pylori*라는 흥미로운 사례를 생각해보자. 헬리코박터 파일로리가 위궤양, 만성위염 또는 심지어 일부 암을 일으키는 범인이라는 사실은 잘 알려져 있다. 이 세균 종은 과학자들이 1982년에 발견했지만, 우리 몸을 점령한 것은 훨씬 더 오래된 약 6만 년 전부터라고 여겨진다. 인간은 아주 최근까지 흔했던 거주 방식대로 소규모 밀집 집단을 이루어 살며 이 세균을 얻었다. 헬리코박터 파일로리에는 다양한 변종이 있다. 페니실린 같은 항생제를 처방해 일반적인 감염을 치료하기 시작하면서, 인간의 장에서 이 세균이 사라지기 시작한 제2차 세계대전 이후까지 이를 체내에 지닌 인구의 비율은 약 80퍼센트 정도였던 것으로 추측된다. 오늘날 미국 전체 인구의 약 50퍼센트가 헬리코박터 파일로리에 감염된 것으로 추정되며, 일부 아프리카 국가에서는 그 수치가 70퍼센트까지 올라가지만 일부 유럽 국가에서는 19퍼센트까지 낮아진다.[24]

밀집해 사는 대가족의 경우, 미생물이 훨씬 쉽게 전파된다는 점에서 위와 같은 연구 결과는 위생 가설과 일치한다. 헬리코박터 파일로리는 일반적으로 생후 1년 영유아기에 획득되며, 분변-구강, 구강-구강 또는 구토-구강 경로로 전염된다. 일단 침입한 이 세균은 항생제를 쓰지 않는 한 수십년 동안(흔히 인간 숙주에서는 평생 동안) 장에서 살아남으며, 이를 갖고 사는 사람 대부분은 증상이나 나쁜 영향을 겪지 않는다.

헬리코박터 파일로리가 있는 사람의 위는 면역학적으로 이 세균이 없는 사람의 위와 다르며, 장내 조절T세포 군집이 더 큰 것으로 추측된다. 조절T세포는 염증성 면역반응을 억제하는 데 결정적인 역할을 하므로 매우 중요하다. 헬리코박터 파일로리에 감염되면 장에 면역세포가 더 많아지지만, 일부 연구자들은 이러한 현상이 세균에 대응하는 병리학적 반응이 아니라 정상적인 반응일 수 있다고 주장했다.[25] 헬리코박터 파일로리가 어떤 상황에서는 유익할 수 있다고 보는 것이다. 사실 이 세균이 부족한 사람은 위식도역류질환GERD이나 위산 역류를 앓을 가능성이 훨씬 크며, 헬리코박터 파일로리가 아동기에 발병하는 천식을 예방하는 역할을 한다는 증거도 있다. 따라서 일부 연구자들은 이 세균이 '양가적'이거나 '상황에 따라 병원체 또는 공생체'가 되는 미생물일 가능성이 있다고 결론 내렸다.[26]

이러한 주장은 모두 위생 가설의 기본 전제에 신빙성이 있음을 나타낸다. 우리 면역계를 훈련하려면 착한 세균에 자주 노출되어야 한다는 것이다. 하지만 다양한 미생물 군집과 함께 산다고 자연히 면역계 기능이 나아진다는 공식이 그리 간단하게 성립하지는 않는다. 버지니아대학교 의과대학의 알레르기·임상면역학과장인 토머스 플래츠밀스Thomas Platts-Mills 박사는 위생 가설로는 알레르기가 늘어난 현상을 설명할 수 없다고 주장했다. 그는 위생 가설이 적어도 그 자체로는 우리가 찾는 '범인'이 아닐 수 있다고 말했다. 그의 주장은 최근 더 청결해진 역사에 바탕을 둔다.

20세기 전반에 걸쳐 위생 기준은 더욱 광범위하게 받아들여졌다. 하수 체계가 개선되고, 식수가 그냥 마실 수 있는 수준이 되자, 적어도 섭취 경로로는 인간이 미생물에 노출되는 빈도가 훨씬 줄었다. 식품과 수질을 관리하고 신발 착용이 늘면서 장내 기생충인 구충에 자주 감염되는 일도 줄었다. 이 시기에는 시골 농장에서 도시 중심부로 인구가 이동하면서 일반적으로 사람들이 농장 동물과 만나는 일이 줄었고, 농장이나 토양에서 자주 노출되는 세균 개체군의 다양성도 줄었다. 가족 규모도 줄어든 탓에 아이들은 세균에 적게 노출되었지만, 이 모든 변화가 이미 1920년대에 이루어졌으므로 1940~1950년대에 천식과 알레르기비염이 극적으로 늘기 시작한 상황을 설명하지는 못한다고 플래츠밀스는 지적했다. 그는 건초열과 천식 증가를 가장 잘 설명하는 것은 위생 가설만이 아니라 '실내 알레르겐에 대한 민감성 증가 및 폐 특이적 보호 효과(이는 자주 심호흡하며 얻는다)의 감소' 때문일 수 있다고 주장했다. 야외 활동은 컴퓨터 게임을 하며 시간을 보내는 것보다 알레르기를 막는 데 더 효과적일 수 있다.

위생 가설이나 농가 효과가 맞다면, 시골의 농업 공동체에서 알레르기 발병률이 현저하게 감소하지 않을까 예상할 수 있다. 하지만 네브래스카 대학교 의학센터의 알레르기·면역학 부서장인 질 풀Jill Poole 박사는 미국 중서부 지역 농부의 약 30퍼센트가 농업 생활 방식과 직접 연관된 알레르기 질환을 앓고 있다는 사실을 발견했다. 곡물 창고와 축사에서 나오는 먼지, 살충제나 홍수 때문에 부패한 곡물은 농부들이 흔히 '농부 폐Farmer's Lung(곡물 취급 중 건초의 먼지를 흡입함으로써 발생하며, 고열과 호흡 곤란 증상이 특징인 과민성 폐렴—옮긴이)'라고 부르는 증상을 일으킨다. 따라서 일부 농장 환경 노출은 유익해 보이지만 명백하게 그렇지 않은 점도 있다.

게다가 가족 규모, 농촌 생활, 사회·경제적 지위가 위생 가설 이론과 관련이 있다면, 대가족 비율이 높고 농촌 인구가 많으며 사회·경제적 지위가 낮은 국가에서는 알레르기 질환 부담이 적어야 한다. 하지만 오히려 이런 특징이 있는 곳에서 알레르기가 꾸준히 늘고 있다. 최근 한 연구에 따르면, 우간다 수도인 캄팔라의 거주민 중 절반은 어떤 형태로든 알레르기가 있다.[27] 이 연구는 도시 거주자가 병원을 더 많이 찾아 천식, 코막힘, 피부 발진 같은 증상을 보고할 수 있지만, 시골 지역에서도 알레르기가 늘고 있다는 사실도 보여준다. 많은 우간다인은 처방전 없이 구입할 수 있는 일반의약품 항히스타민제, 스테로이드, 항생제로 자가 치료한다. 우간다 알레르기 전문가인 브루스 키렌가Bruce Kirenga 박사는 도시 생활 방식보다는 대기오염 같은 환경적 압박을 원인으로 본다고 말했다.

이러한 발견을 모두 종합해보면, 농가 효과나 위생 가설은 우리가 찾는 확실한 증거가 아닐 수도 있다. 이러한 이론은 직관적으로 이해되긴 하지만 비교적 위생적이지 않고 주변 환경에 미생물이 풍부한 시골 생활이 알레르기 질환에서 우리 몸을 온전히 보호해준다고 단정할 과학적 증거는 없다. 그렇지만 생활 방식과 일상 습관 때문에 우리가 주변 미생물 세계와 맺는 상호작용에서 무언가가 바뀌었다는 기본적인 생각은 여전히 설득력이 있다. 따라서 위생 가설은 '부분적'으로 옳다. 최근 알레르기(특히 식품 알레르기) 증가의 이면에 평소 우리의 식단이나 식품 생산 및 일부 습관이 영향을 미쳤다는 증거가 쌓이고 있다.

## ‖ 식품 알레르기와 마이크로바이옴의 영향 ‖

일부 가장 큰 알레르기 문제에 현대 생활 방식이 미치는 영향이 궁금한가? 특히 식품 생산 방법이나 식단, 항생제 사용, 출산 관행 등의 생활 방식이 이 문제에 어떻게 숨어 있는지 더 잘 이해하고 싶다면 네이글러를 만나야 한다. 알레르기 전문가를 만날 때마다 식품 알레르기 분야에는 항상 그의 이름이 따라왔기에 네이글러가 세계 최고의 면역학자 중 한 명이라는 사실은 금방 알게 되었다. 네이글러는 주로 아동에게 식품 알레르기가 발생할 때 장내 마이크로바이옴이 하는 역할에 초점을 맞춰 연구한다. 지금까지 수십 년 동안 장내 미생물을 연구해온 그는 식품 알레르기가 처음 늘기 시작한 1980년대 후반을 기억한다.

"전 그 상황을 직접 봤죠." 네이글러는 내 쪽으로 컴퓨터 모니터를 돌려 그래프를 몇 개 보여주며 이렇게 말했다. 화창하고 맑은 봄날 오후 시카고 대학교에 있는 그의 사무실에 앉아 있을 때였다. "제겐 지금 스물세 살, 스물일곱 살 된 아이들이 있는데, 어린 시절 학교 다닐 때 교실에서 컵케이크를 먹는 게 금지되었기 때문에 이 상황을 실시간으로 따라갈 수 있었죠. 그당시는 1980년대 말에서 1990년대 초로, 식품 알레르기가 막 늘기 시작했던 때였어요. 미국소아과학회AAP에서는 임산부, 수유부뿐 아니라 알레르기 위험이 있는 어린이의 경우 네 살이 될 때까지 모두 땅콩과 알레르기유발 음식 섭취를 금지해야 한다고 말했습니다. 이건 완전히 잘못된 조언이어서 문제 상황에 더욱 불을 지폈고, 결국 식품 알레르기가 더 늘었죠. 지금 대체로 밀고 있는 주장은 '더 일찍' 먹어야 한다는 거예요."

네이글러가 간접적으로 언급한 사건은 '땅콩 알레르기 조기 학습(이하 LEAP)' 연구였다.[28] 이 연구는 킹스칼리지 런던의 기드온 랙Gideon Lack 박사가 이끈 영국과 미국 연구자들이 수행하고, 2015년 〈뉴잉글랜드의학저널〉에 발표해 유명해졌다. 이 연구에 따르면, 수십 년 동안 부모들을 대상으로 3세 미만의 유아에게 땅콩이 든 것이라면 무엇도 주지 말라고 '잘못된 조언'을 한 결과 땅콩 알레르기 발생률과 심각성이 크게 늘었다. 연구에 참여한 생후 4~11개월의 영아를 무작위로 두 집단에 배정했다. 한 집단의부모는 땅콩을 피하라는 조언을 계속 따르도록 했고, 다른 집단의 부모는자녀에게 즉시 땅콩을 먹이라는 지시를 받았다. 땅콩 민감성을 보기 위해두 집단의 영아에게 피부단자검사를 실시했다.

음성 판정을 받은 영아를 대상으로 생후 60개월에 땅콩 알레르기 유병률을 확인하자, 땅콩을 회피한 집단에서는 유병률이 13.7퍼센트였으나 땅콩을 섭취한 집단에서는 1.9퍼센트에 불과했다. 땅콩 민감성 양성 반응을보인 영아 중 땅콩 알레르기 유병률은 땅콩 회피 집단에서 35.3퍼센트, 땅콩 섭취 집단에서 10.6퍼센트였다. 호주 멜버른에서 실시한 최근 연구에 따르면, 초기 LEAP 연구가 내놓은 성공적인 결과에 따라 2016년 땅콩 식이에 대한 조언을 바꾸자 영유아의 땅콩 알레르기가 16퍼센트 감소했다고 한다.[29] 영유아에게 땅콩을 먹이는 것이 예방 효과가 있다는 점은 아주 분명했다.

네이글러는 그럼에도 부모가 식단에 알레르겐을 조기에 도입하기를 주저하는 이유를 이해한다. 불과 몇 년 전에 잘못된 조언을 해준 사람들을 어떻게 믿겠는가? 게다가 그는 어릴 때일수록 알레르겐에 노출하는 방법이 좋다는 결정적인 증거가 없다고 생각한다. 네이글러는 이렇게 설명했다. "고형식을 처음 먹기 전에도 감작될 수 있습니다. 아이들은 생후 첫 달 안에 알레르기 반응을 보이죠. 모유나 피부로도 감작되었을 수 있다는 말입니다. 그런 아이들에게 땅콩을 일찍 먹이면 알레르기 반응을 보일 겁니다. 따라서 일찍 먹이는 것도 위험하지만 늦추는 것도 좋지 않죠."

그렇다면 우리는 어떻게 해야 할까? 네이글러는 우리 면역계가 애초에 어떻게 감작되는지 더 걱정한다. 대체 우리 몸은 어떻게 특정 음식을 견디는 법을 배우고, 다른 일부 음식에는 부정적으로 반응하기 시작할까? 그는 식품 알레르기라는 현상이 '세대 변화의 일부'라고 확신한다며 이렇게 설명했다. "흔히 가족 중에 식품 알레르기가 있는 사람이 없다고 하는 경우가 많죠. 하지만 알레르기는 생애 어느 시점에서든 발생할 수 있습니다. 보통 2세에서 5세 사이에 나타나곤 했지만, 지금은 성인기에 식품 알레르기가 발병하는 경우도 많아졌습니다. 우유, 달걀, 밀 알레르기의 경우엔 자라면서 사라졌는데 지금은 성인기까지 지속되기도 하고요." 상황이 바뀌었다는 말이다. 심지어 많이 달라졌으며 좋은 쪽도 아니다. 식품 알레르기는 '더 큰 문제를 암시하는 신호'다.

네이글러는 다양한 변화를 나타내는 슬라이드를 보여주었고, 나는 최대한 재빨리 이 사실들을 받아적었다. 할 말이 너무 많은 탓에 그의 말이 상당히 빨라졌다. 위생 가설 등 알레르기의 원인을 설명하는 다양한 이론을 훑은 다음, 면역계 질병에 영향을 미칠 수 있는 모든 요소를 보여주는 슬라이드에서 멈췄다. 식단, 제왕절개, 식품 생산의 변화, 모유 수유다. "산업화한 현대 생활 방식 요인이 공생세균(소위 '착한 세균')에 변화를 일으켰다는 개념입니다. 염증성 장 질환, 알레르기, 비만, 자폐스펙트럼장애 같은 비전염성 만성질환은 모두 마이크로바이옴과 관련이 있습니다." 알레르기가 늘어나는 이유를 묻는 가장 중요한 질문에 네이글러는 이렇게 대답했다. 마이크로바이옴의 구성, 즉 장에 서식하며 음식을 세포가 사용할 수 있는 연료로 바꾸는 일을 돕는 모든 세균과 바이러스의 구성 변화가 면역반응의 변화를 주도한다는 것이다.

최근 연구들은 알레르기 발생과 식단, 항생제 사용, 장내 세균 사이의 연관성을 강조했다. 2019년 연구에 따르면, 건강한 유아의 장에는 우유 알레르기가 있는 유아에게서 발견되지 않는 특정한 알레르기 예방 세균이 있다.[30] 또한, 보스턴에 있는 브리검 여성병원이 실시한 연구에서는 유아에게서 식품 알레르기 발생을 예방하는 것으로 보이는 대여섯 가지 장내 세균 종류를 발견했다. 이 연구의 수석연구자인 린 브라이Lynn Bry 박사는 생활 방식이 좋든 나쁘든 면역계를 '재설정'할 수 있다고 추측했다.[31] 또 다른 연구에서는 치즈를 많이 섭취하면 알레르기가 악화되는 데 영향을 줄 수 있음을 발견했다. 일부 치즈에 든 세균은 면역반응을 효과적으로 유발하는 데 도움이 되는 자연 발생 화합물 히스타민을 생산하기 때문이다.[32] 샌프란시스코 캘리포니아대학교 연구자들은 세 가지 장내 세균이

12, 13-diHOME이라는 지방 분자 생성과 연관 있다는 사실을 밝혔다.[33] 이 지방 분자는 염증을 막는 데 중요한 세포인 장내 조절T세포 수를 줄인다. 연구자들은 이 세 가지 세균을 많이 지닌 아기는 알레르기와 천식에 걸릴 위험이 크다는 사실을 발견했다.

네이글러는 이렇게 설명했다. "장에는 면역세포가 아주 많습니다. 장은 마이크로바이옴 본부나 마찬가지예요. 미생물 다양성이 매우 크고 그 수도 분명 많습니다. 특히 대장에요. 수조 개나 되죠." 궁극적으로 21세기에 사는 우리 대부분은 마이크로바이옴 구성을 바꿔왔다. 네이글러에 따르면 우리 식단이 '진짜 범인'이다. 섬유질이 많은 식단에서 설탕과 지방이 많이 함유된 초가공식품 중심 식단으로 바꾸면 결국 이로운 장내 세균이 굶게 된다. 우리가 세균에 필요한 음식을 주지 않기 때문이다. 네이글러는 "우리는 미생물과 함께 진화해왔습니다. 지금은 미생물에게 줄 음식을 먹지 않죠. 미생물은 음식 없이는 살 수 없습니다."라고 말했다.

우리는 인두염과 부비동염을 유발하는 세균뿐 아니라 장내 세균까지 죽이는 항생제를 사용한다. 또 몸집을 키우기 위해 저용량 항생제를 투여한 가축을 도축한 고기도 먹는다. 네이글러는 이런 일이 모두 우리 마이크로바이옴에 큰 영향을 미칠 수 있다고 추측한다. 말하자면, 우리가 스스로 자신에게 해로운 영향을 실험하고 있다는 말이다.

네이글러는 '장벽 조절barrier regulation'이라는 새로운 이론을 개발했다. 본질적으로 우리 내장과 피부 마이크로바이옴은 신체에 허용되는 것과 차단되어야 하는 것을 조절한다. 피부와 내장에 사는 공생세균은 장벽 기능을 유지하는 데 필수적이다. 네이글러는 "우리와 주변 환경 사이에서 우리 몸에 들어오는 물질이 흡수되거나 섭취되도록 조절하는 것은 상피세포의 단일층이 전부"라고 설명했다.

실제로 최근 연구자들은 쥐에서 장내 항바이러스 단백질을 암호화해 장내 마이크로바이오타를 바꾸는 유전자와 장 투과성 증가 및 심한 알레르기 피부 반응 사이의 연관성을 발견했다.[34] 장내 마이크로바이옴은 다양한 세균, 바이러스, 곰팡이가 복잡하게 얽혀 균형 잡힌 혼합체다. 항바이러스 단백질 유전자가 결여된 쥐의 마이크로바이옴은 바뀌어 있다. 일반인의 관점에서 쉽게 이야기하면, 다양한 세균이나 바이러스의 양과 종류가 크게 달라졌다는 뜻이다. 또 우리 면역계가 장내 미생물에 대처하고 균형을 유지하는 방법을 개발했다는 의미이기도 하다. 마이크로바이오타의 구성이 바뀌면 면역 구성 요소가 일으키는 다양한 반응이 바뀌어, 그 과정에서 우리는 더욱 힘들어진다. 이러한 결과는 유전적 특성(유전자)과 환경(장내 마이크로바이오타의 변화)이 어떻게 상호작용해 알레르기를 일으키는지 밝히는 증거다. 동시에 바뀐 장내 마이크로바이오타가 알레르기에 직접 영향을 미칠 수 있다는 네이글러의 더 넓은 관점도 증명한다.

사람의 면역세포가 '인체의 큐레이터'라는 오거스트의 설명을 기억하는가? 장벽 조절 가설(장벽 가설)은 마이크로바이옴을 포함한 면역계 전체가 우리 몸의 일부가 될 수 있는 것과 될 수 없는 것을 조절하는 큐레이터라는 개념과 잘 들어맞는다. 장벽 세포의 규제가 없으면 모든 단백질이 피부나 장을 통과해 혈류로 들어가 면역세포와 만난다. 알레르기가 있는 사람의 면역계는 완전히 정상적으로 작동한다. 면역계는 그저 해야 할 일을 하는 것뿐이다. 적어도 네이글러의 관점에서 볼 때, 궁극적인 문제는 면역계가 처음에 훈련받은 것과 '다른' 작업을 하도록 요구받는다는 점이다. 따라서 이런 관점에서 볼 때, 알레르기 질환은 장벽 문제이지 반드시 면역계 문제는 아니다.

네이글러는 심지어 무척추동물을 포함한 모든 생물체에 중요한 생리적 기능을 수행하는 관련 마이크로바이오타가 있다고 말한다. 마이크로바이오타가 없으면 생명도 없다. 인간의 장은 연간 100조 개의 공생 미생물과 30킬로그램이 넘는 음식 단백질 항원을 만난다. 장관 장벽을 구성하는 세포는 유해한 외부 세균이나 바이러스 같은 병원체와 무해한 항원을 구분해야 한다. 네이글러와 노스캐롤라이나대학교 의과대학에서 일하는 면역학자 오니이네 이웨알라Onyinye Iweala 박사는 인간의 마이크로바이옴과 식품 알레르기의 관계를 살핀 최근 검토 자료에서 다음과 같이 주장한다. "기능적 상피 장벽이 선천 면역세포 및 상주 마이크로바이오타와 맺는 긴밀한 상호작용이 구강 내성을 확립하고 유지하는 데 중요하다는 증거가 점점 늘고 있다."[35] 간단히 말해, 음식에 대한 건강한 면역반응은 우리 몸의 상피세포, 우리 안에 사는 착한 세균, 우리가 섭취하는 음식 종류 사이의 '복잡한 균형'에 달려 있다는 의미다. 앞서 엘리자베스의 아이들 사례에서 보았듯, 이러한 균형이 조금이라도 틀어지면 큰 문제가 일어난다.

네이글러는 궁극적으로 자녀의 식품 알레르기가 항생제 탓이라는 엘리자베스의 이론이 그다지 억지는 아니라고 본다. 영유아와 아동의 장내 마이크로바이옴이 바뀌면 아이가 성장하면서 알레르기 반응이 생길 위험이 더욱 커진다. 그리고 여기에는 아이들이 만나는 '초기 환경'이 가장 중요한 것으로 보인다. 아이가 3세가 되면 마이크로바이옴은 놀랄 만큼 안정화된다. 해당 나이에 이르기 전의 변화가 알레르기 발생 여부에 중요하다. 프랑스 파스퇴르연구소에서는 쥐를 이용한 실험 하나를 진행했는데, 이 실험에서 대부분의 아기가 생후 3~6개월(처음 고형식을 먹는 발달 단계)에 장내 마이크로바이오타가 건강한 면역계 발달에 일정 역할을 한다는 증거를 발견했다. 고형식을 섭취하면 장내 세균이 10~100배 증가했다.[36] 연구자들이 '병원성 각인pathogenic imprinting'이라고 부르는 이 급격한 마이크로바이옴 성장 및 발달 단계는 성인기의 알레르기 및 자가면역질환 같은 염증성 장애에 대한 감수성을 결정하는 것으로 보인다. 이론적으로 항생제는 이 발달 단계를 방해해 모든 알레르기 질환의 위험을 높일 수 있다.

지금까지 살펴본 과학적 증거는 이러한 사실을 뒷받침한다.[37] 럿거스대학교와 메이요클리닉이 공동 수행한 연구에 따르면, 항생제를 투여받은 2세 미만의 유아는 천식, 호흡기 알레르기, 습진, 셀리악병, 비만, ADHD를 겪을 위험이 더 크다. 이 연구에서는 2003년에서 2011년 사이에 미네소타주 옴스테드 카운티에서 태어난 1만 4572명의 어린이를 조사했고, 그 결과 생후 6개월 이내에 항생제를 투여받으면 위험이 크게 늘었다는 사실을 발견했다.[38]

연구자들은 조사에 참가한 어린이 중 70퍼센트가 생후 48개월 이내에 호흡기나 귀 감염 때문에 적어도 한 가지의 항생제를 처방받았음을 발견했다. 또 다른 최근 연구에서는 항생제가 사람의 장에서 비병원성 진균의 성장을 유도해 호흡기 알레르기의 중증도를 높일 수 있다는 사실을 발견했다.[39] 마지막으로 핀란드와 뉴욕 내 아기들을 대상으로 수행한 연구에서는 제왕절개와 항생제가 모두 장내 마이크로바이옴 변화 및 유아의 알레르기 위험 증가와 관련 있다는 사실을 발견했다.[40]

이러한 발견에도 네이글리는 놀라지 않았다. 그는 나와 인터뷰하며 질을 통한 자연분만이 영유아에게 기초 세균을 제공한다고 강조했다. 아기는 질을 통해 나오면서 엄마의 착한 세균에 노출되고, 이후 접하는 모유 수유가 유아의 장에 유익한 세균을 더 많이 전달한다. 네이글러는 이렇게 설명했다. "세균은 생태적 천이 순서에 따라 서식합니다. 먼저 젖산 생성 세균이 들어옵니다. 그다음 들어오는 세균은 모유 수유를 통해 군집을 확장하죠. 자연분만과 모유 수유 두 과정을 모두 건너뛰면 마이크로바이옴의 순서가 무질서해집니다. 생후 첫 100일에서 1000일은 면역계 발달에 절대적으로 중요하죠."

연구에 따르면, 제왕절개로 태어난 아기는 올바르고 무해한 질 기초 세균이 아니라 잠재적으로 유해한 병원 세균에 노출된다. 최근 한 연구에서는 젖산균(모유에서 발견되는 것과 동일한 간균)이 든 프로바이오틱스가 중등도에서 중증 아토피피부염이나 습진이 있는 3세 이하 유아에게서 SCORAD지수(아토피피부염 중증도를 나타내는 지수)를 낮춘다는 사실을 발견했다. 이보다 가벼운 습진에 대해서는 측정할 수 있는 이점이 없기는 했지만 말이다. 생후 첫 3개월 동안 모유 수유를 하면 아기의 호흡기 알레르기 및 천식 위험도 낮아졌다. 모유 수유를 한 1177쌍의 엄마와 아기를 대상으로 한 연구에서는 아이가 6세까지 알레르기를 일으킬 위험이 23퍼센트, 천식 위험은 34퍼센트 더 낮았다. 단, 이 결과는 천식 가족력이 없는 경우에만 해당했다.[41] 모유 수유와 다른 방법을 병행하면 위험도는 낮아지지 않았다. 분유로 모유를 보충하면 예방 효과가 거의 사라졌다. 여기서 중요한 점이 있다. 만약 당신이 아기 엄마이고, 지금 이 부분을 읽으며 약간 당황했다면 걱정하지 않기를 바란다. 제왕절개를 하고 모유 대신 분유를 선택하는 것에 대한 타당한 이유가 많다. 나중에 다시 살펴보겠지만 원인을 한두 가지로 특정할 수 없을 정도로 복잡한 부분이 많고, 우리가 모르는 상호작용도 아직 많다.

네이글러는 육우 산업에서 소를 더 살찌우고 상업적인 목적을 위해 수년 동안 항생제를 조금씩 투여해왔다는 사실을 상기시켰다. 우리는 섬유질이 부족하고 고도로 가공된 음식이나 설탕과 지방이 많은 음식도 먹는다.[42,43] 다시 말해, 우리가 장에 집어넣는 음식이 수천 년 동안 우리 조상이 먹던 음식과 다르다는 것이다. 물론 이러한 식이는 우리 몸속에 사는 세균 유형에 영향을 미친다.

침대 시트를 바꾸는 등의 단순한 일도 마이크로바이옴을 바꿀 수 있다. 코펜하겐대학교 생물학과와 덴마크소아천식센터 연구자들은 영유아 577명의 침대에서 채취한 검체를 그중 생후 약 6개월 된 영아 542명의 호흡기 검체와 비교했고, 총 930종의 세균과 곰팡이를 발견했다.[44] 침대 먼지 속 세균과 해당 영아에서 발견되는 세균 사이에는 상관관계가 있었다. 두 세균 개체군이 정확히 똑같지는 않았지만, 서로 직접적인 영향을 미치는 것으로 보였다. 호흡기 세균의 증감은 영유아의 침대에 있는 세균의 증감과 비슷했다. 이 연구 결과는 침대 시트를 너무 자주 교체하지 않는 편이 비강 및 기도 마이크로바이옴 건강에 도움이 될 수 있음을 시사한다.

본질적으로 우리 주변과 몸속 세균이 다양해질수록, 면역계 기능에는 전반적으로 긍정적인 영향을 준다. 내가 인터뷰한 여러 연구자는 보다 단순하고 기술 중심에서 조금 벗어난 생활 방식으로 돌아가고자 하는 열망을 피력했다. 이러한 열망 대부분은 우리가 어떤 음식을 먹고, 식품이 어떻게 생산되는지에 중심을 두고 있었다. 한 저명한 알레르기 전문의는 궁극적인 통제 연구를 수행해 현대 생활 방식과 습관이 면역계에 부정적인 영향을 미친다는 사실을 증명하고 싶다며 이렇게 말했다. "훨씬 오래전의 생활 방식으로 돌아갈 수 있다면 어떨까요. 살충제를 쓰지 않고, 재배한 작물을 먹고, 자연 그대로의 음식을 다양하게 먹고요. 식기세척기나 세제도 사용하지 않는 거죠. 그러면 어떻게 될까요? 아마 알레르기는 없어질 겁니다. 이걸 증명할 수 있으면 좋겠어요."

## 식단과 영양에 대한 짧은 조언

이 시점에서 독자들은 장내 마이크로바이옴, 나아가 면역계가 균형을 이루는 데 도움을 주려면 식단을 어떻게 바꿔야 할지 몹시 궁금할 것이다. 물론 그 마음도 충분히 이해하지만, 나는 당신을 또다시 실망시킬 수밖에 없을 것 같다. 식단 변화를 뒷받침할 과학적으로 타당한 증거는 충분하지 않다. 하지만 지금 우리가 아는 것을 바탕으로 몇 가지는 말할 수 있다.

첫째, 지역에서 난 토종꿀 섭취는 면역계에 도움이 되지 않는다. 지역 꽃가루 알갱이가 포함된 꿀을 먹는다고 호흡기 알레르기에 도움이 된다는 이론을 뒷받침할 증거는 전혀 없다. 하지만 지역 토종꿀은 맛있기 때문에 단것을 즐긴다고 나쁠 것은 없다.

둘째, 프로바이오틱스는 그다지 효과가 없다. 알레르기 상태를 치료하려고 프로바이오틱스 보충제를 복용할 때의 효과를 뒷받침하는 증거는 충분하지 않다. 장내 마이크로바이옴을 관리하는 데도 도움이 되지 않는다. 내가 인터뷰한 수많은 전문가는 사람들이 힘들게 번 돈을 낭비하지 않기를 바랐다.

셋째, 유전자변형생물(이하 GMO)은 질병에 영향을 주지 않는다. 게헤이루는 GMO 식품이 식품 알레르기 발병과 관련이 있다는 어떤 데이터도 없다고 말했다. 그가 제시한 근거는 타당하다. 식품 알레르기는 20세기 중반 유전자 이중나선구조가 발견되기 훨씬 전부터 수 세기에 걸쳐 오랫동안 존재했다. 게헤이루는 GMO가 알레르기를 일으킨다면 면역계에 새로운 단백질을 도입했기 때문이겠지만, 그렇다면 GMO는 새로운 알레르기를 일으켰어야 한다고 주장한다. 하지만 우리에게는 새로운 식품 알레르기가 생긴 것이 아니라, 그저 옛날부터 있던 식품 알레르기가 '더 많아진 것'뿐이다.[45]

다행스러운 소식도 있다. 네이글러 같은 과학자들이 건강한 면역기능에 어떤 미생물이 중요한지 파악하기 위해 부지런히 노력하고 있으며, 좋은 후보도 찾아냈다는 사실이다. 하지만 현재로서는 마이크로바이옴을 특정 방식으로 바꿔 면역기능이 나아지게 할 구체적인 기술은 없다. 가장 좋은 조언은 여전히 자연 식재료가 많이 포함된 균형 잡힌 식사를 하는 것이다. 과학이 발전하기 전까지 이것이 우리가 할 수 있는 전부다.

## ‖ 일상 속 화학물질 사용을 경계하라 ‖

알레르기 전문의 파인버그는 알레르기를 다룬 1950년대 소책자에 이렇게 썼다. "인간의 진보는 문제를 일으킨다."[46] 그는 인간의 독창성이 선진국에서 알레르기가 증가하는 중요한 원인이라고 지목했다. 모든 약물과 염료, 합성섬유와 새로운 플라스틱, 로션, 아이라이너, 립스틱, 샴푸는 인간의 면역계를 혼란에 빠뜨리기 시작했다. 내가 이야기를 나눈 몇몇 전문가는 '인공 화학물질'이 특히 피부장벽에 영향을 미쳐 알레르기를 악화시킬 수 있는 주요 원인 중 하나라고 언급했다.

면역학자 도널드 렁은 전 세계 아토피피부염 분야의 선도적인 연구자 중 한 명이다. 피부 알레르기와 습진의 원인에 관한 이야기를 나누던 중, 렁은 사람들이 비누, 세제, 알코올이 함유된 제품을 피부에 너무 많이 사용한다고 주장했다. 우리는 손을 씻거나 집을 청소할 때 순한 비누와 물 대신 강력한 항균 제품을 사용하곤 한다. 코로나19 팬데믹 기간에는 집과 몸을 더욱 열심히 소독하려 애쓰느라 몇 달 동안 항균 물티슈가 동나기도 했다. 이러한 행동들은 피부장벽에 부정적인 영향을 미쳐 알레르기 질환 발생 가능성을 높인다.

노스웨스턴대학교 파인버그 의과대학의 면역학 연구자인 세르게이 베르드니코프스Sergejs Berdnikovs 박사는 알레르기 발생을 설명하기 위해 오늘날 우리가 '통합장벽 가설unified barrier hypothesis'이라 부르는 이론을 내놓았다. 그가 내놓은 개념은 생식기에서 눈까지 우리 몸 전체의 장벽이 다양한 호르몬으로 조절된다는 것이다. 몸의 어떤 부위에서 호르몬 수치가 달라지면 그곳 상피 장벽이 약화되어 알레르기 반응이 일어날 위험이 커진다. 파인버그 의과대학에서 일하는 에이미 팰러Amy Paller 박사 또한 아토피피부염과 관련된 장벽 문제를 설명했다.[47] 그는 쥐에 접착테이프를 붙였다 떼어내 피부장벽을 제거한 다음, 알레르겐을 묻혀 아토피피부염을 일으키는 실험을 했다. 팰러에 따르면, 장벽이 무너지자 쥐들은 "항원에 아주 많이 노출되었다".

이와 관련해 식품 알레르기를 설명하는 '이중 알레르겐 노출dual-allergen exposure' 가설은 장벽 가설을 확장해 어린 시절 음식 단백질을 많이 섭취하는 것과 마찬가지로 약화된 피부장벽을 통해 음식 단백질에 노출되는 일도 본격적인 식품 알레르기를 유발할 수 있다고 주장한다.[48] 예컨대 땅콩버터 샌드위치를 만들다가 손을 씻지 않고 아기를 안아 올리면 아기 피부에 미량의 땅콩 단백질이 쌓일 수 있다는 말이다. 아기의 피부가 '새는 피부'라면 이 단백질이 피부에 스며든다. 그다음 아기가 땅콩을 먹으면 땅콩 알레르기가 유발될 수 있다.

동대학에서 실시하는 최첨단 연구를 감독하는 슐라이머는 알레르기에 관해 대화를 나눌 때 이렇게 말했다. "우리가 피부에 바르거나 아기 엉덩이에 바르는 물질은 모두 아마 장벽에 좋지 않을 겁니다. 글리세롤 기반 등여러 화합물이 있죠. 일부는 전하電荷를 띠거나 산성이고, 대부분 알코올을 함유하고 있어서 모두 피부장벽을 파괴할 겁니다." 그러면서 슐라이머는 1960년대 이야기를 들려주었다. 그의 첫 직장은 기저귀 회사였다. 그는 사용한 면 기저귀를 모두 수거해 세탁실로 가져와 세탁하고 재포장해 배송하는 시급 1.7달러짜리 일을 했다. 그는 장벽 가설을 떠올리며 면이 천연섬유라는 점을 지적했다. 요즘은 항균성 있는 합성 소재 기저귀를 사용하고, 이런 소재 때문에 발생할 수 있는 발진을 예방하기 위해 아기 피부에 크림을 바른다. 이는 아이들을 더 많이 자극하는 여러 변화 중 하나일 뿐이다.

스탠퍼드대학교 의과대학 숀 N. 파커 알레르기·천식 연구센터 센터장인 카리 네이도Kari Nadeau 박사는 다음과 같이 말했다. "물질을 분해할 수 있을 정도로 강한 화학물질로 된 아주 센 세제도 있어요. 처음에는 좋아 보였습니다. 그러다 얼마 후 세제공장에서 일하는 사람들이 전부 호흡 문제를 겪는다는 사실이 알려졌죠. 단백질을 분해하는 효소인 프로테아제를 세제에 넣는다거나 우리가 이 세제로 세탁하고 몸을 씻고 머리를 감고 설거지한다는 사실도요…. 이런 물질은 실제로 우리 몸에 해를 입힐 수 있습니다."

네이도는 나와 이야기를 나누며 현대 생활의 어두운 면, 특히 우리와 자녀가 매일 노출되는 모든 화학물질에 대해 단호하게 말했다. 그는 최근 중증 습진 사례가 늘었다고 지적했다. 1940~1950년대에 '반짝반짝 깨끗한' 가정의 이미지를 열심히 홍보한 것은 바로 이런 새로운 세제를 만든 다우케미칼Dow Chemical 같은 회사였다. 네이도는 이렇게 말을 이었다. "문제 있는 이미지라는 것이 판명되었죠. 우리 조부모님 세대가 농장에서 살았던 방식이 옳았을 거라는 사실이 밝혀졌고요. 세제를 많이 사용하지 않고, 매일 목욕하지도 않고, 야외에서 약간의 흙에 노출되는 생활 방식 말이에요."

사이먼프레이저대학교가 최근 실시한 연구에서는 가정용 청소 제품을 더 자주 사용하는 집에 사는 생후 0~3개월인 영아는 3세가 될 때까지 쌕쌕거림과 천식을 일으킬 가능성이 훨씬 크다는 사실을 발견했다.[49] 연구자들은 해당 가정의 아기들이 실내에서 80~90퍼센트의 시간을 보내기 때문에 청소 제품에 노출될 기회가 더 많아진다는 사실을 지적했다. 이 논문의 저자 중 한 명인 팀 태커로Tim Takaro 박사가 지적했듯, 어린이는 성인보다 더 자주 호흡하고 성인과 달리 대부분 입으로 숨을 쉰다. 자연 여과 체계를 갖춘 코를 통하지 않고 입으로 숨을 들이쉬면 공기 중 모든 물질이 폐로 더욱 깊숙이 침투할 수 있다. 연구자들은 가정용 화학제품에서 나오는 증기가 기도에 염증을 일으켜 아기의 선천면역계를 활성화한다는 가설을 세웠다. 실제로 결과도 공기청정제, 탈취제, 항균 손소독제, 오븐 세척제, 먼지 제거 스프레이 같은 가정용 제품을 자주 사용하면 특히 유해하다고 나타났다.

출생 전 나쁜 화학물질에 노출되어도 발달 중인 면역계에 똑같이 해로울 수 있다. 프랑스에서 임산부 706명을 대상으로 실시한 종단 연구에 따르면, 탯줄에 카드뮴 수치가 높았던 아기는 천식 발생 가능성이 24퍼센트 더 높았고, 식품 알레르기 발생 가능성도 44퍼센트 더 높았다.[50] 카드뮴은 사용이 규제된 중금속이지만 배터리, 물감, 담배, 금속 코팅에 흔히 사용된다. 또한 스테인리스 스틸 생산에 일반적으로 사용되는 망간 수치가 높을수록 아이가 성장하면서 습진 위험이 커진다는 사실도 발견했다.

또 다른 연구에서는 가소제(소재를 더 유연하거나 가소성 있게 만들기 위해 첨가하는 용제) 농도가 높을수록 알레르기 발생 위험이 더 커진다는 사실을 발견했다.[51] 연구자들은 임산부와 산모의 소변에서 폴리염화비닐PVC(가장 널리 사용되고 있는 플라스틱 중 하나) 생산에 흔히 사용되는 가소제인 부틸벤질프탈레이트BBP 농도를 측정했다. 임신 및 모유 수유 중 프탈레이트에 노출되면 염증 유발과 관련 있는 면역세포인 Th2를 억제하는 특정 인자에 후생유전학적 변화가 일어난다는 사실이 발견되었다. 독성물질로 분류되는 프탈레이트가 피부, 음식, 폐를 통해 몸에 들어가면 DNA 메틸화(배아 발생 중 흔히 사용되는 생물학적 도구) 과정을 통해 유전자의 작동을 끄는 것으로 보인다. 즉, 우리가 생활하면서 사용하는 인공 물질은 면역계 기능뿐 아니라 아직 세포 상태로 발달이 진행 중인 우리 자손의 면역계에도 영향을 미친다.

천연 물질은 알레르기를 해결할 만병통치약이 아니다. 또 천연이라도 카드뮴이나 옻나무처럼 해로울 수 있다. 하지만 가정에서 혹은 피부에 사용하는 제품에 대해 한 번 더 고심하는 일은 분명 좋은 시작이 될 수 있다. 그렇게 하면 우리 면역계는 분명 휴식을 취할 수 있다.

## ‖ 실내에 머무는 시간이 너무 많다 ‖

일과 여가 생활의 변화도 최근 알레르기 증가에 영향을 미친다. 알레르기 전문가와 이야기를 나눌 때마다 그들은 현대인들이 실내에 너무 오래 머무르는 경향이 있다는 사실을 자주 언급했다. 특히 소아 알레르기 전문의들은 요즘 아이들의 일상생활 습관이 지난 50년에서 100년 사이에 얼마나 달라졌는지 이야기한다.

NIH에서 이야기를 나눈 게혜이루는 우리가 너무 햇빛을 보지 않고 사는 경향이 있다고 지적했다. 세포가 비타민 D를 생성하는 데 필요한 햇빛 자외선이 부족하면 피부에서 비타민 D가 적게 생성된다. 비타민 D 수치가 낮으면 전반적인 알레르기 발생에 적어도 어느 정도는 영향을 미칠 가능성이 있다. 이러한 관점을 뒷받침하는 증거에는 논쟁의 여지가 있지만, 비타민 D는 어느 정도 알레르기를 예방한다고 밝혀졌다. 즉, 실내 중심으로 이루어지는 생활 방식이 의도치 않게 우리 몸에 해를 끼치고 있다는 것이다.

스콧 시셔르는 내가 이 책을 준비하며 처음으로 인터뷰한 사람이자 알레르기 발생에 비타민 D가 미치는 영향을 처음 일깨워준 사람이다. 그는 자가면역질환과 알레르기 질환 모두 적도에서 먼 지역에 사는 사람에게 더 높은 비율로 발생하는 경향이 있다고 말했다. 고위도 지역에 사는 사람들은 햇빛에 덜 노출된다는 한 가지 사실을 통해, 면역학자들은 비타민 D가 면역장애와 관련 있을지도 모른다는 가능성을 떠올리게 되었다. 시셔르는 책상 위로 손을 뻗으며 내게 물었다. "하지만 그게 전부일까요? 고위도 지역에서는 농업 종사자 수가 적을 수도 있죠. 전 세계 여러 지역에 사는 사람들은 서로 다른 요인에 다르게 노출될 수 있습니다. 너무 복잡해서 전부 알 수는 없어요." 그의 동료 게헤이루도 이 점에 동의했다. 게헤이루는 전 세계 사람들은 식단도 전혀 다르고, 여기에 햇빛이 부족하다는 사실이 더해지면 면역계에 복합적인 영향을 미칠 수 있다고 주장했다. 그는 알레르기의 원인에는 실내에서 주로 생활하는 방식 등 여러 요인이 관련될 가능성이 있으며, 이러한 요인들이 면역계 기능에 미치는 영향을 되돌리려면 몇 가지 개입이 필요할 것이라고 덧붙였다.

## ‖ 반려동물의 알레르기 발생률도 늘었다 ‖

21세기 우리의 생활 방식과 인간이 만든 환경 변화가 알레르기를 늘렸다는 생각을 뒷받침하는 가장 강력한 증거는 다음과 같다. 개, 고양이, 새, 말처럼 수천 년을 인간과 함께 살아온 종들이 모두 알레르기를 자주 일으키게 되었다는 사실이다.[52] 반면 가정에서 기르지 않거나 인간의 생활 터전 근처에 살지 않는 종들은 그렇지 않다.

반려동물의 알레르기 증상은 인간의 증상과 아주 비슷하다. 고양이는 재채기하고 코를 골고 천식을 일으키거나 구토하고 과도하게 그루밍한다. 개는 피부 발진을 겪고 계속 긁거나 그루밍한다. 말은 기침하고 쌕쌕거린다. 이 동물들은 우리와 같은 이유로 알레르기가 있을 가능성이 크다. 결국 동물의 면역계도 인간의 면역계가 노출되는 천연·화학물질에 똑같이 노출되기 때문이다. 개에게 가장 큰 알레르겐은 무엇일까? 바로 집먼지진드기다. 말에게는 어떤 알레르겐이 큰 영향을 미칠까? 인간이 포장한 사료다. 고양이는 잔디, 나무, 잡초 꽃가루에 알레르기가 있다. 고양이와 개는 사람 각질에도 알레르기가 있다. 어쩐지 익숙한 상황이지 않은가?

요즘 전 세계 사람들은 그 어느 때보다 반려동물을 잘 보살피기 위해 최선의 노력을 기울이며, 많은 시간과 돈을 들여 반려동물의 알레르기 증상을 해결하려고 한다. 해결 방법은 사람에게 적용하는 방법과 같다. 항히스타민제와 스테로이드를 먹이거나 면역요법 주사를 놓는다. 문제는 반려동물의 알레르기나 발병률에 대해서는 사람 알레르기에 대해서만큼 좋은 데이터가 없으므로 문제가 얼마나 심각한지 알 수 없다는 점이다. 반려동물에게도 알레르기가 생긴다는 사실은 알지만, 실제 발생률이 늘고 있는 것인지, 수의사나 주인이 그저 징후를 더 잘 잡아내는 것인지는 알 수 없다.

알레르기가 반려동물에게 어떻게, 왜 영향을 미치는지 더 잘 알아보기 위해, 나는 코넬대학교 수의과대학에서 이 문제를 연구하는 전문가들을 만나러 뉴욕 이타카로 향했다. 이타카의 무성하고 완만한 푸른 언덕에 자리 잡은 테이트 워노의 사무실에 도착했다. 이곳 대학에는 연구 동물과 동물 환자들이 많아서 마치 농장 같았다. 그는 기생충과 면역반응 연구로 경력을 시작했다. 사람이나 개가 기생충에 대해 나타내는 면역반응은 알레르기 반응에서 일어나는 면역반응과 비슷하다고 테이트 워노는 설명했다. 물론 기생충이 침입했을 때 나타나는 반응은 (우리를 보호하는) 방어 반응이고, 알레르기는 괴로운 증상을 일으킨다는 점에서는 다르지만 말이다. 하지만 개에서 기생충의 일종인 구충에 대한 면역반응을 연구하면 알레르기와 관련된 기본 면역기능에 대해 많은 것을 알 수 있다.

개 모델 연구에서는 쥐 모델 연구보다 알레르기 작동 방식을 더 잘 관찰할 수 있다. 쥐는 수십 년 동안 면역학 분야의 독보적인 연구 동물이었다.

하지만 쥐는 인간이 아니기에 인간의 몸에서 일어날 일을 항상 잘 예측할 수는 없다. 그래서 알레르기 연구자들은 쥐 모델을 넘어서는 데 점점 더 관심을 보이게 되었다. 고양이나 개처럼 일부 큰 동물은 자연적으로 알레르기 질환을 앓기 때문에, 종간 기본 면역학을 살피고 알레르기 질환 약물 검사를 할 때 좋은 모델이 된다. 테이트 워노는 이렇게 말했다. "사람을 보면 개에 대해 알 수 있고, 개를 보면 사람에 대해 알 수 있습니다. 매우 비슷한 환경에서 지내면서 자연적으로 발생하는 질병을 살필 수 있죠. 실제로 우리집 개는 제 침대에서 잡니다. 개들은 우리와 비슷한 여러 환경 자극에 노출되죠."

반면 쥐는 실험실에 갇혀 매우 통제된 환경에서 산다. 특히 실험용 쥐는 보통 유전적으로 근친교배된다. 하지만 테이트 워노가 연구하는 개들은 모두 전통적인 방식으로 태어난 개들이다. 사실 그는 사육자들과 협력해 자신의 연구에 참여할 개를 데려온다. 그는 자신이 연구하는 개들이 반려동물이기 때문에 실제로 그렇게 다룬다고 힘주어 강조했다. 이 개들은 실험동물이 아니라 주인과 함께 가정에서 생활하는 개들이다. 이러한 중요한 점을 통해 연구자들은 인간과 개가 함께 공유하고 생활하는 환경, 습관, 의료 관행 중 어떤 요소가 인간뿐 아니라 인간과 함께 사는 반려 종에게도 영향을 미치는지 살필 수 있다.

반려동물의 알레르기는 알레르기의 수수께끼를 풀 잠재적인 단서를 준다. 동물의 초기 면역반응을 이해한다면 인간의 기본적인 초기 반응을 더 잘 이해할 수 있을 것이다. 아직 우리는 어떤 포유동물에서도 이런 초기 반응을 제대로 이해하지 못하고 있다. 면역계가 무언가를 처음 만났을 때 나타내는 초기 반응과 그에 대한 반응으로 내리는 일련의 결정들 말이다.

코넬대학교를 방문하면서 나는 궁극적으로 한 가지를 확신하게 되었다. 반려동물도 우리처럼 비유하자면 말 그대로 '알레르기 광산 속의 카나리아'라는 점이다. 친근한 반려동물에 알레르기가 있다는 사실은 '인간의 행동이 모두의 면역계를 자극하고 있다'는 신호다.

## ‖ 21세기형 알레르기의 등장 ‖

지금까지 살펴본 것처럼, 지난 200여 년간 알레르기가 늘어났다는 사실을 완벽히 설명하는 단 하나의 요인은 없다. 하지만 산업화와 이에 따른 환경적·문화적 생활 방식의 변화는 중요한 역할을 한 것으로 보인다. 내가 이 글을 쓰는 시점에 천식 발병률이 가장 높은 지역은 영어권 국가와 라틴 아메리카다. 가장 발병률이 낮은 지역은 동유럽, 지중해 국가, 아프리카 농촌 지역 및 중국이다. 비교적 덜 부유한 국가에 사는 사람이 부유한 국가로 이민을 가서 알레르기가 발생하기까지는 2~5년이 걸린다. 자가면역질환 같은 다른 면역질환도 이와 비슷한 증가세를 보인다. 경제가 튼튼해지면서 우리 면역계가 오작동하는 비율은 더 늘었다.

NIH의 토기아스는 이러한 연관성을 강조했다. "사회가 발전하면서 많은 것이 바뀝니다. 지금 우리가 알레르기와 관련해 겪는 상황과 환경 노출 및 생활 방식이 상호연관되어 있다는 데는 의심의 여지가 없습니다." 또 시셔르는 이렇게 말했다. "가장 복잡한 관점으로 알레르기를 본다면, 결국 우리는 다양한 방식으로 상호작용하는 체계들의 여러 접점에서 나온 네트워크와 연결선들을 보게 될 겁니다. 유전적·환경적 경로에서 어떤 다양한 영향이 발생하는지 알아내려면 슈퍼컴퓨터가 필요할 겁니다. 아주 복잡하죠."

우리의 생물학적 특성 자체가 매우 복잡하고 오래되었기 때문에 상황 역시 매우 복잡하다. 앞서 살펴본 것처럼, 여러 가지 문제 중 하나는 환경과 생활 방식이 우리 몸의 느린 진화체계가 따라잡기에는 너무 많이, 빠르게 변하고 있다는 점이다. 이런 복잡한 변화를 모두 따라잡으려 경주하는 다른 요소는 바로 '과학자들'이다. 알레르기 원인 연구는 어렵고 비용이 많이 든다. 병리학자이자 면역학자인 갈리는 이렇게 상기시켜 주었다. "알레르기를 연구하기 시작한 이래, 사람들은 알레르기가 어디에서 왔는지에 대해 각자 자신만의 의견을 피력해왔습니다. 그리고 과학자들은 다 틀렸죠. 예를 들어 땅콩 섭취 금지 같은 일에서요. 알레르기에 대해 더 많이 알게 될수록 당시 알게 된 지식을 반영해 무엇이 알레르기를 일으키는지 설명하는 이론이 계속 바뀝니다. 따라서 명확한 증거 없이는 유발 요인인지 아닌지 확신할 수 없다고 말하고 싶네요."

우리에게는 알레르기 유발 원인에 대한 명백한 증거가 없다. 하지만 동시에 쏟아지는 몇 가지 증거들은 분명히 있다. 비유하자면 숲 전체에서 작은 들불이 여기저기 일어나 거대한 연막을 이루어 우리와 알레르기 사이를 가로막아 알레르기라는 들불을 끄지 못하게 하는 셈이다. 알레르기 발생의 인과관계가 얼마나 복잡한지 설명하기 위해, 가장 최근에 발생한 알레르기인 이른바 '육류 알레르기'를 살펴보겠다.

동료들과 저녁 식사를 하던 중 나는 '육류 알레르기'라는 말을 처음 들었다. 우리 부서에 새로 들어올 후보자 몇 명을 면접하면서 전통에 따라 그들을 식사 자리에 초대한 날이었다. 우리가 뽑고자 했던 후보자 중에는 농업 분야의 수질오염 문제를 연구하는 인류학자가 있었는데, 그는 '붉은 고기'를 못 먹는다고 말하며 닭고기를 주문하면서 이렇게 말했다. "몇 년 전 여름에 진드기에게 물린 뒤로 모든 붉은 고기에 알레르기가 생겼어요. 큰 문제는 아니고 아나필락시스도 겪지 않아요. 하지만 진짜로 아프고 두드러기까지 난다니까요." 당시 이 책을 준비하던 나는 그의 이야기에 큰 관심이 생겼다. 전부 알고 싶었다. 그와 그의 배우자는 대학원 졸업 후 테네시주로 이사해 새로운 직장을 얻었다. 열렬한 자연애호가에 시골 농장을 연구하던 그는 강 유역을 돌아다니고 키 큰 풀과 경작지가 경계를 이루는 농장 가장자리를 걸으며 야외에서 많은 시간을 보냈다. 말하자면 진드기 천국에 있는 셈이었다. 집으로 돌아오면 진드기 한두 마리를 찾아내는 일은 예사였지만, 최근 '포유동물 육류 알레르기'로도 알려진 '알파갈alpha-gal 알레르기'를 진단받은 일은 상당히 놀라웠다.

알파갈 알레르기는 21세기형 알레르기다. 호흡기, 피부, 식품 알레르기와 달리 2000년대 초에 처음 발견된 알파갈 알레르기는 면역반응, 기후변화, 자연환경을 바꿔놓은 인간의 생태적 변화와 생활 방식이 뒤섞여 어떻게 알레르기 유발 요인이 되었는지 설명하는 완벽한 알레르기 사례가 되었다. 더 자세히 이야기하려면, 항암제 신약에서 일어난 이상한 면역반응을 부분적으로 해명하려고 연구했던 여러 과학자가 필요하다. 먼저 플래츠밀스를 떠올려보자.

코로나19 팬데믹의 제2차 대유행이 진행되던 시기에 나는 플래츠밀스와 전화로 한 시간 이상 이야기를 나누었다. 영국인인 그는 사교적이고 상냥하며 종종 대화를 끊고 자기 친척 이야기나 농담을 늘어놓았다. 우선 그는 사람들이 알레르기를 '전염병'이라고 부르는 것이 마음에 들지 않는다고 털어놓았다. 전염병이라고 하면 건초열, 천식, 습진, 식품 알레르기 발병률이 동시다발적으로 한 번에 급격히 증가한 것처럼 보이기 때문이다. 하지만 흥미롭게도 사실 건초열이 먼저 늘어났고, 천식은 1960~1970년대에야 급증하기 시작했으며, 습진과 식품 알레르기는 1980~1990년대에야 조금씩 고개를 들기 시작했다. 더 최근에는 IgE 항체 매개인 알레르기와 달리 IgE와 연관은 있으나 비IgE 매개인 알레르기가 더 많이 나타나기 시작했다. 그중 하나는 다음 장에서 다시 살펴보게 될 '호산구식도염'이고, 다른 하나는 '알파갈 알레르기'다.

엄밀히 따지면 알파갈 알레르기는 식품 알레르기로 분류되지만, 흔한 단백질 알레르기가 아니라 대부분 포유류에서 발견되는 당 분자('갈락토스 알파 1, 3 갈락토스$_{galactose-\alpha-1,3-galactose}$', 줄여서 '알파갈'이라고 부른다)에 대한 면역반응이다. 이는 진드기에게 물려서 일어난다. 그 과정은 땅콩 단백질이 피부장벽으로 스며들어 면역계를 감작하는 과정과 비슷한데, 진드기에게 물리면 진드기 타액이 피부장벽으로 스며든다. 진드기 타액은 그 자체로도 세포를 자극하고 보통 물린 자리 주변을 가렵게 만들지만, 타액에는 알파갈도 조금 포함되어 있다. 진드기가 마지막으로 피를 빤 동물이 사슴처럼 알파갈을 생성하는 포유동물일 경우에는 특히 그렇다. 진드기에게 물리면 세포는 알파갈(무해한 당 분자)과 진드기(유해한 기생충)를 연결하는 법을 배운다. 일부 사람에게서는 이러한 연관성 때문에 알파갈 당이 포함된 고기를 섭취할 때 새로운 알레르기가 생긴다.

오늘날 미국에서 알파갈 알레르기가 확산하는 이유는, 주로 이 알레르기를 일으키는 진드기인 '론스타진드기'의 천적인 불개미 영역이 확장되는 동시에 기후나 다른 여러 생태학적 변화가 일어나면서 론스타진드기가 북쪽으로 밀려 올라오고 있기 때문이다. 론스타진드기는 원래 서식하는 정상 범위보다 훨씬 북쪽인 코네티컷 남서부, 코드 곶, 캐나다 등지에서도 이미 발견되고 있다. 최근 기후 변화의 연쇄 효과에 미루어보면, 무엇이 '정상'이라고 말하기는 어렵지만 말이다. 알파갈 이야기는 길고도 복잡하다. 플래츠밀스의 말을 듣다 보면, 마치 그가 수사반장으로 등장하는 수수께끼 수사물을 보는 것 같다.

"음, 모든 건 세툭시맙cetuximab에서 시작되었습니다. 세툭시맙은 항암 치료에 사용되는 단클론 항체죠. 우리는 이 항체가 사람들에게 판매되기만 2년 전에 버지니아에서 여러 부작용을 일으켰다는 사실을 알고 있었습니다." 흥미로운 점은 미국 식품의약국(이하 FDA)이 세툭시맙 시판을 허용하지 않기로 했다는 소식이 알려져, 세툭시맙 개발사인 임클론ImClone의 주식이 폭락하기 바로 전날 마사 스튜어트Martha Stewart가 지분 4000주를 매각한 혐의로 징역을 선고받으면서 이 약물 연구가 갑자기 중단되었다는 사실이다. 그 후 오랫동안 이 약물에 관한 관심은 시들해졌고, 이후 천천히 연구가 재개되었다.

미국 아칸소의 한 항암 클리닉에서 세툭시맙을 처음 투여받은 환자가 아나필락시스로 사망했다는 사실이 보고된 것은 이런 관심이 일어나던 때였다. 다른 몇몇 환자도 약물에 부정적인 면역반응을 일으켰다는 사실이 보고되었다. 암 환자들이 그 약물에 알레르기를 일으킨 것이 아니라, 이미 사전에 알레르기가 있었다는 의미였다. 어떻게 그런 일이 일어날 수 있었을까?

면역학 전문가였던 플래츠밀스가 이 사건의 조사를 맡았다. 그는 임상 시험 참가자들의 혈청, 특히 임상 약물을 투여하기 전 환자에게서 채취한 혈액을 얻을 수 있는지 물었다. 임상시험을 진행한 회사인 브리스톨마이어스스큅Bristol Myers Squibb, BMS은 무엇이 잘못되었는지 알고 싶어, 그를 테네시주 밴더빌트대학교 종양학 전문의와 연결해주었다. 플래츠밀스는 테네시주에서 임상시험에 등록한 40여 명의 환자와 대조군 혈청을 얻었다. 그의 연구진은 각 검체에서 항체 반응을 조사해, 세툭시맙에 잘 반응하지 않는 환자는 이 약물 분자에 IgE 항체 반응을 보이며 알레르기 반응을 겪는다는 사실을 발견했다. 반면 항체 반응을 보이지 않는 환자는 약물 알레르기 반응을 겪지 않았다.

새로운 알레르기 면역반응이 연이어 드러나면서 관심이 높아지자 연구진은 이어 텍사스 참가자들을 대상으로 실험을 했는데, 딱 한 환자만 항체 반응을 보였다. 당혹스러워진 그들은 보스턴에서 임상시험에 등록한 환자들의 검체를 검사했다. 하지만 아무도 반응을 나타내지 않았다. 플래츠밀스는 연구실에서 자기들이 보고 있는 현상이 암에 걸렸거나 약물을 투여하는 일과는 아무 관련이 없고, 오로지 테네시 중부에 사는 것과 관련 있다는 사실을 깨달았다. 프래츠밀스는 이렇게 설명했다. "이 환자들은 알파갈에 IgE 반응을 보였습니다. 사람에게는 없는 포유류 올리고당(단당)이죠. 그래서 인간에게 이 당 자체는 없지만 이 당에 대한 항체는 있습니다."

그의 연구진은 연구 결과를 정리해 〈뉴잉글랜드의학저널〉에 발표했다.[53] 그다음 플래츠밀스와 원 논문의 제2저자인 벨루 미라커Beloo Mirakhur는 임클론에 가서 당화(화학 분자를 안정화하는 과정)를 담당하는 생화학자를 만났다. 항암제로 사용되는 단클론 항체는 실험실에서 세포를 이용해 생산된다. 플래츠밀스의 설명대로 "단클론 항체의 90퍼센트는 알파갈을 생성하지 않는 중국 햄스터 난소Chinese hamster ovary, CHO 세포주에서 생산된다". 단클론 항체 약물 대부분은 알파갈에 알레르기가 있는 환자에게도 투여하기에 안전하다는 뜻이다. 하지만 세툭시맙은 당 분자인 알파갈을 실제로 만드는 다른 세포주를 이용해 생산되었다. 이제 플래츠밀스와 연구진은 명확한 증거와 알파갈을 검사할 분석법을 둘 다 손에 넣었다. 이에 힘을 얻은 그는 알파갈이 면역반응을 일으킨다는 사실을 확실히 증명하고 싶었다.

"저는 연구팀에 말해서 우리 클리닉에 있는 모든 환자의 혈액을 채취해 이 항체를 가진 사람이 있는지 알아내라고 했죠!" 플래츠밀스는 웃으며 이 깨달음의 순간을 회상했다. 전체 환자를 검사하자 그의 환자 중 일부가 알파갈 반응성 검사에서 양성 반응을 보인다는 사실이 드러났다. "이 사람들은 돼지고기를 먹고 4시간만 지나도 두드러기가 생긴다는 등 바보 같은 이야기를 했었죠." 그는 처음에 환자들의 이런 증상 보고를 무시했다고 회상했다. 언뜻 보기에 터무니없는 소리였다. 식품 알레르기는 대체로 빠르게 작용하므로 알레르겐을 섭취하고 대략 20분만 지나도 반응이 나타나기 때문이다. "땅콩 알레르기가 있는 아이가 맥도날드에서 실수로 땅콩을 먹었다면 가게에서 나가기도 전에 알게 되죠."

그러면서 그는 식품 알레르기 전문가들은 환자들이 말도 안 되는 것을 반응의 원인으로 지목하는 경우를 자주 본다고 말했다. 노세보 효과가 흔히 작용하는 것이다. 즉 어떤 음식이 부정적인 반응을 일으킨다고 믿으면 실제로 그 물질 탓이 아닌데도 해당 음식을 섭취했을 때 종종 그런 반응을 겪게 된다.[54] 실험실에서 알파갈 반응을 발견하기 전까지는 환자가 겪는 늦은 반응이 일어날 가능성은 거의 없어 보였다. 하지만 플래츠밀스의 연구진이 초기에 발견한 현상과 마찬가지로, 이제 그는 환자들이 전에는 아무도 본 적 없는 '진짜' 알레르기 반응을 이야기하고 있다는 사실을 깨달았다.

이제 그와 연구진은 다른 퍼즐을 풀어야 했다. 애초에 어떻게 사람들이 알파갈에 민감해졌을까? 모든 사례에 있는 공통분모는 무엇일까?

우선 알파갈 반응성 증거를 보인 사람들은 모두 버지니아, 노스캐롤라이나, 테네시, 켄터키, 아칸소, 오클라호마, 남부 미주리 등 단 일곱 개 주에 사는 사람들이었다. 이 주들을 지도에 표시해보면 미국을 가로지르는 긴 띠 모양을 이룬다. 플래츠밀스는 연구실 기술자 중 한 사람에게 같은 지리적 위치에 놓인 해당 주들 사이에 다른 공통점이 있는지 확인해달라고 부탁했다. 며칠 동안 검토한 기술자는 실험실 데이터와 일치하는 유일한 지도는 CDC가 발표한 진드기 매개 전염병인 '로키산홍반열' 증례 지도뿐이라고 말했다. 이는 플래츠밀스가 어쩌면 알파갈이 진드기 매개일 수도 있다고 생각하게 된 첫 번째 단서였다. 그는 알파갈에 양성 반응을 보인 모든 환자를 다시 찾아가 면담했고, 그들에게서 한 가지 공통점을 발견했다. 모두 정원 가꾸기, 하이킹, 말타기, 사냥 등을 하며 야외에서 많은 시간을 보내는 사람들이었다. 알파갈 알레르기가 기후 변화의 관점에서 몹시 흥미로워지는 것은 바로 이 부분 때문이다. 플래츠밀스는 지금까지 알파갈이 보이지 않다가 이제야 나타난 이유 중 하나로 지난 수십 년간 인간이 생태계를 바꿔왔기 때문이라는 점을 꼽는다.

## ‖ 육류 알레르기의 불가사의한 증가 ‖

이번에는 코네티컷 벡터생물학·동물원성질병센터의 수석과학자이자 주임 곤충학자인 커비 스태퍼드 3세Kirby Stafford III를 만나보자.

스태퍼드는 30년 넘게 진드기 군집을 추적해왔다. 2021년 11월 말, 그와 이야기를 나누던 날도 그해 처음으로 몹시 추운 날이었지만 일일 평균 기온은 아직 영하 1도 아래로도 떨어지지 않았다. 나는 기후가 변화하며 겨울 날씨가 더 온화해지는 현상과 침입종 식물이 증가하는 생태적 변화가 진드기, 특히 알파갈 알레르기를 유발하는 진드기의 습성에 어떤 영향을 미치는지 알고 싶었다.

미국에서 육류 알레르기를 가장 자주 유발하는 진드기는 론스타진드기다. 이 진드기는 식성이 그리 까다롭지 않다. 사슴과 야생 칠면조에게서 자주 발견되지만, 너구리 같은 중간 크기 포유류와 새의 피도 빨아먹는다. 하지만 들쥐나 다람쥐 같은 작은 설치류의 피는 그다지 좋아하지 않는다. 아주 최근까지 론스타진드기가 전형적으로 서식하는 지역은 미국 남부였다. 하지만 몇 가지 생물학적·사회적 요인으로 서식지를 북부까지 확장했고, 원래 머물던 서식지에서는 개체군이 폭증했다.

지난 수십 년 동안 론스타진드기뿐 아니라 모든 진드기 종이 확산된 가장 큰 요인은 무엇일까? 바로 포유류 숙주(특히 론스타진드기의 경우에는 흰꼬리사슴과 야생 칠면조)의 개체수가 폭발적으로 늘었다는 점이다. 이에 스태퍼드는 "오늘날 미국 흰꼬리사슴은 식민지 개척자들이 사슴을 쓸어버리기 전보다 더 많을 겁니다."라고 말했다. 식민지 시대 미국에는 진드기도, 사슴도 많았다. 1770년대 중반 핀란드 박물학자 페르 캄Pehr Kalm은 자신이 쓴 북미 여행기에서 론스타진드기가 얼마나 진절머리 나는지 언급하며, 진드기를 털어내지 않고는 앉을 수도 없을 지경이라고 불평했다. 하지만 불과 100년 후 뉴욕 곤충학자 코 오스틴Coe Austin은 캄이 '진드기 천국'이라고 보고한 지역에서 진드기가 보이지 않는다는 사실을 확인했다고 자신의 책에서 지적했다. 이유는 무엇일까? 아마 사슴 개체 수가 줄고, 농지와 연료를 위해 숲을 개간했기 때문일 것이다.

스태퍼드는 이렇게 설명했다. "1896년 코네티컷주 전체에는 사슴이 12마리뿐이었던 것으로 추정됩니다. 그때쯤 되자 줄어든 사슴 개체 수를 늘리려고 사냥을 규제하기 시작했죠." 뉴잉글랜드 일부 주에서는 문제를 해결하기 위해 다른 지역에서 사슴을 들여오기도 했으며, 야생 칠면조와 돼지도 들여왔다고 한다. 하지만 오늘날 코네티컷 같은 주는 당시와 정반대의 문제에 직면해 있다. 흰꼬리사슴이 '너무' 많아진 것이다. 사냥꾼이 줄고 그나마 남아 있는 사냥꾼들은 사냥감이 있는 사유지에 접근하기도 힘들어졌다. 늑대나 곰 같은 자연 포식자도 사라지고, 동물 무리를 도살한다는 인식으로 사회적 반발이 일자 사슴 개체 수는 급증했다.

이러한 상황에 대해 스태퍼드는 이렇게 설명했다. "우리는 사슴을 위한 이상적인 교외 서식지를 제공하고 있습니다. 사슴에게 풍족한 샐러드 바를 주는 셈이죠." 그리고 이러한 추세는 론스타진드기를 포함해 사슴을 숙주로 하는 진드기 개체군이 급증한다는 의미이기도 하다. 스태퍼드는 코네티컷주립진드기검사연구소가 제출한 자료에서 론스타진드기가 점점 늘어난다는 사실을 발견했다. 론스타진드기는 여전히 검은다리진드기보다는 적고, 2020년에는 전체 진드기 수의 4퍼센트에 불과했지만 그 수가 크게 늘고 있다. 스태퍼드는 말을 이었다. "그래서 아직은 거대한 개체군이라고 말할 정도는 아닙니다. 하지만 시간은 금방 흐르죠."

무슨 뜻인지 알겠는가? 하지만 말장난은 잠시 미루어두자. 이 문제에 관해 플래츠밀스는 론스타진드기가 많다는 말이 이 진드기에 많이 물린다는 뜻이라는 사실을 잘 안다. 론스타진드기에게 물리면 특이한 반응이 온다. 가렵다는 것이다. 라임병을 옮기는 진드기는 보통 가려움증을 유발하지 않는다. 하지만 론스타진드기에게 물리면 눈에 띄는 면역반응이 일어난다. 플래츠밀스는 이렇게 설명했다. "이 진드기의 타액에는 IgE 항체에 변화를 일으키는 무언가가 있어요. 그래서 환자가 이미 이당에 항체를 갖게 했다고 볼 수 있죠. 애초에 우리 몸에는 알파갈 당이 없기 때문에 이 당이 들어오면 장에서 이에 대한 항체가 만들어질 수 있습니다."

육류 알레르기가 없는 사람도 육류를 섭취할 때 알파갈 항체를 생성할수 있다. 큰 문제이기는 하지만, 모든 사람이 론스타진드기에게 물린 후 알파갈 항체를 생성하지는 않는다. 그리고 항체를 만든다 해도 반드시 부정적인 면역반응을 보이지는 않는다. 부정적인 면역반응을 보이는 사람도 있고, 그렇지 않은 사람도 있다. 플래츠밀스는 일반적으로 알파갈 항체가 있는 사람은 전체 인구의 5분의 1 정도라고 추정한다. 하지만 문제는 이사람들 사이에서 발생한다. 그는 아직 우리가 이 현상을 이해하지 못한다고 말했다.

역시 알파갈 알레르기 사례가 보고된 호주에서는 알파갈을 유발하는 진드기가 아나필락시스를 유발하기도 한다. 하지만 미국에서는 아나필락시스 반응이 나타나지 않았다. 플래츠밀스는 그 이유를 이해할 열쇠가 진드기 타액 구성에 있다고 생각한다. 알레르기 반응을 일으킬 가능성이 있는 것은 진드기와 그 타액이다. 즉, 붉은 고기를 섭취하기 전에 진드기에 먼저 물리는 것이 육류 알레르기를 일으키는 핵심이라는 것이다.

그에게 알파갈 알레르기에 유전적 요소가 있는지 묻자, 진드기가 특정 사람을 더 잘 문다고 답하며 이렇게 덧붙였다. "블루리지산맥에 네 명이 가면, 두 명은 진드기로 온몸이 뒤덮이지만 나머지 두 명은 그렇지 않을 겁니다. 왜 그럴까요? 냄새가 다를 수도 있습니다. 흔히 처방되는 리피토Lipitor(콜레스테롤 조절 약물)를 복용해서 피부에서 나는 체취가 다른 걸까요? 아니면 목욕 여부 때문일까요?" 결과적으로 론스타진드기의 미각에는 이런 미묘한 차이가 중요할 수 있지만, 우리는 이런 요인을 완전히 파악하지 못했다. 유전적 요소도 있을까? 분명 그럴 수 있다. 하지만 그날 듬뿍 뿌린 데오드란트나 목욕할 때 사용한 바디워시 때문일 수도 있다. 의학적 질환을 치료하기 위해 복용하는 약 때문이라면, 부분적으로는 유전적 특성에 따라 좌우된다고 할 수도 있다.

플래츠밀스는 알파갈 알레르기가 장내 마이크로바이옴을 이루는 세균 구성 변화와도 관련 있을 수 있다고 가정한다. 네이글러의 연구를 다시 떠올려보자. 모든 것은 연결되어 있다! 어떤 사람은 론스타진드기에게 물려 알파갈 항체가 생겨도 그 사람의 내장에는 알파갈 발현을 막는 세균이 살 수도 있다. 연구에 따르면, 혈액형이 Rh-B형이면 진드기 매개 육류 알레르기가 새로 생길 가능성이 크다. 하지만 그 이유는 아무도 모른다.[55] 마지막으로 알파갈 알레르기가 있는 사람 중 절반은 꽃가루나 집먼지진드기 등에 알레르기가 있고, 나머지 절반은 아무 알레르기도 없다. 플래츠밀스는 긴 설명 끝에 처음의 내 질문으로 돌아와 이렇게 말했다. "이런 사람들은 건초열이나 식품 알레르기가 있는 사람과 같은 유전적 집단이 아닙니다. 따라서 이것이 유전인지 아닌지는 명확하지 않죠."

앞서 살펴본 대부분의 알레르기 반응과 마찬가지로, 알파갈에 대해 더 많이 알게 될수록 그 원인을 파헤치려는 질문은 더 많아진다. 2009년에는 알파갈 알레르기 사례가 24건 보고되었다. 그리고 2020년 보고된 사례는 5000건이 넘는다.[56] 하지만 일반인 사이에서 실제 알파갈 알레르기가 얼마나 발생하는지는 불분명하다. 알파갈이 발생할 때의 위험 수준도 마찬가지다. 이 글을 쓰는 시점에서도 과학자들은 진드기에게 물린 뒤 누가 질병을 일으킬지, 심지어 어떤 진드기가 질병을 일으킬지도 예측할 수 없다.

## ‖ 알레르기 원인에 쉬운 답은 없다 ‖

지금까지 현대 생활 방식과 일상 습관이 알레르기 문제에 어떤 영향을 줄 수 있는지 알아보았다. 이제 시작하며 이야기했던 엘리자베스와 그의 자녀들을 다시 떠올려보자. 자녀의 심각한 식품 알레르기를 유발한 간접적인 원인을 자신이 제공했다고 여기는 엘리자베스의 잘못된 죄책감은 그들을 최대한 잘 보살피고 싶은 열망과 밀접하게 연결되어 있다. 자녀들이 겪는 고통은 곧 부모의 고통이다. 당신이 부모나 보호자라면 아마 분명 공감할 것이다.

아이들이 심각한 감염과 싸울 때 응급실에서 아이에게 항생제를 투여해도 좋다고 동의한 엘리자베스의 결정은 분명 옳은 선택이었다. 감염을 치료하지 않고 내버려두면 더 위험한 결과를 초래할 수 있기 때문이다. 하지만 그는 몇 년이 지난 지금도 후회한다. 수많은 알레르기 환자의 보호자와 이야기를 나눈 결과, 나는 엘리자베스만 그런 감정을 갖는 것이 아님을 확실히 깨달았다.

아이들에게 가능한 한 최고의 삶을 주고 싶은 마음에서 부모는 아이가 자라는 동안 수백수천 가지의 크고 작은 선택을 내릴 때마다 불안에 빠질 수 있고 실제로도 그렇다. 많은 부모가 심각한 알레르기 같은 좋지 않은 결과를 사전에 막을 최선의 방법을 찾느라 안절부절못한다. 심지어는 임신했을 때부터 말이다. 내가 이 책에 담은 증거를 전부 읽은 독자 중에는 정말 불가피하게 제왕절개를 받았거나 모유 수유를 하지 않기로 결정했던 사람도 분명 있을 것이다. 아마 그들은 불편한 감정을 느낄 수 있다. 자신에게 주어진 상황에서는 완전히 합리적이고 올바른 결정이었더라도 말이다.

정보화시대에 사는 우리는 나와 가족의 건강하고 행복한 삶을 위해 해야 할 일과 하지 말아야 할 일을 나열하는 수많은 조언 속에서 허우적댄다. 그중에는 합법적인 증거 기반 의료 웹사이트에서 나온 정보도 있지만, 의심스러운 온라인 정보 콘텐츠나 유튜브 동영상도 있다. 어떤 의미에서는 이 책도 다르지 않을 수 있다. 어떤 독자는 여기에 나온 정보를 샅샅이 읽고 그 정보를 이용해 이를테면 면역계를 '조작'하려 할 수도 있다. 그런 선택은 추천하지 않는다. 당신이 할 수 있는 최선은, 끊임없이 변화하는 새로운 환경에서 면역계가 어떻게 대응하고 반응하는지 밝혀낸 면역학자들의 의학적 조언을 따르는 것이다. 우리에게 주어지는 이용 가능한 조언이라면 최대한 말이다. 특히 중요한 점은 알레르기 환자와 부모에게는 휴식이 절실히 필요하다는 것이다. 누구도 혼자서 알레르기를 만들어내지 않는다. 현실은 그보다 훨씬 복잡하다.

지금까지 지난 200년 동안 알레르기가 급증한 현상에 대한 가능성 있는 근본 원인을 탐구했다. 이제 우리는 무엇을 알게 되었을까? 유전적 특성이 면역계 기능에 중요한 역할을 하지만, 어떤 사람이 알레르기 질환에 걸리는지 제대로 설명하거나 예측하지는 못한다는 사실을 깨달았다. 우리가 사는 환경, 즉 자연 및 인위적으로 조성한 세상이 알레르기 문제에 '가장 큰' 영향을 미치기는 하지만 '유일한' 원인은 아니라는 사실도 확인했다. 그리고 우리의 습관과 행동 문제가 전반적인 건강과 면역기능에 매우 중요하지만, 그 역시 면역계에 일어나는 일을 완전히 설명할 수는 없다는 사실도 알았다. 지금 우리에게 일어나는 일은 지난 200년 동안 과거와 다른 방식으로 살아온 우리의 행동과 그 행동이 환경 및 우리 몸의 생물학적 특성에 미친 영향이 불러온 결과다. 간단하면서도 복잡한 문제다.

습진 전문가인 리오는 사람들에게 질병의 근본 원인을 찾는 일을 그만두기를 권한다. 애초에 단순한 근본 원인 같은 것은 존재하지 않기에 이를 묻고 찾으려는 노력 자체가 잘못되었다는 말이다. 하지만 그가 보통 만나는 환자들은 그러한 진실을 듣고 싶어 하지 않는다. 증상의 원인은 특정 이론이 주장하는 것보다 훨씬 더 복잡하다는 사실 말이다. 어쨌든 리오는 환자들에게 정직하려고 노력한다. "저는 환자들에게 원인을 밝히려는 문제가 엄청나게 혼란스러운 일이라고 말합니다. 피부장벽 문제, 면역계 문제, 신경 말단 문제, 게다가 행동 문제도 있죠…."

식품 알레르기 전문의인 게헤이루는 궁극적으로 연구자가 단일한 원인을 찾는 일조차 '잘못'이라고 강조했다. 한 가지 원인을 찾는 연구는 문제가 무엇인지 파악하기만 하면 모두 해결할 수 있다는 잘못된 메시지를 준다고 주장했다. 대중이 알레르기를 단순한 문제로 여기면 앞으로 수십 년이 지나도 직접적인 해결책을 얻지 못한 채 더욱 좌절하게 될 것이다. 그리고 현재 존재하는 대부분의 알레르기 해결책은 불완전한 수준이다(이에 대해서는 3부에서 알레르기 치료법을 살펴보며 자세히 알게 될 것이다). 게헤이루는 이렇게 말했다. "제 말은 단일한 알레르기 원인은 없다는 것입니다. 알레르기 원인에는 유전적 감수성도 있고, 무엇보다 환경 노출의 영향도 있다는 사실을 이해해야 합니다. 그리고 어떤 집단에서 알레르기가 늘어난 원인을 설명하는 요인이 다른 집단에는 들어맞지 않을 수 있다는 사실도요. 환경 요인에서 저마다 매우 다른 변화가 일어나고 있습니다."

신시내티 아동병원에서 오염이 천식에 미치는 영향에 대해 나와 이야기를 나누던 거지트 쿠라나 허시는 이렇게 요약했다. "한 가지 요인은 없습니다. 원인이 한 가지라면 벌써 그 원인을 발견하고 이해했겠죠. 원인은 여러 가지로 조합되어 있고, 지역이나 사람들의 유전적 배경에 따라서도 다릅니다. 때로 우리가 어떤 행동을 하고, 어떤 문제에 영향을 미치는지 자세히 살피기보다는 한 가지 요인 탓을 하는 편이 더 쉽죠. 모든 사람이 문제에 영향을 미치고 있기 때문입니다. 사회 전체로 보았을 때, 우리는 알레르기 원인을 이해하기 위해 해야 하는 어떤 좋은 행동을 하고 있습니까? 개인으로서 이에 이바지할 어떤 일을 하고 있죠? 쉬운 질문도, 쉬운 대답도 아닙니다. 모두 어려운 일이죠."

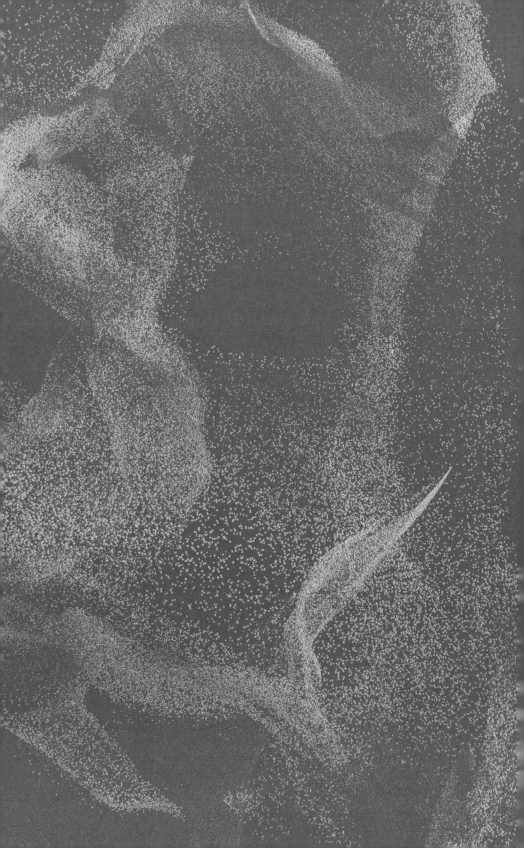

# 치료:
# 알레르기 치료는
# 어디까지 왔는가

1819년 건초열이 발견된 이래, 의사와 알레르기 환자는 증상을 완화하거나 완전히 치료할 의학적 방법을 추구해왔다. 하지만 알레르기의 원인은 단순히 생물학적인 것이 아니다. 그러므로 우리가 추구하는 치료법은 기본적인 의약품에 기대는 해결책 '이상'이 되어야 한다.

3부에서는 급증하는 알레르기 문제에 대처하기 위해 과거부터 현재까지 이어진 노력을 살펴볼 것이다. 알레르기 약물이라는 거대 사업부터 점점 늘어나는 환경문제를 해결하기 위해 제정된 사회와 정부의 정책을 훑으며, 우리는 자극에 대한 해결책이 그 원인만큼이나 복잡하다는 사실을 알게 될 것이다.

# 7장

# 알레르기 치료의
# 과거, 현재, 미래

## ‖ 식품 알레르기 치료를 위한 엄마의 노력 ‖

"식품 알레르기라니, 생각지도 못했어요." 에밀리는 이렇게 말했다. 그는 자라면서 건초열과 천식을 겪었지만 그게 전부였다. 환경 알레르기도 아직 있다. 남편도 마찬가지다. 하지만 가족 중 식품 알레르기가 있는 사람은 없었다며 에밀리는 이렇게 덧붙였다. "아이가 생기기 전에는 유치원에서 아이들을 가르쳤어요. 우리 반에 식품 알레르기가 있는 아이가 두 명 있었죠. 하지만 그게 제가 본 유일한 식품 알레르기 사례였어요. 아이를 갖기 전까지는 제 삶에서 직접 경험한 적 없는 일이었죠."

2011년, 에밀리의 첫딸이 태어났다. 딸은 태어날 때부터 습진이 심했다. "한숨도 못 잤어요. 영아 산통으로 너무 힘들어했거든요. 그다지 행복한 아기는 아니었죠." 에밀리와 남편은 새로운 가족을 일구며 딸의 불편을 해소하려고 갖은 애를 썼다. 딸은 생후 6개월이 되자 혈변을 보았다. 바로 소아청소년과를 찾아간 에밀리는 의사가 "일단 두고 보자."라고 한 말을 아직도 기억한다. 2011년 당시 임산부와 새내기 부모들에게 주어진 지침은 지금과는 달랐다. 2016년 이전까지는 부모들에게 유아의 식단에서 땅콩이나 딸기 같은 흔한 알레르겐을 빼라고 조언했다. 에밀리는 임신과 수유 기간에 이런 알레르겐을 먹었지만, 의학적 조언에 따라 딸이 만 한 살이 될 때까지 땅콩을 먹이지 않기로 했다.

에밀리는 이렇게 회상했다. "처음 땅콩버터를 먹은 날 아이의 얼굴이 금세 부어오르기 시작했어요. 두드러기도 났고요. 너무 무서웠죠. 어떻게 해야 할지 몰랐어요." 그는 소아청소년과에 전화를 걸었고, 의사는 아기에게 베나드릴을 주라고 했다. 이후 딸은 알레르기 검사를 받고 땅콩, 우유, 달걀, 밀, 콩에 민감하다는 진단을 들었다. 에피펜을 처방받았고, 자극이 되는 모든 음식을 피하라는 조언을 받았다. 하지만 피해야 할 음식이 너무 많으면 사실 실천하기 쉽지 않다. "병원을 나오며 생각했어요. 그럼 우린 대체 뭘 먹어야 하지? 어떻게 요리한담?"

아이의 할머니인 에밀리의 엄마도 당황스러워했고, 레지던트 3년 차 산부인과 전문의인 에밀리의 절친도 당황스럽긴 마찬가지였다(친구는 의학을 공부했지만 의대에서 알레르기를 주제로 강의를 들은 것은 고작 한 시간이 전부였다). 에밀리는 스스로 알아봐야 한다는 사실을 깨닫고 인터넷을 뒤지기 시작했다. 먼저 부엌을 싹 청소하며 이미 사둔 식품들의 라벨을 샅샅이 읽고 딸에게 민감한 알레르겐이 든 식품은 다 버렸다. 에밀리의 엄마는 음식을 새로 채워놓으라며 유기농 식품을 전문적으로 판매하는 홀푸드마켓의 상품권을 주었다.

에밀리는 아직 영유아인 딸과 함께하기 위해 1년을 휴직하고 아이와 유대감을 형성하는 특별한 경험을 하며 엄마가 되는 법을 배웠다. 원래는 직장에 돌아갈 계획이었지만, 딸이 식품 알레르기 진단을 받자 복직은 머나먼 일이 되었다. 에밀리가 일했던 유치원은 아이에게 알레르기가 '너무 많다'며 받아주지 않았다. 다시 복직할 때 딸을 유치원에 데려갈 수 없다면 아이를 돌봐줄 사람을 구해야 했지만 그럴 돈은 없었다. 딸을 데려갈 수 있는 유치원을 찾아 헤매야 하는 유치원 교사라니, 너무 아이러니했다.

심각한 알레르기가 있는 아이들의 부모와 이야기를 나누며, 나는 흔히 가족의 삶 전반에 영향을 미치는 알레르기 진단에 대처할 돈을 어떻게 마련하는지 궁금했다. 에밀리는 이렇게 답했다. "전 항상 집안이 완전히 파탄 났다고 말해요. 하룻밤 새 식비가 서너 배가 되어 생활비가 어마어마하게 늘었죠. 아직 눈앞에 닥친 일이 아니었지만, 금세 통장에 구멍이 날 게 뻔했죠. 대책을 세워야 했어요. 남편은 사회복지사인데 6년 동안 월급은 그대로였어요. 생활이 정말 빠듯했지만 그럭저럭 버텼죠. 사실 정말 힘들었어요."

그리고 잠시 숨을 크게 들이쉰 후 이야기를 이어갔다. 에밀리의 목소리는 한층 낮아졌지만 더 단호해졌다. "그해 봄에 엄마가 돌아가셨어요. 사실 이 이야기는 누구에게도 꺼낸 적 없어요. 지금 이 이야기를 하는 건, 다들 보통 누군가 어려운 시기를 겪으면 가족이나 다른 사람이 도와줄 거라고 단정해버리기 때문이에요. 보통 그렇게 생각하지 않나요? 하지만 항상 그렇지는 않죠. 전 엄마가 돌아가시고 든든한 지원군 대부분을 잃었어요."

둘째를 임신했다는 사실을 알게 된 후, 상황은 한층 복잡해졌다. 남편은 정부에서 지원하는 산모 및 유아 대상 식품보조프로그램(이하 WIC)에 등록하자고 제안했다. 자신의 월급만으로는 온 가족이 먹고살기 힘들 것이

뻔했기 때문이다. 경제적으로 탄탄한 중산층 가정에서 자란 에밀리는 정부보조금 같은 건 받아본 적이 없었다. 하지만 남편이 사회복지사로 일하면서 사람들에게 WIC에 등록하도록 조언한다는 사실을 알고 있었다. 망설이는 그에게 남편은 이렇게 말했다. "우리도 그 제도에 세금 내잖아. 그냥 등록해. 잠깐인데 뭘." 이 말을 듣고 에밀리는 WIC에 등록했다.

대화를 나누는 동안 그는 자신이 WIC의 지원에 얼마나 감사하는지, 그 체계가 얼마나 훌륭한 프로그램인지 강조했다. 하지만 동시에 구할 수 있는 식품 브랜드와 양이 제한되어 있어서 알레르기가 있는 아이에게 먹일 음식을 찾는 데 애를 먹었다는 사실도 지적했다. 심각한 식품 알레르기 진단을 받은 가족이 실제로 취할 수 있는 유일한 방법은 문제가 되는 알레르겐을 피하는 것뿐이지만, 정부 지원 프로그램은 이러한 경우를 위한 준비가 되어 있지 않았다. "우리는 이 프로그램 지원에 꼭 맞는 가족이었어요. 하지만 우리에게 필요한 식품이 제공되지 않아서 제대로 이용할 수는 없었죠. 어려움이 많았어요. 예를 들면, 토르티야는 1킬로그램짜리만 살 수 있다고 정해져 있죠. 그런데 이런저런 이유로 가게에 딸이 먹을 수 있는 브랜드의 토르티야가 0.5킬로그램짜리만 있다고 쳐요. 그러면 받을 수 없는 거예요. 말 그대로 그냥 놓고 나와야 하는 거죠. 대체할 수가 없거든요."

에밀리의 딸은 밀이 든 음식을 먹을 수 없었지만, WIC 프로그램이 승인한 표준 빵은 통밀빵이다. 에밀리가 지적했듯, 밀이 식료품 가게에 있는 거의 모든 가공식품에 들어 있다는 것은 말할 것도 없다. 너무 끔찍한 상황이었다. 에밀리는 사실 사정이 훨씬 나빴다고 말했다. 식품 지원 프로그램을 받을 때는 해당 주에서만 음식을 구입할 수 있다는 제한이 있다. 따라서 바로 이웃 주의 슈퍼마켓에 필요한 식품이 있어도 살 수 없다. 같은 체인점이어도 주에 따라 살 수 있는 제품이 완전히 다를 수도 있는데도 말이다. 에밀리는 이렇게 설명했다. "어쩌다 보니 우리는 가장 가난한 주에 살고 있었어요. 옆 동네는 가장 부유한 주였고요. 그래서 식품 접근성 이야기를 해보면 층위가 너무 다양하죠."

에밀리는 WIC 사무소에 전화를 걸어 상황을 설명했지만, 직원은 딸에게 특수 분유를 먹이려면 의사의 진단서를 받아야 한다고 조언했다. 하지만 에밀리가 소아청소년과에 전화하자, 의사는 딸 나이 정도면 분유가 아니라 고형식을 먹어야 한다고 설명했다. 그래서 다시 WIC 사무소에 전화를 걸어 의사의 말을 전하자, 직원은 도와줄 방도가 없다며 지역 푸드뱅크에 연락해보라고 말했다. 결국 푸드뱅크 측에서도 같은 말을 반복했다. 그곳에서 음식을 포장할 때 밀 글루텐이 포함된 밀가루 먼지에 모든 음식이 노출되기 때문이다. 큰 푸드뱅크에서는 홀푸드마켓 같은 식료품점에서 음식을 지원받기도 하는 더 작은 규모의 지역 푸드뱅크에 가보라고 추천했다.

그렇게 에밀리는 새벽 1시에 문을 여는 작은 푸드뱅크를 찾아갔다. 문을 열기 30분 전에 도착했지만 이미 대기 줄은 건물을 빙 둘러 늘어서 있었다. 그는 사람들이 괜찮은 식품을 선점하려고 심지어 3시간 전에 줄을 서기도 한다는 사실을 알게 되었고, 첫날에는 몇 시간이나 줄을 서야 했다. 에밀리는 그날을 떠올리며 말했다. 그의 목소리에는 실망과 환멸이 고스란히 드러났다. "누가 수레를 밀고 가는 걸 보잖아요. 게다가 배가 고픈 상태라면 가게 안에 먹을 만한 뭔가가 있을 거라 잔뜩 기대하게 되죠. 하지만 가게에 들어갔을 때 우리가 구할 수 있는 건, 말 그대로 감자 두 알과 살사 소스 한 병뿐이었어요. 그 푸드뱅크에서 우리 가족이 안전하게 먹을 수 있는 유일한 음식이었죠."

그 순간, 에밀리에게는 음식 회피가 유일한 치료법인 저소득층 식품 알레르기 환자들에게 이러한 상황이 훨씬 큰 문제라는 사실이 각인되었다. 그는 이렇게 주장했다. "음식 회피가 가장 중요한 돌봄 기준이라면, 음식 접근성을 그저 생계 문제라고 볼 수는 없습니다. 음식 접근성은 치료 문제이고, 그렇게 다루어져야죠. 모든 환자가 접근할 방법이 꼭 필요해요." 또 에밀리는 미국 사회 체계와 의료계의 권력 불균형에도 일부 문제가 있다고 말했다. "보통은 가난한데 뭘 골라 먹냐고 생각하잖아요? 이런 인식에 존엄성이라고는 찾아볼 수 없죠."

그는 무알레르겐 음식을 얻을 수 있다는 점은 모든 사람에게 안전망을 제공하는 문제와 관련 있다고 보았다. 에밀리 가족은 이전에 경제적 도움을 받은 적이 없고, 단지 아이의 알레르기 진단 때문에 도움이 필요해졌으며, 그마저도 일시적일 것이라는 희망이 있었다. 하지만 안전망은 에밀리와 그의 가족에게 그다지 도움이 되지 못했다. 그래서 에밀리는 이 문제를 해결하기 위해 비영리단체를 시작했다. 음식평등협회는 미주리주 캔자스시티에 사는 150여 가구에 서비스를 제공한다. 하지만 에밀리는 이 프로그램을 확장해 다른 지역에도 서비스를 제공하고 싶어 한다. 자신이 이 문제와 싸우는 유일한 사람이 아니라는 사실을 알게 된 것이 비영리단체를 시작하게 된 동기라고 말했다. "다른 가정도 이런 일을 겪는다는 건 알지만, 그다지 기분 좋은 경험은 아니라서 이런저런 이유로 서로 목소리를 내지는 않는다는 사실도 알았죠."

에밀리는 무엇보다 여러 절차를 밟는 동안 수치심을 너무 많이 느끼게 된다고 설명했다. 그는 이러한 상황을 바꾸고 싶었고, 자신이 상황을 조사하고 다른 사람들을 대표하는 일에 능숙하다는 사실도 알았기 때문에 이 일에 뛰어들었다. 에밀리는 자신과 알레르기가 있는 자녀들뿐 아니라 비슷한 사람들도 돕기로 했다. 그래서 2015년, 500달러를 빌려 식품 알레르기가 있는 사람들을 위한 푸드뱅크를 시작했다. 미국 전역에서 최초로 생긴 '알레르기 친화적 글루텐프리 푸드뱅크'였다. 그는 웃으며 이렇게 말했다. "전 이 푸드뱅크가 제 셋째 아이라고 농담 삼아 이야기하곤 해요. 구상을 떠올리고 실제로 문을 열기까지 딱 아홉 달 걸렸거든요."

에밀리는 다른 푸드뱅크의 도움을 받고 협력해 공간을 얻은 다음 직접 재고를 비축했고, 지역 푸드뱅크 직원과 자원봉사자들이 알레르기가 있는 가족의 식품 구매를 돕도록 훈련했다. 그는 자신의 지역에서 서비스받을 만한 사람이 8000명에서 1만 5000명 사이라고 추정하지만, 현실적으로 지원할 수 있는 규모는 150가구, 즉 예상 수요의 1퍼센트뿐이다. 돈이 가장 큰 문제지만 에밀리는 음식평등협회가 양보다 질에 더 초점을 맞추기를 바란다. 적은 사람에게라도 제대로 서비스하는 데 집중할 수 있다면 그 또한 충분하다고 생각한다. "저희는 더 많은 사람을 돕고 싶지만, 의미 있고 가치를 더하고 존엄성을 느끼게 하는 방식으로 서비스를 제공하고 싶습니다." 음식평등협회를 찾는 사람은 줄을 서지 않는다고 에밀리는 강조한다. 이 서비스는 예약제이므로 음식을 구하려고 시간을 낭비할 필요가 없다. 대신 일자리를 찾거나 다른 일을 하는 데 시간을 더 쓸 수 있다.

에밀리는 인종적·경제적 경계선을 따라 알레르기 진단과 치료에 현격한 차이가 있다고 목소리를 높였다. 흑인과 히스패닉(에스파냐어를 쓰는 라틴 아메리카계 이주민과 그 후손—옮긴이) 어린이는 식품 알레르기로 진단될 가능성이 훨씬 적고, 결국 아나필락시스로 응급실에 실려 갈 가능성이 훨씬 크다. 그는 좋은 의료서비스나 땅콩 알레르기에 대한 경구면역요법$_{OIT}$ 같은 새로운 치료를 받을 가능성도 적다며 이렇게 설명했다. "제가 놀란 것은 사람들이 흔히 식품 알레르기를 식단이 풍족한 백인들의 질병이라고 생각한다는 점입니다. 알레르기 전문가가 '음, 유색인종 환자는 본 적이 없어요.'라고 말하는 게 바로 이런 암묵적인 편견이 작동하는 지점이죠. 물론 악의적으로 그렇게 행동하는 것은 아니겠지만, 흑인 환자나 푸에르토리코 출신 환자가 들어오면 제대로 질문을 던지지 않습니다. 여기에서 실제로 진단에 차이가 생기는 거죠." 덧붙여 그는 응급실에 온 환자에게 더 나은 정보를 제공하고, 더 좋은 후속 치료를 해야 한다고 주장한다. "이런 공동체 사람들 중에는 지식이 부족한 사람들이 많습니다. 무능하거나 지시를 잘 따르지 않아서 그런 건 아니에요. 그저 접근성이 부족하기 때문입니다. 이게 바로 진짜 문제죠."

알레르기 치료에서도 같은 문제점을 찾아볼 수 있다. 에밀리는 새로운 알레르기 약물과 치료법이 나올 때마다 환호하지만, 연구를 살펴보고 실험 참가자의 압도적 다수가 백인이라는 사실에 불안해한다. 그는 구체적인 사례로, FDA에서 새로 승인된 땅콩 알레르기 치료제 팔포지아Palforzia 의 임상시험 참가자 중 90퍼센트가 백인이었다는 사실을 언급하며 이렇게 말했다. "유색인종 환자에게 경구면역요법에 관해 이야기하면 전혀 들어본 적이 없다고 대답하곤 해요. 제가 보기에 그들은 이런 치료법을 요구하지 않고 알지도 못해요. 애초에 이런 약물을 개발할 때 유색인종이 포함되지도 않죠. 이들은 완전히 열외됩니다. 현재 치료법은 전부 부자들을 위한 해결책 같아요."

에밀리가 백인 환자만 경구면역요법을 받고, 흑인 환자나 다른 사람들에게 주어진 유일한 치료법은 음식 회피뿐이라고 걱정하는 것은 지극히 당연하다. 하지만 그렇다고 해도 그는 백인이나 부유한 환자의 필요뿐 아니라 모든 환자의 필요를 충족할 해결책을 구상할 수 있을지 궁금해한다. 에밀리는 앞으로 알레르기와 관련된 건강 형평성을 전력으로 추구하고자 한다. 직접 경험했기 때문에 유색인종과 가난한 환자들이 치료받는 게 얼마나 어려운지 잘 알기 때문이다.

에밀리의 남편은 딸이 알레르기 진단을 받은 지 얼마 되지 않아 직장에서 해고되었다. 이후 콜센터에서 일하기 시작했지만 새로운 직장은 의료보험을 제공하지 않았다. 에밀리 가족은 메디케이드(65세 미만의 저소득자·신체 장애인을 위한 미국의 의료보조제도—옮긴이)에 가입해야 했기 때문에 알레르기 전문의를 만날 수도 없게 되었다며 당시 일을 이렇게 회상했다. "우리 지역 알레르기 전문의 중에는 메디케이드 가입자를 받는 사람이 한 명도 없었어요. 우리가 갈 수 있는 유일한 곳은 대기자가 어마어마하게 많은 학술연구센터뿐이었죠. 거기라도 가려고 예약 잡는 데 6개월이 걸렸던 기억이 나네요."

그가 비영리단체를 시작하던 시기에 작은딸이 매우 아팠다. 한 살이 되었을 때 성장 부진 진단을 받고 식이요법을 해야 했으며, 네 살 무렵에는 호산구식도염을 진단받았다. 이 질병에 걸리면 식도 내벽에 호산구가 축적되고 식품 알레르겐에 부정적으로 반응해 자극과 통증을 일으키고, 식도를 수축해 음식을 섭취하기 어렵게 만든다. 2000명 중 한 명꼴로 발병하는 희귀질환인데, 다행히 캔자스시티에는 호산구식도염 클리닉이 있어서 작은딸은 여기에서 치료를 받았다. 클리닉 의사들은 딸을 진단하려 여러 음식 회피 식단을 처방했다. 회피해야 할 음식은 우유로 시작해 다음에는 네 가지, 그다음에는 여덟 가지로 늘었고, 나중에는 쇠고기와 닭고기까지 더해졌다.

2019년, 에밀리는 알레르기 콘퍼런스에 초청 연사로 참석했다. 그곳에서 만난 한 저명한 호산구식도염 연구자는 에밀리의 작은딸에게 제한 식단과 함께 경구용 스테로이드를 쓰는 치료법을 시도해보라고 권유했다. 에밀리는 그의 조언을 따랐고, 딸의 증상은 차도를 보였다. 어느덧 작은딸은 일곱 살이 되었고, 모든 유발 요인을 다 알지는 못하지만 아직 관해상태(질병 활성이 없는 상태를 유지하여 증상이 나타나지 않는 기간―감수자)를 유지하고 있다.

앞서 살펴보았듯, 보통 최상의 시나리오에서도 알레르기 유발 요인을 다 알아내기는 불가능하다. 만약 스테로이드를 쓰지 않았다면, 에밀리의 딸은 다음 단계인 보충영양식을 시도해야 했을 것이다(에밀리 가족이 살고 있는 미주리주의 경우, 보충영양식은 보험 적용이 되지 않는다). 에밀리 가족은 월 3000달러나 되는 비용을 쏟아붓지 않기 위해 이 치료법을 보험으로 보장해주는 다른 주로 이사해야 했을지도 모른다. 스테로이드는 효과가 있었지만 부작용은 여전히 걱정거리다. 스테로이드가 장기에 해를 입힐 수 있으므로 코르티솔과 내분비물질 수치를 자세히 감시해야 하고, 수치가 변하면 스테로이드 복용량을 조정해야 할 수도 있다. 그렇게 되면 관해상태가 깨질 수도 있다. 아이들은 보통 호산구식도염에서 벗어나지 못한다. 현재로서는 '평생 안고 가야 하는 장애'다.

에밀리의 알레르기 치료 이야기는 특별하면서도 친숙하다. 알레르기 환자와 가족들이 처음 알레르기 진단을 받은 뒤 흔히 겪는 시행착오와 어려움을 보여준다. 알레르기 진단 과정은 복잡하며, 치료 과정은 그보다 훨씬 더 복잡하다. 환자마다 생물학적 반응이 다르므로 개개인의 종합적 증상도 다르다. 그래서 알레르기 치료는 매우 어렵다. 여기에 덧붙여 지난 200년 동안 알레르기 치료법이 거의 발전하지 않았다는 사실도 알아야 한다. 최근까지 우리가 선택할 수 있는 치료법은 거의 변함이 없었다. 모두 장단점이 있지만, 계속 안심하고 전적으로 사용할 수 있는 치료법은 없다.

지금부터 19세기 모르핀과 천식 담배에서 시작해 오늘날 듀피젠트 Dupixent와 에이뮨 테라퓨틱스Aimmune Therapeutics(이하 에이뮨)의 팔포지아에 이르는 알레르기 환자 치료법의 역사를 살펴보려고 한다. 또 과거부터 현재까지 무엇이 바뀌고 무엇이 바뀌지 않았는지, 알레르기 환자가 가장 힘든 증상을 완화하려 할 때 직면하는 어려움은 무엇인지 알아볼 것이다. 알레르기를 더 잘 예방하고 완화할 수 있다는 희망이 저 너머에 있을지 모르지만, 결국 자극받은 면역계를 다룰 '쉬운' 치유법은 없다는 사실도 알게 될 것이다.

## ‖ 알레르기별 치료법은 어떻게 바뀌었나 ‖

1868년 유명한 노예해방론자이자 성직자인 헨리 비처Henry Beecher는 의사인 친구 올리버 홈스Oliver Holmes에게 보낸 편지에서 건초열 치료법을 찾을 수 없다고 불평했다. 홈스는 이렇게 답장했다. "자갈이 도움이 될 거야. 한 2미터 깊이에서 파내면 더 좋고." 비처의 절망에 대한 홈스의 재치 있는 농담은 당시 일반적인 알레르기 치료법에 대한 깊은 좌절감에서 나왔을 것이다. 존 보스톡이나 찰스 블래클리처럼 알레르기를 겪던 당시 의사들조차 수십 년간 자신을 대상으로 실험하고 임상시험을 거듭했지만, 심각한 증상을 치료할 적절한 완화법을 찾지 못했다. 지난 세기 동안 면역 기능에 대한 과학적 이해가 깊어졌지만, 여전히 수많은 사람이 비처의 고민에 공감한다. 알레르기 치료법은 아주 최근까지 거의 달라지지 않았다.

지난 2세기 동안 알레르기를 치료하는 의학적 접근법이 어떻게 바뀌었는지 더 잘 설명하기 위해, 가장 일반적인 알레르기 반응을 완화할 다양한 치료를 받는 환자 세 명의 이야기를 살펴보겠다. 여기에 제시하는 사례들은 내가 직접 인터뷰하고 만나거나 역사적 문헌에서 읽었거나 임상의에게서 들은 환자들의 사례를 바탕으로 합성한 '가상'의 인물이다. 나는 이들을 도시나 교외 지역에 거주해서 알레르기 전문의에 대한 접근성이 비교적 좋고, 보장 범위도 괜찮은 의료보험을 가진 중상류층 백인으로 설정했다. 역사적으로 알레르기 환자 대부분은 도시에 사는 부유한 백인이었기 때문이다. 그리고 이 글을 쓰는 시점에도 이러한 인구학적 집단은 여전히 최상의 치료에 가장 수월하게 접근할 수 있는 집단일 가능성이 크다. 이어 이 장의 뒷부분에서는 알레르기 치료와 관련해 여전히 지속되는 심각한 사회 문제를 따져볼 것이다.

## 사례 1. 호흡기 알레르기와 천식

제니퍼는 20대 중후반의 젊고 건강한 여성으로, 어렸을 때부터 계절성 및 호흡기 알레르기가 있었는데, 특히 참나무, 잔디, 돼지풀 꽃가루에 취약했다. 제니퍼는 중등도에서 중증의 천식도 앓고 있는데, 꽃가루 수치가 너무 높아지거나 운동을 하거나 야외 활동을 너무 많이 하지 않는 한 그럭저럭 잘 조절되는 편이다. 평생 축구와 소프트볼 같은 스포츠를 해온 제니퍼에게 야외 활동을 피한다는 선택지는 없는 셈이다. 그래서 심각한 알레르기 발작 때문에 병원에 실려 가기도 했다.

## • 1800년대~1930년대 치료법

만약 제니퍼 같은 사람이 이 시기에 살았다면, 특별히 효과적인 방법은 없더라도 몇 가지 치료법을 선택할 수 있었을 것이다. 우선 주치의는 증상을 일으킨다고 의심되는 더럽고 오염된 도시 공기를 피하라고 조언했을 것이다. 천식 발작을 일으킨다고 여겨지는 나무, 꽃, 냄새, 먼지 같은 물질도 마찬가지다. 간단히 말해, 알레르겐으로 알려진 물질을 주변에서 전부 없애라는 뜻이다. 이 시기의 호흡기 알레르기 환자는 보통 덮개나 커튼을 치우고 깔개를 걷어내야 했다. 액자처럼 먼지 쌓이는 물건은 전부 치우고 제대로 청소해야 했다. 심지어 기름을 먹이고 축축한 천으로 감싼 침대 스프링까지 모든 가구를 살펴봐야 하고, 바닥과 라디에이터를 청소해야 했으며, 반려동물을 키워서는 안 됐다. 또 식물이 쑥쑥 자라는 따뜻한 계절이면 창문을 꼭 닫고 가능한 한 실내에 머무르라는 말도 들었을 것이다.

만약 제니퍼 가족이 아주 부유했다면 여름에는 짐을 싸서 산이나 해변의 별장으로 피신하라고 권했을 것이다. 1800년대 후반에는 부유한 환자들이 도시의 공기와 꽃가루를 피해 흔히 높은 산이나 사막에 있는 '건강 리조트'로 떠나는 일이 흔했다. 미국 동부 애디론댁스나 화이트마운틴스에는 건초열, 천식, 기관지염 환자를 수용할 크고 고급스러운 호텔이 우후죽순 생겨났다. 미국 서부 콜로라도산맥과 애리조나사막도 인기 있는 여행지가 되었다. 역사가 그레그 미트먼Gregg Mitman은 이렇게 설명했다. "오늘날 애리조나주 투손의 천식 환자 비율은 미국 다른 지역 비율보다 높습니다. 천식 환자들이 이주하는 일이 늘면서 인구 집단에 유전적 부담이 커졌을 뿐 아니라, 이 사람들이 사막을 녹지로 만들려고 뽕나무나 올리브나무 같은 식물을 들여오는 바람에 알레르기가 악화되었기 때문이죠."

반면 제니퍼 가족이 다른 곳으로 이주할 만큼 부유하지도 않고 그런 제안을 받아들이지도 않았다면, 제니퍼는 천식 발작을 예방하고 폐나 비강이 자극받을 때 심각한 증상을 조절하기 위해 다양한 처방 약물을 이용할 수 있었다. 새뮤얼 파인버그는 1934년 작성된 의사 대상 문헌에서 사용 가능한 치료법으로 천식 분말 흡입제, 담배, 모르핀, 아편 유도제, 요오드화물, 에테르, 코카인, 술, 칼슘을 추천했다.[1] 갑작스러운 급성 천식 발작 조절을 위해 아드레날린도 처방되었다.

호흡기 알레르기를 조절하기 위한 또 다른 표준 요법은 꽃가루 추출물 주입이었다. 소위 탈감작은 알레르겐에 대한 면역력을 증강해 알레르기 발작이 일어나기 전에 차단하려는 목적으로 1911년 런던에서 처음 도입되었다.[2] 이 치료를 받을 수 있는 후보자인 제니퍼는 세 가지 방법 중에서 선택할 수 있었다. 첫째, 의사는 제니퍼의 피부를 살짝 긁어 알레르겐을 주입한다. '표피 반응검사cutaneous method'라고 부르는 방법이다. 둘째, 알레르겐 투여량을 조절해 피내 주사로 투여한다. 이 경우, 의사는 제니퍼를 괴롭히는 지역 알레르겐이 든 물질을 직접 조제한다. 셋째, 일정한 양의 알레르겐이 든 용액 한 방울을 제니퍼 눈의 결막낭에 직접 떨어뜨려 안과적 반응을 살짝 일으킨다. 효능을 점진적으로 늘리면서 점차 소량을 반복 투여해, 제니퍼의 면역계가 문제가 되는 알레르겐에 견딜 수 있도록 훈련하는 것이다. 하지만 탈감작 방법이 항상 성공하는 것은 아니다. 이러한 초기 치료의 전반적인 성공률을 보여주는 데이터는 없다. 이 중 어떤 치료법도 효과가 없었다면 제니퍼는 더 미심쩍은 주사를 맞았을 것이다. 당시에는 의사들이 환자의 면역계를 자극하기 위해 우유, 칼슘, 황, 테레빈유, 소량의 결핵균 같은 물질을 사용하는 일이 흔했다. 임상의들은 그런 물질을 주사해 내성을 유도하고 증상을 완화하는 데 도움이 되기를 기대했다. 환자의 혈청이나 호흡기에서 채취한 미생물이나 기생충 추출물(특히 가장 흔한 사람 기생충인 회충 용액)을 주사하기도 했다.[3] 초기 유명 알레르기 전문가 중 한 명은 일부 의사가 독감이나 장티푸스 백신, 장내 세균, 뱀독으로 실험하고 있다고 지적했다. 그는 알레르기를 치료한다고 주장하는 치료법 대부분이 환자에 적용한 경험이 부족하다는 사실을 지적하며, 대체로 '아무 쓸모 없는 쓰레기'에 지나지 않는다고 주장했다.[4]

이 방법들에서 아무런 효과를 보지 못했다면, 제니퍼는 호흡기 이상을 교정하는 수술을 받았을 수도 있다. 효과가 있다는 증거는 거의 없었지만, 1930년대까지 호흡기 문제가 있는 환자의 편도선과 인두편도를 제거하는 수술이 성행했다. 제니퍼는 등을 곧게 펴고 어깨를 늘어뜨리는 새로운 자세와 함께, 여러 특별한 호흡 운동법을 익히고 '흉벽 운동성'을 발달시키기 위해 정기적으로 마사지를 받았을 수도 있다.[5]

## • 1940년대~현재 치료법

수십 년이 흐르고 의료 기술이 발전하면서, 알레르기 전문의들은 알레르기 방지실, 공기 여과 마스크를 사용하거나 비강에 이산화탄소를 분사하는 특수장치로 비강을 씻어내는 방법 등을 실험했다.[6] 전기요법, 방사선요법(또는 자외선요법), 엑스선요법도 시행했다. 제니퍼는 계절성 발작을 제어하기 위해 의사에 따라 이러한 추측에 기반한 요법을 받았을 수 있다.

하지만 일반적인 호흡기 알레르기 및 천식 치료법은 수십 년 동안 거의 달라지지 않았다. 2022년에도 외부 알레르겐에 반응해 알레르기 질환을 일으키는 제니퍼 같은 환자에게 주어지는 표준 치료는 여전히 '회피요법'이다. 회피요법이 선호되는 이유는 환경에서 알레르겐을 제거하거나 환자가 알레르기 환경을 피하면, 면역계가 어떤 유발 요인에도 노출되지 않아 처음부터 반응할 필요도 없게 되기 때문이다. 예컨대 만약 알레르기를 유발하는 알레르겐이 고양이 비듬이라면 회피요법을 실행할 수 있다. 감정적으로 간단한 문제는 아니지만 말이다. 고양이를 다른 사람에게 분양하고, 집에서 고양이 비듬을 청소하고, 앞으로 영영 고양이를 피하면 된다. 하지만 나무나 잔디 꽃가루, 집먼지진드기처럼 더 널리 퍼져 있어 피하기가 불가능하지는 않지만, 집에서 완전히 제거하기 어려운 물질에 민감한 제니퍼 같은 경우면 분명 이러한 회피요법을 실행할 수 없다.

알레르기 질환에 대처하는 두 번째 방어선은 주변 환경을 철저히 청소하고 재조정하는 것뿐이다(이는 19세기 이후 거의 변함없이 그대로다). 설치류, 집먼지진드기, 바퀴벌레, 곰팡이에 알레르기가 있다면, 집 안을 정기적으로 청소하고 침구를 전부 세탁해야 한다. 해충의 먹이가 되는 음식과 물을 제거하고 집에 들어오지 못하게 하면, 문제가 되는 알레르겐에 노출되는 일을 줄일 수 있다. 에어컨이나 공기청정기 같은 최신 기술은 공기 중 꽃가루 같은 알레르겐을 일부 또는 대부분 걸러낼 수 있어 환자들에게 권장되곤 한다. 또한, 제니퍼 같은 계절성 알레르기 환자에게는 집에 돌아오면 곧바로 샤워해 피부와 머리카락에 묻은 꽃가루를 씻어내고 즉시 옷을 갈아입으라고 조언한다. 알레르겐과 직접 접촉하는 일을 피하는 데 드는 노력은 모두 중등도에서 중증 알레르기 환자에게 번거롭고 피곤한 일이다. 게다가 대부분 열심히 노력해도 '완전히' 피하기는 불가능하다.

제니퍼가 취할 수 있는 세 번째 방어선은, 하나 이상의 의약품을 사용해 심각한 증상을 조절하려고 시도하는 것이다. 오늘날에도 제니퍼 같은 환자에게 처방되는 수많은 약물은 1940년대나 그보다 훨씬 이전의 같은 증상을 가진 환자들에게도 친숙한 약물이다. 노스웨스턴대학교 로버트 슐라이머는 이렇게 설명한다. "우리는 한 세기 넘게 쓰던 약물을 지금도 여전히 사용하고 있습니다. 아시다시피 인간은 그다지 많이 변하지 않았고, 약물도 마찬가지죠. 새롭거나 더 나은 버전이 계속 추가될 뿐입니다."

경중에서 중등도의 호흡기 알레르기를 다루는 1차 치료제 중 하나는 100년 가까이 항히스타민제였고, 지금도 마찬가지다. 항히스타민제는 오늘날 알레르기 환자에게 처방되는 가장 오래된 약물이다. 이 약물은 1937년, 기니피그의 면역기능을 연구하다 우연히 발견되었다. 1942년이 되자 일반 대중에 널리 보급되었고, 어느 정도 효과적인 치료법으로 빠르게 자리 잡았다. 항히스타민제는 면역세포의 히스타민 수용체에 히스타민 대신 결합해 히스타민 반응 발생을 차단한다. 내가 이 글을 쓰는 시점을 기준으로, 제니퍼 같은 사람이 콧물과 눈 가려움증을 조절하기 위해 사용하도록 미국에서 승인된 일반의약품 및 전문의약품 중 1세대 및 2세대 항히스타민제 성분은 10종이 있다. 슐라이머는 호흡기 알레르기를 다루는 오늘날의 치료법을 논하면서, 보통 지르텍Zyrtec이나 알레그라 같은 2세대 항히스타민제가 1세대 항히스타민제보다 부작용이 적다고 언급했다. 1세대 항히스타민제도 효과가 있기는 하지만 진정 효과가 있어 집중력과 정신 과정을 방해할 수 있으며, 흔히 실제로도 그렇다. 일시적 수면 보조제로

1세대 항히스타민제인 베나드릴을 복용해본 사람이라면 누구나 이를 증명할 수 있을 것이다. 최신 약물은 진정 작용이 없고, 1세대 항히스타민제의 가장 심각한 부작용 대부분이 없다.

그렇다면 왜 1세대 항히스타민제를 계속 제조하는 걸까? 부작용이 그렇게 심한데 왜 이런 약물을 여전히 처방하거나 사용할까? 간단히 대답하자면, 1세대 항히스타민제가 코를 말리는 작용이 더 세므로 흔히 경증에서 중등도의 호흡기 알레르기와 함께 발생하는 코막힘을 퇴치하는 데 더 효과적이기 때문이다. 2세대 항히스타민제는 히스타민 반응을 멈추는 데는 마찬가지로 효과적이지만 코막힘에는 도움이 되지 않기 때문에, 실제로 제니퍼 같은 일부 환자는 꽃가루 시즌이 절정에 이르면 더 오래되고 센 약물을 선호한다.

여기에서 나는 제니퍼 같은 환자들이 특정 상표나 유형의 항히스타민제에 유난히 강한 애착과 믿음을 보이는 경우가 많다는 점을 언급하고 싶다. 내가 인터뷰한 알레르기 환자들은 약물요법을 자세히 설명하면서 어떤 약물이 수년 동안 잘 들다가 갑자기 효과를 보이지 않게 되었다거나, 새로운 항히스타민제 덕분에 살았다거나, 특정 상표의 항히스타민제에 내성이 쌓였다고 이야기하곤 했다. 환자들에게서 들은 이야기를 모두 인정하지만, 미국에서 승인된 10종의 항히스타민제가 환자들에게서 실제로 신체적 내성을 발현할 수 있다거나 실제로 그랬다는 과학적 연구 결과는 없다. 이 주제를 다루는 연구자들은 알레르기 환자들이 처방받은 약물을 중단하거나 처방을 바꾸려는 이유가 약물의 효과가 점차 약해져서라기보다 약을 먹는 동안 심한 증상이 지속되기 때문이라고 생각한다. 꽃가루 양이 많아지거나 알레르겐에 더 많이 노출되어 증상이 악화되었을 수도 있다. 다시 말해

복용하는 약이 듣지 않는 느낌이 드는 이유는, 때때로 이 약이 실제로 듣지 않기 때문이다.[7]

"현대 약리학은 충족되지 않은 수요에 더 집중합니다. 충족되지 않은 수요란, 보통은 효과를 보이는 약물인데도 듣지 않는 심각한 질병을 지닌 사람들이죠." 슐라이머는 이렇게 말했다. 그는 내게 적절한 사례를 말해주었다. 70년 전에는 제니퍼 같은 환자 중 많은 이가 심한 고통을 받거나 천식으로 사망하기까지 했다. 당시 사용할 수 있는 약물로는 이들의 질병을 효과적으로 제어하지 못한 경우가 많았다. 이후 경구용 스테로이드가 개발되어 일반 용도로 승인되었지만, 경구용 스테로이드를 천식 환자에게 처방하는 일은 매우 위험하다고 판명되었다. 스테로이드를 사용하면 점차 신체조직이 심각하게 손상될 수 있기 때문이다. 슐라이머는 어깨를 으쓱하며 말했다. "그래도 천식으로 죽는 것보다는 낫죠. 어쨌든 지금도 이런 약이 우리 주변에 있기는 하지만, 경구용 스테로이드를 개선한 흡입용 스테로이드가 개발되면서 천식 사망률은 급감했습니다. 그리고 흡입용 스테로이드는 국소적으로 작용하죠. 흡입용 스테로이드는 경구용 스테로이드처럼 무서운 부작용을 일으키지는 않습니다. 때로 같은 약이라도 더 낫고 개선되게 만들 수 있죠. 지금은 항히스타민제도 여러 세대가 있습니다. 점점 더 좋아졌죠. 스테로이드도 마찬가지입니다."

천식 치료는 계절성 알레르기 치료와 비슷하지만, 새로운 약물을 추가해 더 심각한 증상을 조절한다. 호흡을 조절하거나 발작을 예방하기 위해 흡입기를 사용하는 사람을 본 적이 있을 것이다. 이러한 흡입기에는 환자의 필요에 따라 다른 약물이 들어 있다. 일반적으로 천식 환자의 호흡기 증상은 베타항진제beta-agonist로 알려진 약물로 조절한다. 베타항진제는 증상을 조절하기 위해 단기요법에 사용되는 기관지 확장제다. 미국에서 사용 승인된 기관지 확장제는 총 여섯 가지다. 알부테롤albuterol(살부타몰salbutamol이라고도 불린다—옮긴이), 레발부테롤levalbuterol, 필부테롤pirbuterol 같은 약물은 '속효성 흡입제'고, 살메테롤salmeterol, 포르모테롤formoterol, 빌란테롤vilanterol은 '지속성 흡입제'다. 기본적으로 이 흡입제들은 100년 전 의사들이 폐의 호흡 능력을 향상하기 위해 처방한 에페드린 투여를 현대적으로 바꾼 방법이다.

지속성 흡입제는 만성·지속성 천식을 조절하기 위해 매일 사용하도록 처방된다. 보통 너무 오랫동안 매일 사용하는 방법은 권장하지 않는데, 하루 한 번 3주 정도만 지속해 사용해도 폐활량 감소와 폐의 반응성 증가가 관찰되기 때문이다.[8] 속효성 흡입제는 일반적으로 일시적인 증상 조절이나 축구나 테니스 등 운동이나 격렬한 활동 전에 증상이 발생하지 않도록 예방 목적으로 처방된다. 베타항진제 흡입제를 지속해서 사용할 때 나타나는 부작용에는 몸 떨림, 안절부절못함, 위장 문제가 있다.

흔히 스테로이드라고 하는 코르티코스테로이드corticosteroid 중 흡입형 제제는 베타항진제에 반응하지 않는 모든 지속성 천식 환자에게 1차 치료제다. 현재 미국에서 승인된 흡입용 코르티코스테로이드 제제는 여덟 가지가 있다. 가장 심각한 증상을 잡고 나면, 제니퍼 같은 환자에게는 질병을 통제할 수 있는 최저 용량의 스테로이드를 다시 투여한다. 코르티코스테로이드와 다른 계열인 글루코코르티코이드glucocorticoid의 비강 내 제제는 알레르기비염에 사용되며, 국소 표적 치료용이므로 안전하고 효과적이라고 여겨진다. 플로네이즈Flonase, 나조넥스Nasonex, 나자코트Nasacort 같은 비강 스프레이는 통년성 및 계절성 알레르기비염의 1차 치료제로 흔히 권장된다.

천식용으로 개발된 새로운 생물학적 제제인 단클론 항체(단클론 항체라는 용어가 익숙하게 들린다면, 코로나 환자를 치료하는 데 이 항체가 사용되었기 때문일 가능성이 크다)도 있지만 가격이 비싸다. 듀피젠트Dupixent라는 상품명으로 판매되는 두필루맙dupilumab은 천식 및 습진을 치료하는 새롭고 매우 효과적인 항체 치료제다. 이 약물을 사용하려면 현재 연간 평균 3만 6000달러의 비용이 든다. 진짜로 알레르기를 치료하거나 증상을 완전히 없앨 수 있다면 그 가격도 그만한 가치가 있겠지만, 이 새로운 약물에도 부작용이 없지는 않다. 두필루맙을 투여받은 환자의 약 25퍼센트에서 결막염이 발생한다. 호산구(신체 조직에 있는 일종의 백혈구) 상승을 유발하기도 한다. 그리고 에밀리의 작은딸에게서 본 것처럼, 면역세포 수치가 높아지면 호산구식도염 같은 더 큰 문제가 생길 수도 있다. 슐라이머는 이렇게 말했다. "그래서 이 약이 만병통치약이 되지는 않을 겁니다. 하지만 현재로서는 우리가 가진 가장 나은 약이죠."

NIH의 앨키스 토기아스는 나와 사무실에 함께 앉아 알레르기에 사용할 수 있는 치료법을 논하면서 이렇게 말했다. "생각해보세요. 30년 전에는 기본적으로 항히스타민제만 사용할 수 있었고 분명 큰 효과는 없었죠. 거의 듣지 않았지만 우리가 가진 약은 그게 전부였습니다. 최근까지 문제는 치료제 부족이었죠. 지금은 그런 문제가 줄었습니다. 꽤 정교한 치료법이 몇 가지 있지만, 일부 치료법은 한 해에 3만 달러가 듭니다. 그런 치료법을 어떻게 많은 사람에게 시도할 수 있겠습니까? 의사들은 전혀 새로운 문제를 안게 되었습니다. 의사라면 최선의 치료를 제공하는 것 외에는 아무것도 신경 쓰지 말아야 하지만, 의사들은 '가성비'라는 문제로 공격받고 있습니다."

요컨대 지금 제니퍼에게 주어진 선택지는 그 어느 때보다 낫다. 궁극적으로 그는 자신의 상태를 관리하기 위해 모든 방법을 이것저것 조금씩 시도해볼 것이다. 잔디 꽃가루가 특히 심한 날에는 축구를 하지 않기로 결심할 수 있다. 공기청정기를 사고 매일 항히스타민제를 복용하거나 매년 3월부터 10월까지 베타항진제 흡입기를 사용할 수도 있다. 잔디 꽃가루가 많은 여름에는 운동할 때 더 강력한 스테로이드 흡입기를 가져가 알레르기 발작을 피하거나 유발된 발작을 통제하는 데 도움을 받을 수도 있다. 모든 행동으로 제니퍼의 상태는 대부분 나아질 수 있지만, 그와 비슷한 다른 사람들은 여전히 가장 심각한 증상을 통제하기 위해 고군분투한다. 게다가 이 치료법들은 모두 제니퍼의 의료보험이 어디까지 보장해주는지, 본인 부담금은 어떻게 되는지, 어디까지 돈을 감당할 여력이 되는지에 달려 있다.

## 사례 2. 식품 알레르기

데이비드의 부모는 생후 6개월의 데이비드에게 땅콩버터를 조금 먹였을 때 처음으로 그가 심각한 발진을 보인다는 것을 알아차렸다. 그들은 어린 아들을 검사실로 데려갔고, 그가 땅콩, 견과류, 달걀에 알레르기가 있다는 사실을 발견했다. 이후 수년 동안 해당 음식에 우연히 노출되어 몇 번 응급실에 실려 간 적이 있던 탓에, 그들은 또 언제 이런 일이 벌어질지 두려워했다. 이제 열 살이 된 데이비드는 알레르기를 유발하는 알레르겐을 실수로 먹지 않도록 주의하지만, 놀이터나 생일파티에 갈 때면 늘 불안해한다.

## • 1800년대~1930년대 치료법

데이비드가 이 시기에 태어났다면 음식 알레르기가 생겼을 가능성은 훨씬 적다. 음식에 부정적인 반응을 경험한 아이들은 모두 같은 치료요법을 받았다. '식품 아나필락시스'로 불린 위장의 식품 알레르기를 다룬 초기 의학 서적에서 전문가들은 유아나 아동의 과식이 아나필락시스의 직접적인 원인이므로 피해야 한다고 경고했다. 반응을 조절하는 데 도움이 되도록 자극이 되는 모든 음식을 식단에서 빼야 했다. 마지막으로, 회피 식단만으로 충분하지 않은 심각한 경우에는 완전 액체 식단 및 장뇌화유(녹나무에서 추출한 방향성 물질이 포함된 약용기름―옮긴이), 에테르, 아드레날린 주사와 함께 충격요법이 권장되었다.[9] 당연히 충격요법은 효과가 없었다.

하지만 1930년대까지 데이비드 같은 알레르기 환자를 치료하는 표준 권장사항은 회피 식단이었다. 저명한 식품 알레르기 전문가인 앨버트 로는 회피 식이요법을 한 다음, 환자가 민감한 음식을 점차 다시 먹으면 탈감작을 유도할 수 있을 것이라 믿었다. 대체로 틀린 말이기는 했지만 말이다. 로는 호흡기 알레르기 환자를 치료할 때 사용된 것과 비슷한 방법으로 환자에게 우유나 결핵균을 주사하는 단백질요법도 실험했지만 결과는 실망스러웠다. 영유아의 식품 알레르기 발병을 예방하기 위해 로는 임산부에게 다음과 같이 조언했다. 첫째, 임신 중 너무 탐식하지 말 것, 둘째, 유아가 과식하지 않도록 할 것, 셋째, 유아에게 특정 음식을 간헐적으로 먹이지 말고 식단을 일관성 있게 유지할 것, 넷째, 다른 사람들에게 알레르기를 일으킨다고 알려진 음식을 너무 일찍 먹이지 말 것 등이었다(마지막 조언에 특히 유의하라. 앞서 살펴본 것처럼 이 조언이 결국 재앙을 불러일으키곤 한다).[10]

아서 코카는 알레르기를 다룬 자신의 저서에서 의사들이 환자 각각의 식품 알레르기 원인에 따라 개별적인 치료법을 설계해야 한다고 권장했다. 알레르기 예방은 항상 모든 치료 계획에서 첫 번째 단계가 되어야 했다.[11] 예컨대 환자가 발작을 일으킨다면 증상을 진정시키기 위한 첫 번째 선택은 에피네프린, 그다음은 에페드린이어야 한다. 다른 치료법으로는 휴식을 취하고, 몸을 정화하거나 24~48시간 동안 굶고, 피부를 자극하기 위해 부항을 뜨고, 찜질제를 바르는 맞자극제(특정 부위의 불편을 줄이기 위해 반대 자극을 일으키는 대체 물질—옮긴이)를 사용하거나, 환자가 극한 온도에 노출되거나 바람을 맞지 않도록 보호하는 것 등이 있다.

하지만 알레르기를 유발하는 음식을 피하는 방법 외에는 데이비드 가족이 쓸 수 있는 효과적인 치료법은 거의 없었을 것이다. 애초에 당시에는 알레르기를 일으키는 환자가 비교적 적었기 때문에 식품 알레르기에 대해 알려진 바가 거의 없었다. 식품 알레르기를 연구해 치료법과 관리법을 개선하는 데는 이후 수십 년이 더 걸렸다.

### • 1940년대~현재 치료법

식품 알레르기 환자는 전 세계적으로 늘고 있지만, 오늘날 식품 알레르기 전문의가 제공할 수 있는 치료법은 여전히 매우 제한되어 있다. 회피는 여전히 표준 치료 절차다. 이 조언에는 일반적으로 알레르겐이 포함된 음식을 모두 집에서 치우거나 완전히 피할 수 없다면 팬을 사용할 때 발생할 수 있는 교차오염에 주의해야 한다는 점도 포함된다. 요즘이라면 데이비드의 부모는 집에서 요리한 음식에 든 달걀이나 견과류에 데이비드가 실수로 노출되지 않도록 자신들이 먼저 식습관을 바꿀 것이다. 외식할 때는 주문한 음식에 알레르겐이 없는지 늘 확인해야 하는데, 이는 특히 다른 사람들과 만날 때 더욱 까다롭다. 알레르겐을 피하고 아나필락시스 발생을 막으려는 노력은 상당히 피곤한 일이다.

NIH의 식품 알레르기 전문가인 패멀라 게헤이루는 이렇게 말했다. "사람들은 필사적입니다. 식품 알레르기 치료법은 없으니까요. 에피펜 외에는 줄 것이 없습니다." 데이비드의 부모는 아들이 알레르겐을 확실히 피하도록 애쓰는 한편, 실수로 유발 요인이 든 음식을 먹었을 때 투여할 에피펜을 항상 가지고 다닐 것이다. 에피펜은 가장 유명한 아드레날린 자가주사기 상품명이다. 유발 요인이 든 음식을 먹었을 때 아드레날린을 즉시 주사하면 아나필락시스를 유발하고 심할 경우 사망에 이르게 하는 생물학적 과정을 지연시킬 수 있다. 아드레날린을 사용하면 데이비드 같은 환자가 병원에 가서 치료를 받아 생명을 구할 충분한 시간을 벌 수 있다.

하지만 최근 연구에 따르면, 생명을 위협하는 알레르기가 있는 성인의 52퍼센트가 에피펜을 전혀 사용하지 않는 것으로 나타났다.[12] 자가주사기를 처방받은 사람 중 89퍼센트만이 약을 구입했다. 연구자들은 사람들이 처방전을 받고도 약을 구매하지 않은 이유로, 주사제가 비싸고 이전에 심각한 반응을 보인 적이 없다는 점을 꼽았다. 설문조사 결과, 에피펜을 처방받아 구입한 사람들 중에서도 약 21퍼센트는 사용법을 모른다고 응답했다. 또 45퍼센트는 심각한 반응을 겪는 순간 사용할 수 있는 자가주사기를 갖고 다니지 않는다고 말해, 사실상 처방전이 무용지물인 것으로 나타났다.

아드레날린 주사기는 크기도 작지 않으며, 특정 온도 범위 내에서 보관해야 한다. 예컨대 더운 여름날 자동차 안에는 보관할 수 없다. 많은 알레르기 환자는 개인적으로 내게 자가주사기를 항상 지니고 다니는 일이 실제로 가능하거나 바람직하지는 않다고 말했다. 특히 10대 청소년이나 청년들은 파티나 모임에 주사기를 갖고 다니는 일이 부끄럽고 불편하다고 밝혔다. 하지만 데이비드처럼 어린 자녀를 둔 부모들은 거의 항상 에피펜을 휴대하고, 대부분의 학교에서도 비상시를 대비해 이를 준비해둔다.

데이비드 같은 식품 알레르기 환자가 우연히 알레르겐에 노출되었을 때, 회피 식단이나 아드레날린 자가주사 외에 사용할 수 있는 다른 유일한 치료법은 '면역요법'이다. 면역요법은 "면역 내성을 구축하기 위해 소량의 알레르겐을 점진적으로 환자에게 투여하는 과정"으로 정의된다. 일반적으로 심각한 알레르기가 있고, 항히스타민제나 회피 같은 다른 치료법으로는 심각한 증상이 효과적으로 제어되지 않는 경우에만 면역요법이 권장된다. 치료 과정은 몇 년이 걸릴 수도 있고, 사람마다 효과도 제각각이다(특히 호흡기 알레르기에서 더욱 그렇다). 면역요법이 어떻게 효과를 보이는지는 정확히 알려지지 않았지만, 그 과정은 실제로 근본적인 면역 메커니즘을 바꿀 수 있다. 면역요법은 식품 알레르기와 호흡기 알레르기 모두에 적용할 수 있는 치료법으로, 증상을 예방할 뿐 아니라 데이비드 같은 환자가 평생 겪는 아나필락시스 발생 사례를 줄일 가능성도 보여준다.

면역요법에는 세 가지 기본 유형이 있다. 피하면역요법SCIT, 설하면역요법SLIT, 경구면역요법이다. 피하면역요법이나 설하면역요법은 앞서 제니퍼 같은 환경 알레르기 환자에게 적용되고, 경구면역요법은 식품 알레르기 환자에게 적용된다. 세 가지 면역요법 모두 일반적으로 병원에서 받는다. 드물지만 치료 중 투여하는 소량의 알레르겐에도 환자가 심각한 반응을 나타내는 경우가 있으므로, 전문가의 감독하에 면역요법을 받아야 한다. 제니퍼처럼 설하면역요법을 받는 환자는 액제나 정제를 받는다. 정제를 몇 분 동안 혀 아래에 놓고 기다려 녹인 다음 삼킨다. 액제는 정해진 시간 동안 혀 아래에 머금고 있다가 삼키거나 뱉는다. 피하면역요법을 받는 환자는 치료를 시작할 때 매주 또는 격주로 주사를 맞는다. 3년 동안 계속 투여한 다음에는 치료를 중단해도 대부분 안전하며, 이후에도 예방 효과를 유지할 수 있다. 면역요법의 긍정적인 효과는 치료를 중단한 다음에도 몇 년 동안 유지되지만 영원하지는 않다.

데이비드처럼 경구면역요법을 받는 환자는 의사의 감독하에 식품 알레르겐을 측정된 용량만큼 먼저 저용량으로 섭취한다. 알레르겐을 섭취한 다음 환자의 반응을 감시해야 하므로 첫 방문은 몇 시간이 걸린다. 그다음 2주 동안 집에서 매일 정해진 양의 알레르겐을 계속 섭취한다. 데이비드는 2주마다 소아 알레르기 클리닉을 방문해, 미리 설정된 대로 알레르겐 투여량을 늘리면서 반응이 나타나는지 검사해야 한다. '증량'이라고 알려진 이 치료 과정은 보통 몇 달간 이어진다. 증량 단계가 끝나면 탈감작을 유지하기 위해 일정량의 알레르겐을 계속 섭취해야 한다(경구면역요법이 여전히 헷갈리더라도 걱정하지 말라. 이어지는 9장에서 새로운 경구면역요법이 어떻게 작동하는지 더 자세히 알아볼 것이다).

피하면역요법, 설하면역요법, 경구면역요법에서 일어날 수 있는 부작용은 혀나 입, 목의 부기, 입 가려움, 또 드물지만 아나필락시스다. 피하면역요법을 받을 때는 드물지만 주사 부위에 심한 부기가 발생할 수 있다. 세 가지 면역요법 전부 일반적으로 안전한 치료법으로 여겨지지만, 효과는 각각 다르다.[13] 최근까지 대부분의 알레르기를 다루는 표준 치료법은 '피하면역요법'이었다. 과거 연구에서는 아나필락시스가 더 적게 일어난다는 점에서 설하면역요법이 더 안전하다고 여겨졌지만, 효과 면에서는 피하면역요법이 더 나은 것으로 나타났다. 증상을 조절하는 다른 약물과 달리, 피하면역요법, 설하면역요법, 경구면역요법은 환자의 전반적인 면역기능을 능동적으로 바꿔, 면역세포가 반응하기 전에 더 많은 항원을 견디는 법을 익히도록 돕는다.

홍미롭지만 다소 문제가 되는 사실이 있다. 면역요법에 사용되는 알레르겐 추출물 중 FDA 규정대로 표준화되고 '생물학적 알레르기 단위BAU'라는 표준 효력 수준을 검정한 제품은 일부에 불과하다는 점이다. 그 외 면역요법 추출물은 추출물에 포함된 알레르겐의 양을 일반적으로 부피당 중량으로 측정해 표준화한다. 앞서 여러 번 살펴보았듯, 국제 표준화된 추출물은 드물다. 각 제조업체는 각자 선택한 표준에 따라 추출물을 만든다. 다시 말해, 최근까지는 면역요법이 '모두 균일하지는 않았다'는 뜻이다. 같은 대도시에서 환자를 보는 알레르기 전문의라도 서로 다른 제조업체의 추출물을 사용할 수 있다. 물론 그에 따른 환자들의 반응도 제각각일 것이다.

게다가 많은 사람에게 면역요법은 효과가 없다. 특히 건초열 알레르기처럼 환경 알레르기가 있는 경우에는 더욱 그렇다(이것이 내가 제니퍼의 참나무, 잔디, 돼지풀 알레르기 치료에 피하면역요법이나 설하면역요법을 선택지로 넣지 않은 이유다). 보통 면역요법을 받은 지 1년이 지나도 호전되지 않으면 치료를 중단하도록 권장된다. 현재 연구자들은 환자에게 처음 치료를 시작하기 전에 면역요법이 효과가 있을지 예측할 간단한 혈액검사를 개발하려고 애쓰고 있다.[14] 이러한 선별검사는 환자의 시간, 비용, 불편함, 그리고 무엇보다 치료를 받을 때 수반되는 정서적 고통도 덜어줄 수 있다.

이 책을 쓰기 위해 조사하면서 이야기를 나눈 알레르기 환자 중 면역요법을 시도한 사람은 '소수에 불과하다'는 점을 지적해야겠다. 면역요법을 시도한 사람 중에서도 치료가 유익했다고 생각한 사람은 극히 드물었다. 대부분은 몇 달에서 1년 후에 치료를 중단했으며, 증상을 완화한다는 면에서 이점이 많다고 느끼지 못했고, 매주 또는 격주로 알레르기 전문의를 만나는 일이 피곤했다고 말했다. 내가 만난 식품 알레르기 성인 환자 중에는 알레르기 면역요법을 시도한 사람이 단 한 명도 없었다. 일부 환자는 많은 양을 섭취하면 죽을 수도 있는 물질을 삼켜야 한다는 사실이 두렵다고 말했다. 경구면역요법은 배탈, 입 저림, 발진 같은 반응도 일으킨다. 적어도 처음 몇 달이라도 큰 불편을 느낄 수 있는 치료를 받고 싶어 하지 않는 환자도 있다. 또 많은 어린이는 치료받을 때 느끼는 증상이 이전에 겪었던 아나필락시스 발생의 전조 증상과 비슷하므로 치료 자체를 불안하다고 느낀다.

땅콩 알레르기에 경구면역요법으로 사용하는 표준화된 제제인 팔포지아는 FDA에서 새로 승인받았고, 2020년 1월부터 미국에서 사용 허가되었다. 만약 요즘이라면 데이비드의 부모는 실수로 땅콩에 노출될 상황에 대비해, 데이비드의 내성을 크게 높이기 위해 팔포지아를 선택할 수 있다. 팔포지아 치료를 받은 환자는 땅콩을 조금 먹어도 심각한 면역반응을 나타내지 않아 매우 효과적인 것으로 입증되었다. 데이비드와 부모의 걱정을 훨씬 덜어준다는 의미다. 하지만 팔포지아 같은 면역요법은 식품 알레르기의 '치유법'이 아니다(이는 이후 9장에서 살펴보겠다). 내가 인터뷰한 한 식품 알레르기 전문가는 팔포지아가 도움이 되긴 하지만, 오직 땅콩 알레르기 한 가지에만 효과적이라고 여러 번 경고했다. 알레르기가 있는 아이 대부분은 여러 알레르겐에 반응한다. 식품 알레르기에 대한 면역요법도 계속 유지해야 한다. 그렇지 않으면 점차 효과가 떨어진다. 즉, 면역요법은 식품 알레르기를 치료하는 만병통치약이 아니다. 카리 네이도 박사는 FDA 승인을 받은 신약 하나로는 충분하지 않다고 주장하며, 전문가들이 더 노력해야 한다고 강조하면서 이렇게 말했다. "우리는 그저 여기 주저앉아서 지금 얻은 치료법에 자화자찬하고 있으면 안 됩니다. 아직 안전 문제가 남아 있으니까요."

궁극적으로 데이비드의 부모는 식단 회피요법 및 비상시 아드레날린 자가주사를 사용하는 전통적인 행동 방침과 면역요법 사이에서 결정을 내려야 한다. 지금으로서는 이 두 가지가 유일한 선택지다. 그리고 둘 중 어떤 것도 완벽한 선택은 아니다.

## 사례 3. 아토피피부염 또는 습진

여섯 살 엠마는 개와 고양이를 좋아하지만 동시에 두 동물에 심한 알레르기가 있다. 어렸을 때부터 습진으로 고생하기도 했다. 피부 발적이 생기면 몇 주에서 몇 달씩 지속될 때도 있고, 잠도 제대로 잘 수 없어 학교 수업에 집중하기도 어렵다. 보통 뺨, 팔꿈치, 무릎, 손의 피부에 염증이 생기면서 가렵고 붉게 변한다. 긁어서 생긴 상처가 아물지 않거나 습진이 너무 심해 손 피부에 고름이 생기기도 한다.

### • 1800년대~1930년대 치료법

역사적으로 엠마와 같은 질환을 겪는 사람들은 단순히 피부 발진이나 발적이 있다고 분류되었을 것이다. '습진'이라는 말은 1700년대 중반에 만들어졌지만, '아토피피부염'이라는 용어가 처음 사용된 1930년대까지는 알레르기 질환으로 여겨지지 않았다. 현대에 이르기까지 습진의 일반적인 치료법은 다양한 천연재료를 바르는 습포요법(오늘날의 피부 마스크 치료와 유사함)이나 경우에 따라 사혈을 하는 것이었다. 면역계에 대한 이해가 깊어지면서 초기 몇몇 의사는 습진을 환자의 식단, 특히 우유 섭취와 연관시켰다. 따라서 증상 발생을 통제하기 위해 식이 제한이 일반적으로 권장되었다. 하지만 엠마 가족이 고를 수 있는 선택지나 효과적인 치료법은 많지 않았기 때문에, 그저 엠마가 알레르기 상태에서 벗어나기를 기대하며 스스로 겪어나가도록 내버려두어야 했을 것이다.

## • 1940년대~현재 치료법

최근까지 대부분의 습진 치료법 선택지는 형편없었다. 알레르기 전문가 수십 명과 여러 습진 환자를 인터뷰하며 개인적으로 느낀 것은, 모든 알레르기 질환 중 습진이 가장 치료하기 어려운 질환이라는 점이었다. 우선 피터 리오가 지적했듯, 대부분의 아토피피부염 환자는 무엇이 질병을 유발하는지 모른다. 환경 알레르겐일 수도 있고, 사용하는 물건 등에 든 화학물질일 수도 있다. 혹은 그저 열이나 운동 같은 것일 수도 있다. 따라서 회피요법은 일반적으로 습진 치료에서 선택사항이 아니다.

게다가 아토피피부염 증상은 견디기 힘들다. 환자들은 수십 년 동안 자신의 상태를 관리하려고 애썼지만 항상 실패했다. 제시 펠튼Jessie Felton 박사는 나와 화상회의를 하며 영국 브라이턴-서식스 대학병원과 로열알렉산드라 아동병원에서 소아피부과 전문의로 일한 경험을 말해주었다. "습진은 피부에 나타나기 때문에 누구나 볼 수 있죠. 특히 얼굴에 나타나면 눈에 띕니다. 습진은 항상 피부가 편안한지에 영향을 미치기 때문에 말 그대로 환자가 하는 모든 일에 영향을 줍니다. 집중력과 수면에도 영향을 미치죠. 게다가 단지 습진을 앓는 아이만 수면 부족을 겪는 게 아니라 온 가족이 그렇게 됩니다."

내가 엠마 같은 환자의 아토피피부염 치료에 대해 묻자, 그는 심한 습진을 앓는 다섯 살 난 비슷한 소녀 환자의 이야기를 들려주었다. 그 아이는 증상이 너무 고통스러워 최후의 방책으로 면역억제제를 투여받았다. "아이는 엄마에게 집에 있는 거울을 다 가려달라고 했어요. 자기 얼굴을 차마 볼 수 없었으니까요. 겨우 다섯 살인 이 아이는 피부 때문에 너무 괴로웠습니다. 붉게 갈라지고 건조해지고 벗겨졌죠."

보통 가벼운 습진 초기에는 일상적인 피부 관리로 치료한다. 최근 연구에 따르면 보습이 예방 효과가 있다는 증거가 적다고는 하지만, 흔히 환자에게는 습진이 나타나는 부위에 하루에도 여러 번 특수 보습제를 바르라고 권장된다. 더 지속적인 경증 및 중등도 습진에는 국소 코르티코스테로이드가 1차 치료제로 처방된다. 현재 국소 스테로이드에는 가장 강력한 베타메타손 디프로피오네이트betamethasone dipropionate부터 가장 약한 히드로코르티손hydrocortisone까지 일곱 개 군에 순서대로 등급이 매겨져 있고 이에 따라 처방된다. 습진 환자에게는 세균 감염도 드물지 않게 발생하므로, 피부 발병을 통제하기 위해 항생제 연고와 경구용 항생제를 처방하기도 한다. 식품 알레르기나 호흡기 알레르기도 습진을 악화시킬 수 있으므로 이 역시 관리해야 한다. 2차 치료제로는 경구로 복용하거나 주사로 투여하는 전신 코르티코스테로이드와 면역억제제가 있다. 이 두 가지 치료법은 더 강력해서 모두 효과가 있지만, 치료를 중단하면 반동효과가 일어난다. 즉, 습진을 성공적으로 치료하면 습진이 더욱 악화될 수도 있다는 말이다. 여기에 더해, 면역억제제에는 해로운 부작용도 있다. 면역억제제는 일반적인 면역반응을 부분적으로 차단해 효과를 내기 때문에 실제로 감염 발생 위험을 늘릴 수 있다.

펠튼은 습진 치료가 까다롭고 종종 효과가 없을 뿐 아니라, 치료와 관련된 모든 사람이 받는 정신적 피해가 크기 때문에 엠마 같은 환자의 습진을 치료하기가 어렵다고 말했다. "부모는 아이 피부에 크림을 바를 때 죄책감을 느낍니다. 증상을 겪는 아이는 엄청나게 불편해해요. 매일 밤이 전쟁이죠. 부모는 치료에 순응하려고 노력하지만, 아이는 하지 말라고 떼쓰고요. 정말 너무 힘든 일입니다." 환자들의 특징이 저마다 다르기 때문에 치료도 제각각이다. 게다가 환자들이 보통 펠튼의 진료실에 들어설 즈음이면 이미 만사를 다 겪어 지친 상태라며 이렇게 이야기했다. "환자들이 저를 보러올 때쯤이면 그들은 이미 해볼 것은 다 해본 상태죠. 개인 알레르기 검사도 받았을 거고, 심지어 치료를 위해 해외에 다녀왔을 수도 있습니다. 각종 치료용 크림을 사들이느라 돈도 꽤 썼지만, 아무것도 효과를 보지 못해 상당히 좌절한 상태죠."

펠튼의 첫 번째 일은 자기 앞에 앉은 환자에게 무슨 일이 일어나고 있는지 파악하는 것이다. 그는 각각의 아토피피부염 사례가 '완전히 엉킨 실타래'라고 표현한다. 풀어내려면 참을성이 필요하다. 펠튼은 항-IgE 단클론 항체와 야누스키나아제Janus kinase(이하 JAK) 억제제 등 개발 중인 몇 가지 새로운 치료법에서 희망을 본다(이런 약물에 대해서는 9장에서 자세히 살펴보겠다). 단클론 항체 듀피젠트는 아토피피부염 치료제로 승인된 최초의 생물학적 제제다(국내에서도 듀피젠트가 일부 연령의 중증 아토피피부염에서 식약처 허가를 받았다—옮긴이). 펠튼은 아주 심각한 습진 사례에서 최초로 진정한 희망을 보여주는 이 새로운 치료법이 습진 치료의 판을 뒤집을 수 있다고 주장한다. 하지만 영국 국민의료보험을 통해 이 약물을 처방받으려면 뛰어넘어야 할 관문이 여전히 많다. 나는 일부 미국 의료보험사에 비용을 청구할 때도 어려움이 있다는 비슷한 불평도 들은 적이 있다.

처방 승인을 받는 번거로움이 있긴 하지만, 펠튼은 새로운 선택지를 갖게 되어 기뻐했다. 스테로이드를 사용하면 정기적으로 혈액검사를 해서 환자의 간이나 신장 기능에 이상이 없는지 확인해야 한다. 그래도 그는 피부 질환을 치료하기 위해 스테로이드를 사용하는데, 몇 달간 복용하면 매우 효과적일 수 있다는 사실을 발견했기 때문이다. 종종 반동효과를 나타내지 않고 피부가 깨끗해지기도 한다.

가장 널리 사용되는 경구용 스테로이드 중 하나인 프레드니손prednisone은 혈액 모니터링이 필요하지 않고, 환자에게 절실히 필요한 증상 완화를 가져다줄 수 있지만 장기적으로 좋은 선택지는 아니다. 고혈압 같은 부작용이 있기 때문이다. 국소 스테로이드는 염증을 줄이지만 혈관 형성을 늘리고 피부를 얇게 하며 면역 합병증을 유발할 수 있다. 국소 칼시뉴린 억제제topical calcineurin inihibitor, TCI는 스테로이드보다 부작용이 적고 가려움증, 염증, 건조 증상을 줄이는 데 도움이 되지만, 장기간 사용하면 암 발생 위험이 증가할 수 있다. 새로운 생물학적 제제가 개발된다면 걱정이 줄어들지도 모른다.[15] 그리고 엠마 같은 환자 대부분은 1년 동안 피부 반응이 조절되었을 때 치료를 중단해도 반동이 일어나지 않는다. 펠튼은 이렇게 말했다. "어린이의 면역계는 정말 놀랍습니다. 성인에게는 그런 일이 일어나지 않죠."

하지만 일부 환자는 듀피젠트를 써도 여전히 치료에 실패한다. 마운트 시나이 아이칸 의과대학의 엠마 거트만야스키Emma Guttman-Yassky 박사는 미국습진협회에 실린 논문에서 어떤 최신 약물도 아토피피부염을 '치유'하지는 못한다고 경고했다. 게다가 많은 아이가 성인이 되어 습진에서 벗어나기는 하지만 근본적인 아토피는 남아 있으며, 미래의 어느 시점에, 예를 들어 노화나 스트레스로 면역계 기능이 손상되면 재발할 수 있다고 지적한다. 그리고 그는 옛 치료법을 사용할 때와 마찬가지로 이러한 새로운 약물이 몇 년쯤은 환자의 피부를 정화하는 데 효과적일 수 있지만, 그 후에는 면역계가 적응하므로 습진이 재발할 수 있고, 상황을 바꾸려면 새롭고 더 나은 약물치료가 필요하게 된다고 역설한다.

모든 알레르기 면역반응의 기저에 있는 근본적인 생물학적 메커니즘을 충분히 알아내 애초에 반응이 일어나지 않도록 막지 않는 한, 이 '충족되지 않은 수요'의 순환은 계속될 것이다. 그때까지 엠마, 데이비드, 제니퍼 같은 환자들은 자극받은 면역계와 이 면역계를 다시 진정시키기 위해 처방 가능한 치료법 사이에서 고양이와 쥐처럼 뒤쫓는 게임에 갇힌다. 결국 알레르기가 어떻게 작용하는지 더 많이 알아야 알레르기 예방과 치료에 유리하다.

## ∥ 내일의 치료는 어떤 것일까 ∥

알레르기 전문의와 환자 모두 동의하는 사실 하나는, 현재 사용 가능한 치료법이 '충분하지 않다'는 점이다. 알레르기 분야는 나름 진보했지만 대부분 100년도 더 전에 발견한 치료법을 여전히 쓰고 있다. 하지만 새로운 과학 기술이 발전하면서 알레르기 치료에 전환점이 다가오고 있으며, 아마

이러한 기술은 새로운 길을 열어줄 것이다. 향후 수십 년간 다가올 혁신은 모두 '기계 학습'과 '새로운 실험 기술'이라는 공통점을 지닌다. 오늘날 과학자들이 접근할 수 있는 컴퓨터 성능은 놀라울 정도로 가속화되어 더욱 정교한 알고리즘 개발로 이어지고 있다. 면역학자들은 알고리즘의 도움을 받아 수십 년 동안 축적한 엄청난 양의 환자 데이터를 분류한다. 이런 일부 노력에서는 이미 긍정적인 가능성이 보인다.

그 사례들을 몇 가지 살펴보자. 스웨덴 연구자들은 컴퓨터 알고리즘을 이용해 피부과 전문의가 옻나무 또는 향료 같은 물질 때문에 유발되는 피부 자극인 접촉성 피부염과 자극성 습진을 구별하는 데 도움이 되는 두 가지 새로운 바이오마커(몇 가지 유전자)를 발견했다.[16] 이 두 가지 면역반응은 눈에 띄는 증상만으로는 구분하기가 매우 어려워 오진이 흔하다. 또한 습진에는 '알레르기 접촉성 습진'과 화학물질 노출, 격렬한 신체활동 같은 상황에서 발생하는 '비알레르기 자극성 습진'이라는 두 가지 유형이 있다. 바이오마커를 이용해 개발된 새로운 진단검사를 이용하면 습진 유형을 구별하는 데 더욱 도움이 되고 더 나은 치료로 이어질 수 있다.

또 생명공학회사 알러제니스AllerGenis는 식품 알레르기 전문의 휴 샘슨이 알레르겐 에피토프allergenic epitope(알레르겐에 항체가 결합하는 단백질의 일부)를 분석한 연구의 라이선스를 얻었다. 그리고 면역학 연구를 적용한 새로운 알레르기 진단·치료 기술을 개발했다. 이 회사는 현재 인공지능의 일종인 기계 학습을 이용해 우유 알레르기 면역요법의 결과를 87퍼센트의 정확도로 예측하는데, 이는 현재 사용 가능한 더 일반적인 혈청검사의 정확도보다 높은 수치다. 이 방법은 개인의 항체 반응을 측정하는 면역측정법 데이터를 이용해 면역요법의 효과를 예측한다.

미국 최대의 의료보험사 중 하나인 앤섬블루크로스블루실드Anthem Blue Cross Blue Shield의 경우, 하버드대학교 연구진과 협력해 빅데이터의 힘을 활용하여 인공지능이 알레르기 환자의 치료 결과를 개선할 수 있는지 알아보았다.[17] 이 획기적인 협력으로 보험회사의 귀중한 환자 데이터를 사용해 어떤 치료가 누구에게 더 효과적인지 파악할 수 있다. 보다 더 개인 맞춤형인 치료 절차를 개발할 수 있고, 알레르기 치료의 초기 단계에서 시행착오가 줄어든다. 또 그 과정에서 의료보험사는 많은 돈을 절약할 수 있다.

다른 연구자들은 새로운 실험 기술의 힘과 수십 년간 이어져온 선행 면역학 연구를 적용해 새로운 생물학적 메커니즘을 찾아 치료법을 발견하는 일을 목표로 삼는다. 덴마크 오후스대학교 연구자들은 최근 IgE가 세포에 부착되는 경로를 차단해 히스타민 분비를 억제하는 항체를 발견했다.[18] 미국 라호야면역연구소 과학자들은 신호 단백질을 차단해, 천식 발작 중 폐에 해를 입힐 수 있는 T세포가 축적되지 못하게 하려고 시도한다.[19] 또 노스웨스턴대학교에서 수행한 연구에서는 비만세포에서 발견되는 브루톤 티로신키나아제Bruton's tyrosine kinase(이하 BTK)라는 효소를 방해하는 억제제가 알레르기 반응이 확대되는 것을 지연시켜 아나필락시스 발생을 예방할 수 있음을 발견했다.[20] 이 연구에서는 세 가지 BTK 억제제를 이용해 시험관 속 비만세포에서 히스타민 분비 및 기타 알레르기 신호를 차단했다.[21] 이러한 발견은 생명을 위협하는 알레르기가 있는 사람에게서 아나필락시스 반응을 예방하는 약물을 개발할 가능성을 열어준다.

한편 NIH는 학계·정부·업계 연구실의 집단적 힘을 모아 새로운 알레르기 경로와 치료법을 찾고 있다. 최근 NIH에서 은퇴한, 국제적으로 인정받는 면역학자 마셜 플로트Marshall Plaut 박사는 알레르기 치료의 미래를 볼 때 가장 유망한 연구 중 일부가 NIH에서 자금을 지원하는 공동연구인 '면역관용네트워크'에서 일어나고 있다고 말했다. "이 연구는 알레르겐 플러스allergen+ 방법, 즉 알레르겐 외에도 이와 시너지 작용을 일으켜 내성 유도를 촉진하는 일부 분자가 있다고 주장합니다." 플로트는 내성 유도 촉진 과정을 가속하는 다른 분자를 이용해 면역계가 알레르겐을 견디도록 훈련하려고 한다. 아마 이 분자는 면역계가 이미 알고 있지만 부정적으로 반응하지 않는 어떤 분자일 것이다. 면역관용네트워크의 목표는 알레르기가 나타나기 전에 알레르기를 치료하는 것이다.

같은 맥락에서 알레르기 치료를 도울 면역요법 기술이나 효율적인 백신 이용에 초점을 맞춘 새로운 과학 연구도 여럿 있다. 잔디 꽃가루 치료를 위해 개발되는 새로운 백신으로, 현재 제2상 임상시험 중인 BM32는 꽃가루로 유발되는 호흡기 알레르기 증상을 최대 25퍼센트까지 줄인다.[22] 이 치료는 기존 면역요법보다 훨씬 적은 용량이 필요하고 부작용도 적다. 스위스에서 개발 중인 백신 하이포캣HypoCat은 고양이의 주요 알레르겐인 펠디원Fel d1에 고양이를 면역시키는 방식으로 작동한다. 이 백신은 펠디원에 결합하는 항체를 생성해 알레르겐 분비를 줄인다. 백신을 투여받은 고양이는 알레르겐을 적게 생성하므로 고양이 비듬 알레르기를 완화할 수 있다. 이 회사는 비슷한 원리로 개 알레르기 백신도 개발하고 있다. 호주 플린더스대학교는 어드백스Advax 면역증강제(독감 백신 등의 효능을 개선하는 데 사용되는 다당체 보조시스템)를 사용해, 면역요법 속도를 상당히 높인 새로운 벌 독 백신을 개발하고 있다.[23] 현재 벌 독 알레르기 백신은 3년 동안 50회 주사해야 한다. 옛 면역요법을 새로이 연구한 결과, 습진이 알레르기 주사나 면역요법 주사로 치료될 수 있다는 새로운 증거도 발굴되고 있다.

이러한 연구는 아토피피부염 환자의 치료법 선택지를 넓힐 것이다.[24]

듀크대학교 연구자들은 면역요법의 근본 아이디어를 새로운 수준으로 끌어올려, 나노 입자를 사용해 식품 알레르겐을 견딜 수 있도록 면역계를 '재훈련'한다.[25] 이들은 사이토카인cytokine(세포 신호에 사용되는 작은 단백질 집단)과 항원을 실은 나노 입자를 환자의 피부로 전달한다. 일단 체내에 들어간 나노 입자는 림프샘으로 이동해 좀 더 익숙한 방식으로 면역세포에 항원을 도입해 아나필락시스를 예방할 수 있다. 노스웨스턴대학교에서는 비슷한 원리를 이용한 최첨단 연구를 수행해 글루텐 함유 나노 입자가 소아 셀리악병 환자의 면역계를 훈련해 내성을 키우도록 도울 수 있다고 주장한다.[26] 여기서 참고해야 할 중요한 사실은 셀리악병이 알레르기가 아니라 밀 섭취로 유발되는 자가면역반응이라는 점이다. 대식세포macrophage(다른 세포를 둘러싼 후 죽일 수 있는 큰 백혈구)는 나노 입자를 흡수한 다음 면역계에 이 입자를 되돌려주는 방식으로 면역 내성을 증가시킨다. 임상시험에서 노스웨스턴대학교가 개발한 나노 입자 치료는 글루텐에 노출된 환자의 면역 염증 수준을 90퍼센트 줄인 것으로 나타났다. 나노 기술은 더 큰 내성을 유도하는 새로운 방법으로, 치료법의 거대한 가능성을 보여주고 있다. 이 치료법이 완전히 개발되면 유전적 소인이 있는 사람의 알레르기 질환을 예방하는 데도 사용할 수 있을 것이다.

알레르기 질환에 대한 또 다른 가능한 치료법은 비교적 옛날 방식이지만 여전히 효과적인 '유전 기술'이다. 호주 퀸즐랜드대학교 연구자들은 세포를 조작하는 최신 유전 기술을 이용해, 동물에게서 T세포의 기억을 지워 면역계가 감작성 알레르기 단백질을 견딜 수 있게 했다.[27] 이 연구에서는 천식 알레르겐을 사용했지만, 과학자들은 벌 독이나 조개류 같은 다른 알레르겐에도 같은 원리를 적용할 수 있다고 생각한다. 이러한 과학적 탐구가 추구하는 궁극적인 목표는, 환자 체내 T세포의 의사결정 과정을 바꿔 여러 알레르겐에 내성을 촉진하는 '단일주입유전자요법'을 개발하는 것이다.

한편 유전 연구자들은 대부분의 식품 알레르기를 일으키는 원인이 되는 단백질이 결여된 GMO를 설계하려고 한다. 애리조나대학교의 엘리엇 허먼Eliot Herman 박사는 콩에 알레르기가 있는 사람에게 면역반응을 유발하는 단백질을 만들지 않는 콩을 생산하기 위해 노력한다.[28] 콩을 더 흔한 계통과 교배해 불편을 유발하는 단백질을 아주 적은 양만 생산하게 만드는 것이다. 허먼은 현재 콩에 대한 민감성이 증가하도록 교배된 돼지를 대상으로 실험을 하고 있다(사람과 마찬가지로, 일부 돼지 중에도 선천적으로 콩에 민감성이 있는 경우가 있다). 아직 결과를 기다리는 중이지만, 우리는 곧 식품 알레르기와의 싸움에서 '항원이 적은 음식'이라는 새로운 도구를 갖게 될 것이다.

이러한 과학적 연구 모두 유망하지만, 우리는 이 연구들이 새로운 치료법으로 이어지는 과정이 매우 느리고 비용이 많이 들며 힘들다는 사실을 기억해야 한다. 호산구식도염의 최고 전문가 마크 로텐버그는 이렇게 말했다. "우리는 지금까지 약 50년간 면역학을 연구해왔고, 이 결과를 적용해 실제로 환자를 도울 수 있습니다. 하지만 아직 알레르기를 치유할 수는 없죠." 그런 까닭에 로텐버그는 현재 진행되는 연구가 미래의 치료법으로 나아가는 길을 닦는 데 도움이 될 것이라고 확신한다. 알레르기의 이면에 숨은 생물학적 메커니즘을 살피는 근본적인 과학 연구, 우리가 흔히 '기초과학'이라 부르는 연구는 과학 진보의 '열쇠'다. 이 책의 1부에서 살펴보았듯, 면역학 지식이 발전해온 대부분의 사례는 '우연히' 이루어졌거나 현명한 사람들의 '직관' 또는 '자연스러운 호기심'에서 생겨났다.

로텐버그는 '알레르기 치료'라는 목표를 향해 나아가려면 연구 결과를 자유롭고 공개적으로 공유해야 한다며, 이러한 지식이 증상을 치료한다는 임시방편적 목표를 위한 수단만은 아니어야 한다고 주장한다. 실제로 그는 자신이 만든 웹사이트 EGID익스프레스에서 자신의 연구 자료를 공개하는 것으로 유명하다.[29] 로텐버그는 이렇게 설명했다. "불필요한 관료주의와 규제가 너무 많습니다. 훌륭한 팀이 있지만 시간과 돈은 한정되어 있죠. 신약이 발견된 시점부터 FDA의 승인을 받기까지는 30년이 걸립니다. 이런 질병으로 고생하는 아이들이 있다면 기다리기에는 너무 긴 시간이죠."

나는 알레르기를 연구하는 거의 모든 과학 연구자에게서 이와 비슷한 말을 들었다. 이들에게는 더 많은 사람을 고용하고, 더 많은 기술을 사고, 더 많은 연구를 할 돈이 더 필요하다. 기본 면역과학에 더 투자하지 않는다면, 더 나은 알레르기 치료법과 '치유'는 요원한 일이 될 것이다.

## ‖ 대체의학, 위약효과, 완화요법에 관하여 ‖

나는 매년 암 검진을 받는 맨해튼 중심부 피부과 진료실에서 이 책에 관해 이야기하고 있었다. 의사는 증거에 기반을 둔 책을 쓰고 있는 사람이 있다는 사실에 안도했다. 환자들이 대개 구글이나 온라인 정보 사이트 등에서 검색해 피부 상태를 직접 자가진단하고 자가치료하려 한다는 사실을 잘 알기 때문이다. 그는 때로 환자가 온라인이나 지인들에게 들은 오해의 소지가 있거나 잘못된 정보에 반박하지 않으면서 치료하는 일은 아주 힘들다고 말했다. 하지만 가장 짜증 나는 일은 올케가 조카의 습진에 대해 다년간의 경험을 지닌 공인 피부과 전문의인 자기 말을 듣지 않는다는 사실이다. 올케는 남아프리카공화국에 사는 한 유튜버의 말만 듣고 의사인 자기가 보기에 조카에게 전혀 도움이 안 되는 보충제를 막 구입한 참이었다. 의사가 내 피부에 흩어져 있는 주근깨와 점을 살피며 말했다. "정말 너무 답답해요. 올케가 아이를 돕고 싶어 필사적이라는 건 이해하죠. 전 그저 올케가 제 말을 듣기를 바랄 뿐이에요. '과학' 말이죠."

나는 이 장에서 대체의학 이야기를 어떻게 꺼내야 할지 고심했다. 뒷받침할 과학적 증거가 부족한 이론에 너무 불을 지피고 싶지는 않지만, 이 방법을 시도하는 사람들이 무시당한다고 느끼거나 부끄러워하기를 바라지도 않기 때문이다. 알레르기로 고생하는 사람들이 생물의학으로 심한 증상을 완화하지 못했을 때 다른 영역에서 도움을 구하는 이유를 이해한다. 알레르기는 심할 경우 두렵고 끔찍하며 지치는 일이다. 치료란 과학만큼이나 희망이나 믿음과도 관련이 있다. 실제로 위약효과도 있다. 어떤 방법이 효과가 있다고 믿으면, 증상에 가시적이고 측정 가능한 효과가 나타날수 있다. 만약 대마초에 의지하거나 침술을 받거나 소금동굴에 가는 방법으로 환자가 약간 나아진다면, 이러한 방법이 전혀 효과가 없다고 말할 수있을까?

계혜이루는 이렇게 말했다. "사람들은 도움이 될 만한 것이면 무엇이든해보려고 하죠. 한약이든 뭐든 간에요." 내가 이야기를 나눈 알레르기 전문의나 연구 과학자 중 그 누구도 자신의 문제 해결책을 찾으려고 노력한 환자를 탓하지는 않았다. 하지만 거의 대부분이 내 피부과 의사와 같은 불만을 표했다. 전문가들은 대체의학이나 보완요법이 모두 똑같지 않다는 점도 강조했다. 한약이나 동종요법, 침술은 실제로 도움이 되는 방법이다. 실제로 현재 뉴욕 마운트시나이병원 같은 곳에서는 이러한 방법에 대해 임상시험을 진행하고 있다.[30] 하지만 프로바이오틱스 복용이나 레이키 마사지, 카이로프랙틱 치료, 지역 토종꿀 섭취는 통제연구에서 이점이 적거나 거의 없는 것으로 나타났다.[31]

이 책을 준비하며 인터뷰한 수많은 알레르기 환자가 하나 이상의 대체요법을 시도했다고 말했다. 그중 일부는 증상이 호전되었다고 말했으나, 또 어떤 사람들은 그런 치료법이 한동안은 효과가 있어 보였지만 결국 실패했다고 말했다. 대부분의 환자는 일반의, 알레르기 전문의, 약사, 비슷한 알레르기가 있는 친구나 가족, 때로는 온라인 자조 모임에서 만난 사람 등 여러 출처에서 나온 정보를 조합해 치료법 결정을 내렸다. 의료인류학자인 나는 이상적으로는 생물의학과 함께 대체의학이 알레르기 치료에 일정 부분 역할을 할 수 있고, 할 것이며, 해야 할 것이라고 주장하고 싶다. 대체의학은 실제 활성물질이나 위약효과를 통해 환자의 증상을 나아지게 해줄 수 있을 뿐 아니라 무엇보다 희망을 줄 수 있기 때문이다.

내가 만난 많은 전문가의 말에 따르면 최선의 접근방식은 '통합치료', 즉 알레르기 환자를 치료할 다양한 방법과 치료를 조합해 사용하는 것이다. 인도 찬디가르의학대학원연구소에서 일하는 미누 싱은 요가가 환자에게 도움이 된다고 믿으며, 환자들에게 전통적인 생물의학 치료와 함께 요가를 자주 처방하곤 한다. 그는 환자들이 요가 수행을 하며 호흡을 조절하는 방법을 배우면 천식을 더 잘 조절하게 된다는 사실을 알게 되었다. 싱은 더 저렴하고 오래된 치료법보다 10배나 더 비싼 새로운 생물학적 치료법을 개발해봤자, 가난한 환자들에게는 전혀 도움이 되지 않는다고 지적했다. 하지만 흡입기 같은 저렴한 치료법은 나름의 문제가 있다. 싱이 보는 환자의 부모는 자녀가 흡입기나 스테로이드에 중독되지 않을까 항상 걱정한다. 아이들이 나아지기 시작하면 그들은 약을 되도록 쓰지 않기 시작한다.

싱은 알레르기 진단검사가 비싸다는 사실도 지적했다. 흉부 엑스선 검사나 CT 스캔도 마찬가지다. 전체 알레르기 검사를 받는 데는 1만 루피(약 120달러)가 들고, 일반의도 검사를 하긴 하지만 해석하는 방법을 모른다. 제대로 된 알레르기 병력검사는 1시간이나 걸려서 대부분의 의사는 그 시간을 들이려 하지 않거나, 진료소가 환자로 꽉 차 있어 좀처럼 시간을 낼수 없다. 싱은 무엇보다 환자의 이야기를 듣는 시간이 가장 좋은 약이라고 주장하며 이렇게 말했다. "환자들은 자신의 증상을 털어놓으면서 기분이 나아지는 경우가 많습니다. 그런 다음에는 제 말을 듣죠. 부모는 아이의 건강을 믿고 맡깁니다. 그러니 우리는 환자의 말을 제대로 들을 필요가 있어요." 그리고 이러한 방식은 결국 알레르기에 대한 가장 효과적인 대안 치료가 될 수 있다. 시간을 내어 환자의 말을 경청하고 환자가 겪어온 생생한 질환 경험을 듣는 것이다. 애초에 보완요법 의사들과 치료사들이 사람들을 끄는 것도 이런 방식일 것이다. 리오는 환자들과 가능한 한 많은 시간을 보내려 노력하고, 함께 다양한 요법과 치료제를 시도한다고 말했다. 기본적으로 싱과 리오는 알레르기를 완화하기 위해 환자들이 진정으로 원하는 것은 '그들의 말을 들어주는 것'이라는 점을 알고 있다.

## ‖ 누구나 치료받을 수 있어야 한다 ‖

에밀리의 딸이 처음 식품 알레르기 진단을 받았을 때, 그는 인터넷에서 정보와 자조 모임을 샅샅이 뒤졌다. 결국 에밀리는 캔자스주 캔자스시티 교외에서 모이는 지역 모임을 발견했다. 에밀리는 이 모임에 참석하기 위해 한 달에 한 번 45분씩 운전해 갔다. 모임은 보통 파네라브레드의 쇼핑몰에서 열렸다. "뭘 사 먹을 여유도 없었어요. 그때 저희는 사정이 어려워서 그곳에 다녀오는 기름값은 가외 비용이었죠. 이건 제 유일한 외출이었어요. 한 달에 한 번 하이라이트인 셈이었죠." 자조 모임의 다른 부모들이 다양한 연령대의 자녀가 있어서 그는 자신이 지금 겪는 일을 이미 겪어낸 사람들에게 조언을 듣는 게 상당히 도움이 된다고 느꼈다.

에밀리는 이렇게 회상했다. "모임에 참석하는 건 분명 가치 있다고 느꼈지만, 조금 어색하고 힘들었던 건 사실이에요. 전 그 모임에서 유일한 유색인종이었고, 아마 제일 가난했을 거예요. 다른 사람들은 모두 알레르기 전문의 이야기를 하고 있었던 게 기억나거든요. 저희는 알레르기 전문가를 찾아가지 않았어요. 보험이 있기는 했지만 전문의의 진료를 받을 본인부담금을 감당할 수 없어서 소아청소년과 의사에게만 가기로 했죠. 소아청소년과에 가는 데는 25달러밖에 안 들지만, 알레르기 전문의를 만나려면 50달러가 드니까요. 안타깝지만 음식을 살 여유가 없어지면 나가는 돈 한 푼이 아쉬워지죠."

기본 알레르기 관리나 자조 모임은 흔히 생각하는 것만큼 접근하기 쉽지 않다. 적어도 미국에서는 의료서비스나 저렴한 치료에 대한 접근성이 환자의 피부색, 지역, 경제적 지위 등 여러 요소에 따라 달라진다. 진단받고 치료받는 일은 생각만큼 간단하지 않다. 에밀리는 "알레르기는 유색인종 환자에게 불균형적으로 영향을 미치는 질병입니다. 하지만 환자 옹호 단체를 들여다보면 유색인종을 좀처럼 볼 수 없죠. 그건 분명 무언가 잘못되었다는 신호입니다."라고 설명했다. 그는 심지어 식품알레르기연구·교육원처럼 교육과 지원에 초점을 맞추는 식품 알레르기 비영리기관조차 저소득 식품 알레르기 환자 가족이 겪는 어려움은 거의 보지 못한다고 주장한다. 그리고 나는 저소득 천식 또는 습진 환자 가족이 겪는 어려움도 이와 마찬가지라고 장담할 수 있다. 알레르기 치료를 받기 위한 공통분모는 '실소득'과 '의료보험'이다.

에밀리 가족은 딸이 식품 알레르기 진단을 받은 후 처음 몇 년 동안 9개월간은 음식 지원을, 또 1년 반은 메디케이드를 받았다. 그는 누군가 좌절감을 겪어서도, 공공복지가 자신에게 필요할 일이 없으리라 생각해서도 안 된다는 점을 상기시켜 주었다. 에밀리는 이런 서비스가 공고해지고, 가능한 한 환자의 모든 요구에 응답할수록 우리 모두에게 이익이 된다고 주장한다. 또한 개인 기부금의 경우, 그가 운영하는 비영리단체 같은 프로그램 대신 과학 연구 자금으로만 몰리는 현상도 걱정한다. 에밀리는 이렇게 말했다. "모든 돈이 치료 연구에만 가버린다면, 당장의 도움이 절실한 환자 개인과 가족에는 좋은 결과를 가져다주지 못할 겁니다."

역사가 그레그 미트먼은 나와 대화를 나누면서 에밀리가 말한 요점을 그대로 말했다. 그는 환자의 주변 환경 개선을 위해 행동하는 일보다 더 나은 약을 개발하는 데 방점을 찍어온 역사에 의문을 제기했다. 1000만 달러를 들여 도심에 사는 아이들이 더 일찍 흡입형 스테로이드를 사용할 수 있도록 할 수 있고, 같은 돈으로 건강을 위한 환경적 측면에 초점을 맞춰 개입할 수도 있다. 예를 들어 버스가 디젤 배기가스를 많이 배출한다는 점에서 저소득층 주택지에 버스 정류장을 어디에 설치할지 결정하는 일에 개입할 수 있다. 미트먼과 에밀리가 실제로 요구하고 의문을 품는 부분은 바로 이 점이다. 모든 환자와 가족이 의료서비스나 조기 진단, 건강한 환경을 누리는 일에 '동등하게' 접근할 수 있을까? 그레그는 이렇게 주장한다. "돈이 '제대로' 쓰이고 있다고 말하기는 어렵습니다. 비교시험을 해본 적이 없으니까요. 다들 인프라를 바꾸는 일이 의약품 접근성을 높이는 일보다 비용이 더 많이 든다고 생각하죠."

하지만 우리가 알레르기 치료에 접근하는 방법이 틀렸다면 어떻게 해야 할까? 궁극적으로 알레르기 예방이 치료보다 훨씬 비용이 적게 든다면 어떨까? 그리고 더 적절하게 질문한다면, 듀피젠트 같은 기적의 약을 더 많이 개발한다 해도 누가 그 약을 사서 복용할 수 있을까? 가난하거나 낮은 계층인 사람, 유색인종, 알레르기 전문의가 없는 지역에 사는 시골 사람, 개발도상국 시민이 이런 새롭고 효과적인 치료법을 이용할 수 있을까? 토기아스는 알레르기 치료 및 관리를 논하며, 궁극적으로 '의료 비용 문제'를 지적한다. 그는 의사가 환자를 치료할 때 치료 비용을 걱정하는 부담을 가져서는 안 된다고 주장한다. 의사는 어떤 치료가 가장 효과적인가를 걱정해야 한다. 하지만 보편적인 의료서비스와 의약품 비용 보조가 없는 상황에서 이런 주장은 현실과 동떨어져 있다. 토기아스는 이렇게 설명했다. "의사는 보험사나 의료체계, 또 의료체계와 관련된 모든 문제 때문에 비난받으며 큰 갈등을 겪습니다. 제게 이런 문제는 알레르기 치료에서 또 다른 중요한 과제입니다."

알레르기 발병률이 늘고, 면역계가 점점 더 자극받으며, 알레르기 치료제 시장은 끊임없이 확대되고 있다. 실제로 지난 세기 동안 알레르기 발병률이 늘면서 알레르기 환자를 만족시키려는 회사는 끝없는 이익을 창출할 수 있었다. 이어서 오늘날 돈이 전 세계 알레르기 치료 시장에 개입해 수행하는 복잡한 역할을 살펴보자.

# 8장

# 급성장하는
# 알레르기 치료제 시장

다른 모든 만성질환과 마찬가지로 알레르기는 상당히 거대한 시장이다. 전 세계적으로 알레르기 환자 수가 요동치며 꾸준히 증가하는 동안 제약회사부터 식품제조업체, 화장품회사에 이르는 다양한 산업계가 바쁘게 움직이고 있다. 새롭고 더 나은 진단 도구, 알레르기 약물, 흡입기, 에피네프린 자가주사기, 알레르겐 무함유 제품군이나 식품, 전 세계 수백만 명의 알레르기 환자에 제공되는 기타 제품과 서비스를 개발하며 엄청난 이익을 볼 준비를 하고 있는 것이다. 역사가 마크 잭슨의 말을 인용하자면, "새천년에 들어 알레르기는 곧 '돈'을 의미한다". 여기서 말하는 돈이란, 매우 많은 돈이다. 최근에 나온 예측을 간략히 살펴보자.

* 알레르기 진단검사 및 치료법의 전 세계 매출은 2026년까지 연간 520억 달러로 증가할 것으로 예상된다. 이는 탄자니아의 연간 GDP에 해당하는 수준이다.

* 중국은 2027년까지 알레르기 치료에 87억 달러를 지출할 것으로 예상된다.
* 2020년 코로나19 팬데믹 동안 전 세계 항알레르기 약물 시장 규모는 연간 248억 달러로 추산되며, 이 중 67억 달러가 미국에서 지출되었다. 시장분석가들은 2027년까지 알레르기 약물의 세계 시장 규모가 매년 약 6.8퍼센트 성장하며, 350억~390억 달러까지 증가할 것으로 예상된다.
* 알레르겐 무함유 식품 시장은 2030년까지 1080억 달러에 이를 것으로 예상된다.

실로 엄청난 숫자다. 이 장에서는 생물의학과 알레르기 사업 사이의 험난한 관계를 세 가지 이야기로 살펴보려 한다. 세 가지 사례 모두 자본주의 의료체계에서 이익(돈)을 추구하는 일이 알레르기 치료의 개발 및 접근성에 어떤 영향을 미치는지 보여준다. 먼저, 2016년 에피펜 가격 책정을 둘러싼 비화로 가장 나쁜 사례를 살펴본다. 두 번째로, 최근 FDA 승인을 받은 생물학적 제제인 두필루맙으로 가장 좋은 사례를 알아본다. 세 번째로는 정부가 기본 알레르기 메커니즘을 다루는 학술 연구에 자금을 지원하며, 혁신적인 알레르기 진단 및 치료법을 약속하는 새로운 생명공학 스타트업에 다양한 벤처 자본이 어떻게 활발히 유입되었는지 이야기한다.

## ‖ 첫 번째 이야기: 에피펜 가격 정책 비화 ‖

에피펜이 무엇인지 모른다면 스스로 운이 좋은 편이라고 생각해도 좋다. 에피펜은 수백만 명의 알레르기 환자, 특히 중등도에서 중증의 식품 알레르기가 있거나 우연히 어떤 항원에 노출되어 아나필락시스를 겪을 수 있는 사람들의 일상 곳곳에 있다. 에피펜은 에피네프린(아드레날린이라고도 한다)이 들어 있는 특허받은 15센티미터짜리 자가주사기다. 다른 상품명의 에피네프린 자가주사기도 있지만, 에피펜은 여전히 미국에서 비상용으로 주로 처방되는 약이다. 1987년 시장에 출시된 뒤 '생명을 구하는 아드레날린 주사'의 대명사가 되었다. 흔히 휴지를 뜻할 때 그냥 '크리넥스'라고 말하듯, 알레르기 환자들은 처방받은 자가주사기를 '에피' 또는 '에피펜'이라고 부른다. 미국에서 누군가 "아드레날린 주사가 필요하다."라고 하면, 그때 그가 요청하는 것은 에피펜이다. 최초로 개발된 자가주사기이면서 사용법도 쉬워 계속해서 명성을 이어가고 있다. 수십 년 동안 알레르기 환자들은 '아나필락시스에 이은 사망'이라는 최악의 시나리오를 막기 위해 에피펜에 의존해왔다. 의사와 환자들은 믿을 수 있고 많은 생명을 구하는 데 도움이 된다는 이유로 이 제품을 신뢰한다.

하지만 또 다른 이유도 있다. 에피펜이 정말 많이 판매되었다는 사실이다. 2007년 제약회사 마일란 파마슈티컬스Mylan Pharmaceuticals(이하 마일란)는 에피펜 제조사를 인수하고, 실제로 높은 증가세를 보이는 아나필락시스의 위험을 알리는 대중 인식 제고 캠페인을 벌여 신제품을 대대적으로 홍보했다. 당시 식품 알레르기 발생률이 치솟았고, 땅콩이 든 쿠키나 달걀이 든 음식을 실수로 먹고 때 이른 죽음을 맞은 어린이와 10대 청소년들의 비극적인 이야기가 연일 뉴스에 올랐다. 아나필락시스 사고가 늘어나는 상황은 곧 마일란에 생명을 구하는 제품을 홍보할 기회가 되었다. 미묘한 광고이기는 했지만, 마일란은 2014년 월트디즈니사와 협력해 심각한 알레르기를 겪는 가족을 대상으로 하는 웹사이트와 여러 아동 도서를 제작했다.

마일란은 에피펜 홍보 예산을 늘리는 일 이외에도 로비스트를 여럿 고용하기 시작했다. 미국 공공청렴센터에 따르면, 마일란은 2006년에서 2016년까지 10년간 미국의 다른 어떤 회사보다 많은 로비스트를 고용했다. 이 글을 쓰는 시점을 기준으로, 워싱턴 D.C.에서 일하는 공인 제약 로비스트는 1587명이다. 이들이 연합해 벌인 노력은 결실을 거두었다. FDA는 이미 아나필락시스를 겪은 이력이 있는 사람뿐 아니라, 발생 위험이 있는 사람도 복용 대상에 포함하도록 약물 허가사항을 변경했다.

마일란은 2010년에서 2014년까지 36개 주에서 로비 활동을 벌이는 데도 심혈을 기울였다. 이미 FDA 승인도 받았는데 왜 굳이 주 의원들의 환심을 사는 데 돈을 그렇게나 많이 썼을까? 마일란이 원했던 것은 바로 모든 공립학교에 에피네프린을 갖추도록 하는 주 규정이었다. 학교에서 자가주사기를 구할 수 있도록 하는 법안은 분명 꼭 필요하다. 심각한 알레르기 반응이 일어났을 때 에피네프린을 빠르게 한두 번만 투여해도 생명을 구할 수 있기 때문이다. 하지만 그런 법안은 에피네프린 주사를 생산하는 마일란 같은 제약회사에는 매우 유리할 수 있다. 해당 법안을 제정한 주마다 위치한 수천 개의 학교에서 자가주사기가 필요해진다는 의미이기 때문이다. 2012년 마일란은 '모든 학교에 에피펜을EpiPen4Schools'이라는 프로그램을 시작하고, 참여 학교에 자가주사기 네 개가 든 무료 키트를 제공하는 한편 향후 에피펜 구매 시 할인도 해주었다.[1] 회사는 무료로 기부한 에피펜으로 세금 공제도 받을 수 있었다. 이러한 활동은 에피펜의 브랜드 인지도 상승에도 크게 이바지했다. 마일란의 홍보 및 로비 활동은 모두 윤리적으로 미심쩍은 냄새가 나기는 했지만 상당히 효과적이었다. 마일란의 응급 아드레날린 자가주사기 시장점유율은 2007년 90퍼센트에 이어, 2016년 95퍼센트라는 독점 수준으로 뛰어올랐다.

여담이지만, 나는 이 책을 쓰기 위해 조사를 하면서 아버지의 죽음에 대한 새로운 정보를 얻게 되었다. 아버지의 여자 친구 퍼트리샤가 한 말에 따르면, 아버지는 벌 독 알레르기가 있다는 사실을 알고 있었지만 1996년 사망하기 전까지는 벌 독 아나필락시스 같은 반응을 겪은 적이 없다. 의사는 1990년대 초에 아버지에게 에피펜을 처방했다. 아버지는 과거에 아나필락시스 반응을 겪은 적이 없었고, 당시에는 보통 적어도 한 번 이상 심각한 알레르기 반응을 겪은 사람에게만 에피펜을 처방할 수 있었기 때문에 의사는 '오프라벨off-label(규제 당국에서 허가한 범위 외에서 의약품을 사용하는 행위로, '허가외사용'이라고도 한다—옮긴이)'로 처방했다. 의사는 꿀벌이나 말벌 시즌에는 만약을 대비해 에피펜을 하나 갖고 다니라고 조언했다. 하지만 아버지는 심각한 알레르기 반응을 겪은 적이 없었기 때문에 그가 가진 의료보험은 에피펜 비용을 부담해주지 않았다. 매우 현실적인 뉴잉글랜드인이었던 아버지는 자신의 셈법에 따라 주머니에서 빠져나가는 에피펜 비용이나 여름에 에피펜을 갖고 다녀야 하는 불편함에 비해 위험이 발생할 확률이 낮다고 생각했다. 결국 아버지는 말 그대로 목숨을 걸고 내린 이 결정의 대가를 치렀다. 하지만 아버지가 벌 독 알레르기 진단을 10년만 뒤에 받았더라면, (FDA에서 새로 약물 허가범위를 추가한 덕에) 보험 적용이 되는 처방전을 받고 생명을 구할 수 있었을지도 모른다.

2016년 여름, 마일란은 에피펜 자가주사기가 두 개씩 든 표준 팩 가격을 600달러로 인상했다. 생명을 구할 수 있는 정확한 양의 아드레날린이 든 특허 자가주사기는 매년 심각하거나 생명을 위협하는 알레르기가 있는 미국인 약 360만 명에게 처방되었다. 자, 당황하지 말라. 계산해주겠다. 이 가격이라면 에피펜 제조사는 에피펜 판매로 매년 약 21억 6000만 달러를 벌어들였다는 말이다. 수치 자체도 몹시 충격적이지만, 다른 부분은 더 놀랍다. 마일란이 에피펜 특허권을 취득한 2008년 직후에는 알레르기 환자가 정확히 동일한 처방에 대해 103달러만 지불하면 되었다.[2] 하지만 시장에 경쟁자나 믿을 만한 복제의약품이 없는 상황이었기에 마일란은 단 6년 만에 가장 인기 있는 자사 제품의 가격을 500퍼센트 넘게 인상할 수 있었다. 그 후 마일란은 몇 년마다 몇백 달러씩 가격을 올렸고, 2016년 최종 가격이 인상될 때까지도 아무도 이에 불평하지 않았다.

그해 여름, 알레르기 환자들과 심한 알레르기가 있는 자녀를 둔 부모들은 소셜미디어에서 불만을 터트렸다. 정확히 말하면 의료보험이 없거나 보장 범위가 좁은 보험을 가진 중증 알레르기 환자는 어떻게 했을까? 새로 인상된 에피펜 가격은 미국 노동자 중산층과 빈곤층 가족 대부분이 감히 쓸 엄두도 못 낼 만한 금액이었다. 또 2013년 오바마 대통령이 서명한 '비상시 학교 내 에피네프린 사용에 관한 법안'에 따라, 많은 학교에서 알레르기가 있는 학생을 위해 에피펜을 갖추는 것이 법적 의무였다. 당연히 마일란의 가격 정책은 이미 전국 교육 예산에 부담이 되고 있었다. 결국 사람들은 병에 든 에피네프린을 구입해 빈 주사기에 에피펜과 같은 용량을 넣어서 다니기 시작했고, 의사에게 본인이나 자녀에게 주사하는 방법을 알려달라고 부탁했다. 훨씬 저렴한 방법이었지만 이를 에피펜 대체물이나 일종의 자가주사기라고 보기에는 매우 위험했다.

전국적인 반발이 일었지만, 마일란은 에피펜 가격을 유지했다. 그러다 2018년 여름, 알레르기 환자들은 에피펜 공급 부족에 시달렸다. 그러자 아직 처방된 약을 구매할 여력이 있는 환자나 가족들이 당황해서 에피펜 재고를 찾아다니고 있다는 보도가 넘쳐났다. 공급 부족 기간에도 에피펜 가격은 그대로 유지되었다. '구할 수만 있다면' 말이다.[3] 너무나 흔한 도덕극처럼 보이는 에피펜 이야기는 환자 옹호 단체와 의사, 의료협회, 제약회사의 끊임없는 싸움을 보여준다. 하지만 여기서 이야기가 끝난다고 생각하면 오산이다. 이 이야기는 더욱 복잡하고 어두워진다.

2017년 8월, 마일란은 메디케이드 의료보험 프로그램에서 에피펜 비용을 연방정부에 과다청구한 건으로 법무부가 제기한 소송에 합의금으로 4억 6500만 달러를 지불했다.[4] 같은 해 경쟁 제약회사인 사노피Sanofi는 마일란을 상대로 독점금지 소송을 제기했다.[5] 한편 미국 증권거래위원회SEC는 마일란의 바가지요금을 조사하기 시작했다. 이에 2019년 마일란은 추가로 3000만 달러를 내놓기로 증권거래위원회와 합의했다.[6]

이러한 일들이 진행되는 동안 FDA는 응급 아드레날린에 대한 접근성을 높이기 위해 2018년 8월, 에피펜 및 에피펜주니어EpiPen Jr의 첫 복제의약품을 승인했다. 테바 파마슈티컬스Teva Pharmaceuticals(이하 테바)에서 제조한 에피펜 복제의약품 자가주사기의 작동 방식은 에피펜과 거의 같다. 투여량이나 효과도 같고, 다음 해부터 곧바로 구입할 수 있었다. 여기서 테바의 복제의약품이 시장에 출시된 최초의 대체 아드레날린 자가주사기가 아니라는 점에 주목해야 한다.

에이메드라Amedra의 아드레나클릭Adrenaclick이나 사노피의 오비큐Auvi-Q 같은 제품도 수년 동안 시장에 나와 있었다. 오비큐는 보장 범위가 좋은 의료보험이 없으면 가격이 자가주사기 두 개 팩당 598달러나 되는 높은 금액이었다. 몇 년 전 이 책을 처음 쓰기 시작했을 때 최고가였던 5000달러보다 훨씬 저렴하기는 하지만 말이다. 아드레나클릭은 자가주사기 두 개 팩당 109달러로 훨씬 저렴하지만, 주입 메커니즘이 에피펜과 다르다. 아드레날린 주사 경험이 있는 사람 대부분은 에피펜으로 교육받았기 때문에 수많은 부모나 환자, 심지어 일부 의사도 투여 방식이 다른 주사기를 우려한다. 인터뷰로 만난 한 엄마는 "아무리 저렴하더라도 급할 때 아이에게 투여하는 방법을 몰라 허둥대는 사람이 되고 싶겠어요?"라고 설명했다. 테바의 복제의약품은 에피펜의 주입 메커니즘을 따라 만든 최초의 제품이었기에 비교적 에피펜에 대적할 만한 상대였다. 적어도 마일란이 자사 복제의약품을 먼저 출시하지 않았다면 말이다.

마일란은 테바와 경쟁할 것을 대비해 자사 제품의 비브랜드제품(이전 제품명을 그대로 쓰는 복제의약품—옮긴이)을 출시해, 원래 자가주사기 두 개 팩당 브랜드 제품의 거의 절반 가격인 320달러에 판매하기 시작했다. 적어도 시장에 세 번째로 출시된 복제의약품이 없는 상황에서 테바는 마일란의 새로운 복제의약품과 경쟁력을 유지하기 위해 가격을 맞춰야 했다. 현재 테바의 복제의약품 가격은 자가주사기 두 개 팩당 300달러다. 2019년 화이자Pfizer의 복제의약품 부문인 제약회사 업존Upjohn과 마일란이 합병하며 비아트리스Viatris가 되었지만, 지금 이 글을 쓰는 시점에서도 가격은 그대로 유지되고 있다. 원제품은 650달러에서 700달러, 복제의약품은 350달러 정도다. 가격 정책 비화에도 불구하고, 이 시장에서 신뢰할 수 있는 제품으로 오랫동안 홍보해온 에피펜의 그림자가 걷히는 데는 오랜 시간이 걸릴 것이다.

에피펜 비화의 짧은 역사는 시장 주도 의료체계의 '취약성'을 고스란히 드러낸다. 짧은 시간에 한두 가지 처방이나 치료를 받는 급성질환과 달리,

알레르기나 당뇨병 같은 만성질환은 장기간에 걸친 관리와 치료가 필요하다. 몇 달, 몇 년 또는 평생에 걸쳐 약물 처방과 치료를 반복해 받아야 한다는 뜻이다. 항상 그렇지는 않지만, 특히 식품 알레르기는 평생 지속되는 경우가 많다. 자가주사기는 유효기간이 경과되면 매년 교체해야 하고, 15도 이하나 30도 이상에서는 보관할 수 없다(만일 그런 조건에 보관했다면 주사기 안에 든 에피네프린이 분해되어 교체해야 한다). 이러한 특징들은 제조사에 훌륭하고 꾸준한 수입원이 생기도록 돕는다.

한편 제조 단가 측면에서 살펴보면, 에피네프린 생산 비용은 저렴하다. 1밀리리터당 1달러도 들지 않는다. 주사기 제조 비용은 더 비싸서 개당 2달러에서 4달러 사이로 추정되지만, 정확한 비용은 알 수 없다. 게다가 약물 전달 메커니즘 자체를 약간 개선하기만 해도, 회사는 연구개발 비용 회수가 적합하다고 주장하며 가격 인상을 정당화할 수 있다. 분명 약물을 개발하고 검사하고 제조하는 데는 비용이 많이 들지만, 우리는 다음과 같은 더 거대한 사회적 질문을 스스로 해봐야 한다. 알레르기 환자는 생명을 구하는 약물에 얼마를 지불해야 할까? 그 비용은 누가 부담해야 할까? 이 질문들에 대한 대답은 심각한 결과로 이어진다.

싱은 인도에는 에피펜이 없다며, 그 이유가 단지 가격이 너무 비싸서라고 설명했다. 인도 내 알레르기가 심한 환자는 에피네프린 약병을 갖고 다니다가 식품 알레르기 발작이 오면 의사에게 놓아달라고 부탁해야 한다. 그 결과 인도에서 아나필락시스 사망률은 1~3퍼센트로, 미국의 0.3퍼센트보다 훨씬 높다. 한편 미국 일리노이주는 최초로 에피펜이 필요한 어린이의 자가 부담 비용 전체를 보험사가 부담하도록 규정했다.[7] 하지만 다른 주에서는 보험이 있어도 본인부담금을 내야 하는 경우가 많다. 따라서 어느 주에 사는지에 따라 자가주사기 접근성이 달라질 수 있다. 말하자면 '죽음의 위험도가 다르다'는 의미다. 단순하지만 끔찍한 상관관계다.

## ‖ 두 번째 이야기: 듀피젠트 가능성과 가격 정책 ‖

이 책을 준비하는 5년 동안 듀피젠트(천식과 습진 치료에 사용되는 주사제)보다 더 많이 입에 오르내린 알레르기 치료제는 없다. "지금 등장하는 치료제 중 가장 기대되는 새로운 제품은 무엇인가요?"라고 질문하면 다들 한결같이 "두필루맙 같은 새로운 생물의약품이 큰 가능성을 보여주죠."라고 대답했다. 일부 사람들, 특히 피부과 전문의들은 두필루맙의 임상시험 결과를 보고 통상적인 약물 목록에 절실히 필요했던 최신 약물이 추가될 수 있을 것이라는 희망을 보았다고 말했다. 피부를 개선하는 효과가 믿을 수 없을 정도라고 의사들은 입을 모았다. 특히 가장 심각하고 오래가는 습진이나 아토피피부염 환자들에게 이 약을 처방할 수 있다는 사실에 흥분했다.

'듀피젠트'라는 상품명으로 판매되는 두필루맙은 제약회사 리제네론 파마슈티컬스Regeneron Pharmaceuticals(이하 리제네론)와 사노피가 협력해 개발한 제품이다. 활성물질 자체는 사노피에서 상당한 자금을 지원받아 리제네론이 발견했다. 2021년 늦가을, 나는 두 회사와 몇 달간 이메일을 주고받은 뒤 리제네론 정밀의학부서장이자 부사장인 제니퍼 해밀턴Jennifer Hamilton 박사 및 사노피 면역염증 부문의 글로벌개발책임자인 네이미시 파텔Naimish Patel 박사와 함께 영상통화로 그들의 획기적인 약물 개발을 둘러싼 이야기를 나누었다.[8] 대형 제약회사는 흔히 언론인이나 작가 등 외부

인과 이야기를 나누는 것을 경계한다. 특히 마일란의 가격 정책 비화나 더 최근의 옥시콘틴OxyContin 소송(마약성 진통제인 오피오이드 성분의 옥시콘틴 오 남용으로 미국에서 수만 명이 사망한 사건에 대해 해당 제약회사를 상대로 진행 중인 소 송—옮긴이) 이후에는 그런 경향이 더욱 심화되었다. 그들을 탓할 수는 없 다. 대체로 제약회사는 적당한 가격의 의료서비스를 가로막고, 약품 가격 을 올리는 '탐욕스러운 적'으로 그려지는 경우가 많다. 하지만 여기서 공유 하려는 이야기는 그보다 더 미묘하다. 제약회사 내부에서 일하는 과학자 들이 흔히 처음에는 비영리 실험실에서 수행하는 생물의학 연구에 의존했 다가, 다시 그 연구의 본질에 이바지하게 되는지에 대한 이야기다.

알레르기 경로를 살피는 기본 면역학적 연구는 NIH 같은 정부기관의 자금 지원을 많이 받는 전 세계 학계 및 정부 실험실에서 수십 년에 걸쳐 천천히 세심하게 진행된다. 알레르기 반응의 기본 메커니즘 연구에 투입 되는 공적 자금은 실제로 사용할 수 있는 정보를 만든다. 이러한 정보는 원 칙적으로 그리고 의도적으로 과학 잡지나 웹사이트에 공개된다. NIH는 전 세계 인류의 건강 증진을 기본 목표와 사명으로 삼기 때문이다. 기초과 학, 특히 생물의학은 이렇게 작동한다.

하지만 공적 자금을 지원받은 이러한 연구가 리제네론 같은 영리기업의 지원도 받으면 지식재산권이 된다. 정부 자금은 면역학 같은 주제에서 과 학 지식 발전에 기초가 되는 자원이다. 기업은 여기에 자금을 투입해 이렇 게 발전한 지식을 효과적이고 시장성 있는 치료법으로 탈바꿈시킨다. 물 론 기업은 이 결과로 큰 이익을 얻는다. 대중은 더 나은 의학적 치료를 받 을 수 있게 되므로 이득이고, 주된 논지는 대중에게 이익이 되는 방향으로 흘러간다. 여기에 나쁜 요소가 끼어 있다면, 바로 이 치명적인 '자금 조달의 순환' 자체다. 흔히 그렇듯 NIH의 예산이 삭감되거나 늘지 않고 유지된다면 기초과학 연구를 이어나갈 자금이 줄어든다. 흔히 연구의 혁신 정도에 따라 가치가 매겨지는 제품을 생산할 응용과학 연구만 남게 된다. 리제네론이나 사노피 같은 기업이 수행하는 연구나 임상시험이 가치를 더하지 않는다는 말은 아니다. 기업은 분명 이러한 연구들로 가치를 더하고 있으며, 그런 공로에 대해 경제적 보상을 받아야 한다. 하지만 우리는 몇 가지 중요한 질문을 던져야 한다. 기초과학을 듀피젠트 같은 성공적인 치료제로 바꿔놓은 제약회사는 이에 따라 얼마나 이익을 얻어야 타당하다고 볼 수 있을까? 수익성 있는 약물을 찾는다는 요구는 치료제라는 궁극적인 목표를 어떻게 바꿀까?

이 이야기는 2000년대 후반에 시작된다. 7장에서 슐라이머가 설명했듯, 약물 개발의 첫 번째 단계는 충족되지 않은 요구를 찾아 채우려고 시도하는 것이다. 리제네론 연구자들은 노스웨스턴대학교 및 마운트시나이 의과대학 같은 곳에서 일하는 학계와 임상 동료들과 이야기를 나누며, 습진으로도 알려진 아토피피부염에 대한 효과적인 치료법이 부족하다는 사실을 깨달았다. 그들은 알레르기 피부 질환이 환자의 삶의 질에 심각한 영향을 미치며, 부작용이 적은 새로운 치료법이 나온다면 스테로이드 크림이나 면역억제제 같은 현재 치료법 선택지보다 환자의 전반적인 삶의 질을 크게 향상시킬 수 있다는 사실도 인식했다. 습진은 그들이 발견한 새로운 물질을 시험할 완벽한 질병으로 보였다. 주요 알레르기 경로를 방해할 수 있으리라 생각되는 분자였다. 하지만 습진 치료에 스테로이드를 사용하는 것과 두필루맙 같은 단클론 항체를 사용하는 것의 차이를 제대로 이해하려면, 과학적으로 간단히 살펴볼 필요가 있다.

지극히 기술적인 관점에서 이야기하자면, 두필루맙은 T세포와 비만세포에서 생성되는 사이토카인인 IL-4를 표적으로 하는 단클론 항체(IgG 항체의 아종)다. 사이토카인은 면역세포에서 생성되어 다른 세포에 영향을 미치는 단백질이다. 즉, 사이토카인은 다른 세포에 특정 기능을 켜거나 끄라고 신호를 보낸다. IL-4는 제2형 알레르기 면역반응에서 중요한 신호전달 경로의 일부다. 두필루맙은 면역세포의 IL-4 수용체 알파에 결합해 IL-4 및 인터류킨13(이하 IL-13) 알레르기 경로와 관련된 제2형 염증을 예방한다. 쉽게 말해, 이 약물이 본격적인 알레르기 반응으로 이어질 수 있는 세포 신호를 막는다는 것이다. IL-4 경로는 습진뿐 아니라 여러 아토피 질환 발생에 관여하므로, 두필루맙은 다른 알레르기 질환에도 잘 작용한다 (이 중요한 사실을 잠시 후 다시 살펴보겠다).

스테로이드나 면역억제제처럼 일반적으로 알레르기 치료에 사용하는 약물은 단클론 항체만큼 특이적이지 않다. 이러한 약물은 세포의 여러 표적에 결합하는 작은 분자로 구성되므로 동시에 여러 경로에 영향을 미친다. 약물이 신체에 넓게 영향을 미칠수록 심각한 부작용이 일어날 가능성도 커진다. 사노피의 파텔은 스테로이드가 습진 환자를 괴롭히는 염증 억제에 효과적일 수 있지만, 동시에 우리 몸이 세균, 바이러스, 곰팡이와 싸우는 데 도움이 되는 염증도 억제한다고 설명했다. 스테로이드가 표적으로 삼는 생물학적 경로는 뼈 성장과 근육 유지에 중요한 생물학적 경로와 동일하다. 이것이 바로 스테로이드를 장기간 사용할 수 없는 이유다. 스테로이드를 장기간 사용하면 뼈가 약해지고 골절이나 피부 감염이 늘어날 수 있다. 의사나 환자가 국소 및 경구 스테로이드에 애증을 느끼는 이유다. 말하자면, 스테로이드는 병도 주고 약도 준다. 파텔은 두필루맙 같은 새로운 항체 치료제가 부수적인 위해를 훨씬 적게 유발한다는 점에서 흥미롭다고 말했다.

리제네론의 해밀턴은 이렇게 설명했다. "우리는 특이적인 것을 원합니다. 부작용을 원치 않기 때문이죠. 면역억제제가 목표는 아니었습니다. 목표는 알레르기 질환을 유발하는 면역계 일부를 특이적인 표적으로 삼는 것이었죠." 이런 목표에서 두필루맙은 이미 실험용 쥐를 모델로 가능성을 보였지만, 진짜 검사는 사람을 대상으로 하는 임상시험이었다. 그리고 초기 결과를 보자마자 그는 아주 특별한 무언가를 손에 넣었다는 사실을 깨달았다.

해밀턴은 이렇게 회상했다. "가려움증 결과는 정말 놀라웠죠." 가려움증 감소는 극적이었고, 연구진이 처음 예상했던 것보다 훨씬 빨리 일어났다. 그들은 약물이 피부 병변의 크기를 줄이고, 환자가 겪는 가려움을 눈에 띄는 정도로 완화하려면 몇 주에서 몇 달이 걸릴 것이라고 예상했다. 하지만 틀렸다. 대부분의 환자는 딱 '일주일' 만에 증상이 완화되었다고 느꼈다. 게다가 항체는 표적 범위가 좁아서 다른 치료법만큼 많은 부작용을 일으키는 것 같지 않았다. 임상시험 동안 피부 감염 사례가 늘지 않은 것이 그 증거였다. 이 신약은 심지어 피부 마이크로바이옴도 긍정적으로 바꾸는 듯 보였다.

해밀턴은 이렇게 설명했다. "두필루맙으로 치료하자, 황색포도알균(피부에 서식하는 세균의 일종) 수치가 낮아졌습니다. 피부 마이크로바이옴도 더 다양해졌고 정상화되었죠." 이 치료는 다음과 같이 진행되었다. 미리 약물이 채워진 프리필드pre-filled 주사기로 듀피젠트를 격주로 주사한다. 환자 대부분은 첫 주사 후 약 12~16주 사이에 효과를 보이기 시작하며, 효과를 유지하려면 치료를 무기한 계속해야 한다. 따라서 이 치료는 약물을 오랫동안 계속 투여해야 하는 '장기적' 치료다.

2017년 3월, FDA는 후속 임상시험 데이터를 바탕으로 듀피젠트를 습진 환자에게 사용하도록 승인했다. 다시 2년 후 FDA는 듀피젠트를 청소년의 중등도에서 중증 아토피성 습진에 사용하도록 승인하며 허가사항을 크게 확대했다. 2020년 5월에는 6~11세 사이의 어린이도 사용할 수 있도록 허가사항이 다시 변경되었다. 2022년 6월, FDA는 국소처방요법으로 질병이 적절하게 조절되지 않거나 해당 요법이 권장되지 않는 중등도에서 중증 아토피피부염이 있는 6개월에서 5세의 어린이에게 두필루맙 사용을 승인했다. 그러자 잠재적으로 이 약물을 사용할 환자 모집단이 크게 넓어졌다.

아토피피부염 및 습진 치료제 시장은 듀피젠트가 상용화를 목적으로 승인되기 이전부터 거대했다. 2017년, 전 세계 아토피피부염 치료제 시장은 연간 60억 달러로 평가되었다. 이 가운데 가장 큰 비중을 차지하는 약물은 코르티코스테로이드지만, 듀피젠트 같은 생물학적 제제가 피부염 시장에서 가장 큰 수익을 견인해 이 순위를 무너뜨릴 가능성도 있다. 듀피젠트는 최초로 FDA의 승인을 받은 지 불과 4년 만에 이미 연간 40억 달러 판매액을 달성했다. 전체 세계 시장은 연간 약 60억 달러다. 두필루맙의 약물 허가사항이 더 많은 연령대와 조건을 포함하도록 바뀌면 점유율은 더 늘어날 것이다. 2026년까지 세계 아토피피부염 시장은 연간 130억 달러 이상으로 성장할 것으로 예상된다. 시장을 독식하려는 제약회사에는 큰 이익이 될 것이다. 즉, 리제네론과 사노피는 엄청난 이익을 긁어모을 수 있다. 특히 약물 특허는 적어도 15년 이상 유지되고, 해당 회사가 약물 자체나 전달 메커니즘을 조정하면 더 늘어날 수 있다. 이미 2020년 6월에 FDA는 듀피젠트를 자가 투여하도록 설계된 프리필드 펜 타입 자가주사기를 승인했다. 약물 자체는 동일하지만 새로운 전달 메커니즘을 적용하면 자가 투여 제품의 특허 기간이 재설정된다.

하지만 듀피젠트의 잠재고객은 이보다 훨씬 많다. 천식 환자를 대상으로 한 듀피젠트 임상연구에서는 위약군에 비해 투여군의 폐 기능이 상당히 개선되고, 중증 천식 발병률이 현저히 낮아지는 것으로 나타났다. 2018년 3월, FDA는 초기 데이터를 바탕으로 중등도에서 중증 천식 환자에게 이 새로운 생물학적 제제를 사용하도록 승인했다. 그리고 이듬해 6월에는 '비용종이 있는 만성 부비동염(비강에서 용종이 자라는 만성 부비동 염증 상태)'이라는 매우 불편한 질환에 대해서도 승인했다. 2년 후인 2021년 10월, FDA는 호산구성 표현형을 특징으로 하는 중등도에서 중증 천식 환자나 경구용 스테로이드 의존성 천식이 있는 6~11세 환자의 추가 유지 치료에 두필루맙 사용을 승인했다. 또 2022년 5월에는 체중이 40킬로그램 이상인 12세 이상 호산구식도염 환자에게도 사용 승인을 공표했다.

현재 두필루맙은 결절성 양진, 소아 호산구식도염, 손발 아토피피부염, 만성 유발성 한랭 두드러기, 제2형 염증의 증거가 있는 COPD, 만성 자발성 두드러기, 원인불명의 만성 가려움증, 비용종이 없는 만성 부비동염, 알레르기 진균 부비동염, 알레르기 기관지 폐 아스페르길루스증, 수포성 유사천포창에 대한 제3상 임상시험을 진행하고 있다.

이처럼 의약품 허가사항이 바뀔 때마다 리제네론과 사노피가 '유일한 기적의 약물'로 얻을 미래 수익이 얼마나 커질지는 말할 필요도 없다. 임상시험 결과만으로도 의료계가 두필루맙을 거의 모든 알레르기 관련 질환에 사용할 수 있는 만병통치약으로 여기는 것도 무리는 아니라고 생각한다. 파텔은 사노피가 학술기관과 협력해 듀피젠트를 이용한 조기 치료로 어린이의 습진이 천식 또는 식품 알레르기로 진행되는 아토피 행진을 멈출 수 있는지 알아보는 종단 연구를 수행하고 있다고 밝혔다. 지금까지 살펴본 바로, 나는 그 결과에 이의는 없다. 현재까지 결과는 모두 긍정적으로 보인다. 이 글을 읽는 당신도 이 약물의 효과와 다른 알레르기 관련 질환을 치료할 수 있을지도 모른다는 가능성을 보고 약간 흥분했을지도 모른다. 이 책을 쓰기 위해 조사하던 나도 처음에 그랬다. 하지만 내가 만난 알레르기 전문가들은 무엇이든 한 가지 치료법을 '무적의 알레르기 치료법'으로 보는 관점이 위험하다고 끊임없이 주장했다. 나는 수십 년 동안 알레르기 환자를 진료해온 사람들이 다른 모든 의약품과 마찬가지로 듀피젠트도 한계가 있다고 말한 이유를 거듭 떠올린다.

첫째, 듀피젠트도 부작용이 있다.[9] 7장에서 살펴보았듯, 알레르기 전문의와 면역학자는 두필루맙의 효과가 보이는 전반적인 가능성에 환호하면서도 이미 두필루맙 투여의 부작용을 우려한다. 실제로 지금까지 나온 데이터는 그들의 우려를 뒷받침한다. 두필루맙을 투여한 프랑스 환자 241명의 코호트 연구에서 연구자들은 이 약물이 초기 임상시험에서 보고된 만큼 효과적이지만 환자 중 38퍼센트라는 높은 비율로 결막염이 생겼고, 호산구증가증이 약물 투여 전 기준치보다 24퍼센트 더 발생했다는 사실을 발견했다.[10]

호산구증가증은 백혈구의 일종인 호산구가 더 많아진 상태를 가리키는 용어로, 호산구가 더 많다는 것은 일반적으로 기생충 감염이나 일부 암, 알레르기 반응과 관련 있다. 또 다른 연구에서는 두필루맙을 투여한 환자의

23퍼센트에서 새로운 국소 피부 질환 또는 피부 일부 부위(특히 얼굴)에서 새로 자극이 발생했다고 밝혔다.[11] 연구자들은 알려지지 않았지만 기저에 있던 접촉성 피부염 알레르기 때문에 이러한 새로운 피부 발진이 발생할 수 있다고 추측하고, 환자에게 이 새로운 생물학적 제제를 사용하기 전에 피부 첩포검사를 해야 한다고 권했다. 하지만 모든 사례를 알레르기 유발 요인으로 설명할 수는 없다고도 언급했다.

여담이지만, 중요한 사실은 많은 환자가 눈 궤양처럼 심각한 경우에도 증상과 부작용의 맞교환을 그다지 신경 쓰지 않는 것 같다는 점이다. 미국 습진협회가 수집한 듀피젠트에 관한 질적연구에 참여한 환자나 온라인 포럼에 참여한 환자들은, 피부를 깨끗하게 하는 효과가 있는 한 약물 복용을 중단하고 싶지 않다고 말했다. 많은 사람이 듀피젠트를 칭송하고, 다른 사람에게 추천한다. 나는 이러한 현상이 중등도 또는 중증 습진이 얼마나 많은 고통을 유발하는지 보여주는 증거라고 생각한다. 증세가 심각한 대부분의 사람은 정상적인 삶을 되찾기 위해 어떤 부작용이든 기꺼이 감내한다. 그들은 듀피젠트가 '인생을 바꾼 치료법'이라고 생각한다. 그리고 이는 해밀턴이나 파텔 같은 연구자들이 생물학자가 된 이유이기도 하다. 그들은 습진 같은 질환이 평범한 일상에 끔찍한 짐이 될 수 있다는 사실을 알고, 환자의 고통을 완화하는 데 도움이 되고자 한다. 해밀턴은 두필루맙 초기 임상시험에 참여한 한 환자가 보낸 이메일을 사무실 게시판에 붙여 두고 자신이 이 일을 하는 이유를 떠올리곤 한다. "결국 우리는 모두 환자의 삶을 개선하고 생명을 구하기 위해 이 일을 하고 있습니다." 그리고 많은 사람에게 듀피젠트는 바로 그런 역할을 한다.

하지만 내가 만난 의사들이 거듭 상기해준 바와 같이, 이 '기적의 약'의 효과를 보지 못하는 중등도에서 중증의 알레르기 환자들도 있다. 임상의 들은 환자의 약 4분의 1이 애초에 기대한 만큼 듀피젠트에 반응하지 않는 다고 보고한다. 미국 내 독립기관인 임상경제검토연구소 ICER에 따르면, 약물을 사용했을 때 환자의 30~44퍼센트가 높은 비용을 상쇄할 만큼 극 적인 개선을 보였다. 하지만 처음에 듀피젠트에 매우 잘 반응하는 듯 보였 어도 원 상태로 되돌아가는 사람도 있다. 이런 환자가 보이는 약물 효과는 점차 줄어든다. 코르티코스테로이드 같은 다른 치료법을 사용할 때처럼 몸이 약물에 적응해 점차 효과가 떨어지는 듯하다. 이런 경우의 환자는 일 반적으로 '장기간 지속되지 않는 반응자'로 분류된다.

카리 네이도가 걱정하듯, 우리가 두필루맙 같은 한 가지 약물의 성공에 너무 도취되면 다른 더 나은 치료법 선택지를 적극적으로 찾지 않게 될 수 있다. 더 안 좋게는 알레르기 반응을 치료할 영구적인 해결책을 찾으려는 노력을 멈출 수도 있다. 다행히 아직은 이런 일이 일어나고 있지는 않지만 말이다. 주로 두필루맙 같은 생물학적 제제인 많은 신약이 현재 습진 증상 만으로 평가되고 있기 때문이다. 그중 레브리키주맙 lebrikizumab은 제2상 임상시험에서 듀피젠트보다 훨씬 나은 결과를 보인다.

마지막으로, 모든 사람이 자신의 질환에 두필루맙을 처방받지는 않는 다. 높은 약물 비용을 상쇄할 만큼 자신의 상태가 '아주 심각하지는 않다' 고 여기는 사람들이 특히 그렇다. 경중에서 중등도 또는 중등도에서 중증 아토피피부염에 대해 합의된 임상적 정의는 없다. 천식의 정의와 분류에 서 보았듯, 이러한 현실은 알레르기 치료에서 흔한 문제가 되어 진단을 더 욱 어렵게 만든다. 글로벌 표준 가이드라인과 정의가 없으므로, 의사는 각 자의 임상 경험과 진단 기준을 조합해 환자가 지닌 질병의 중증도 수준을 결정해야 한다.

그리고 앞서 펠튼이 설명했듯, 중등도에서 중증 사례 진단은 두필루맙 같은 신약을 사용할 때 매우 중요하다. 듀피젠트는 매우 새롭고 고가의 약물이며 더 저렴한 복제약이 아직 나오지 않았기 때문에, 대부분의 보험사와 국가 의료기관은 가장 치명적이고 심각한 질환일 때만 약물 비용을 보장해준다. 특히 코르티코스테로이드 크림이나 단기 면역억제제에 상당히 잘 반응하는 중등도 질환이라면 보장받기 어려울 수 있다. 펠튼은 환자들이 듀피젠트에 접근하기 위해 넘어야 하는 산이 많고 까다롭다고 말했다. 듀피젠트는 다양한 알레르기 질환을 치료하는 데 매우 효과적일 수 있지만, 이 효과는 약물에 접근할 수 있는 사람들에게만 해당한다. 그리고 현재로서 그 수는 아직 제한되어 있다.

수년 동안 나는 다양한 소셜미디어 사이트에 숨어들어 알레르기가 있는 사람들의 대화를 관찰했다. 아토피피부염 및 습진 토론에 참여한 사람들은 듀피젠트의 가능성에 분명 흥분하고 있었다. 운이 좋은 일부 환자는 끔찍한 증상을 치료하는 기적의 효능을 보여주기 위해 놀라운 전후 비교 사진을 게시하기도 한다. 하지만 같은 게시판에는 의료보험사가 자신이 사용할 치료제를 보장해주지 않는다고 불평하는 사람도 상당히 많았다. 한 댓글에는 이렇게 적혀 있었다. "당신은 운이 좋네요! 저도 듀피젠트를 쓸 수 있으면 좋겠지만, 내 보험사는 제 습진이 '생활에 크게 부정적인 영향을 미치지는 않는다'며 보장해주지 않거든요." 다른 사람들은 본인부담금을 지불할 수 있는 사람들에게 도움이 되고, 보험이 없는 사람도 접근할 수 있는 프로그램 이용법 정보를 공유한다(덧붙여 말하자면, 이 정보들은 모두 사노피의 듀피젠트 공식사이트에도 이미 나와 있는 내용이다).

2023년 기준, 듀피젠트는 미국에서 보험 없이는 4주분에 약 3500달러나 되는 고가의 약물이다. 이 약물을 사용해 혜택을 받을 수 있는 환자 대부분에게는 접근하기 어려운 가격이다. 가격은 계속 달라지지만, 위 가격으로 계산한다면 1년 공급가는 약 4만 5500달러다.[12] 약 80퍼센트의 의료보험사가 듀피젠트를 보장해준다지만, 본인부담금은 월 60달러에서 125달러에 이른다. 예산이 빠듯한 사람은 본인부담금도 감당하기 힘들 수도 있다. 메디케어나 메디케이드를 받는 환자라면 어떨까? 이러한 의료보험 프로그램 중 일부만 듀피젠트를 보장한다. 부유하지 않은 나라의 환자들은 적어도 10년 동안 듀피젠트를 거의 사용하지 못할 것이다. 하지만 듀피젠트의 수익 성장은 결국 약물이 필요한 환자 수로 제한된다. 그리고 앞서 살펴보았듯 그런 환자들은 아주 많아질 것이다.

리제네론은 피부염 의약품 시장에서 두필루맙의 점유율을 높이려면 환자와 의사에게 이 약물의 성공률을 교육하는 일이 중요하다고 생각한다.[13] 회사의 관점에서 볼 때, 오랫동안 선택지가 거의 없었던 환자들은 이제 두필루맙을 사용할 수 있을 뿐 아니라 코르티코스테로이드나 면역억제제제보다 훨씬 낫다는 사실을 알아야 한다. 이것이 에피펜 이야기에서도 보았던 익숙한 소리처럼 들린다면 맞다. 적어도 미국에서는 신약에 대한 소비자 홍보가 모든 제약회사 운영 방식의 상당 부분을 차지한다.

약의 효과에 대해 입소문을 내면, 환자는 진료실에서 약 이름을 대며 그 약을 요구할 것이다. 환자와 의사의 상호작용에 익숙한 나는 대부분의 의사가 환자의 기본적인 건강과 복지를 증진하려는 희망 외에도 환자를 기쁘게 만들어야 한다는 압박감에 시달린다고 말할 수 있다. 자본주의 체제에서 환자는 일종의 '고객'이다. 리제네론의 CEO인 렌 슐라이퍼Len

Schleifer는 회사 주주에게 이익을 주는 동시에 환자와 보험사라는 회사의 '고객'을 계속 만족시켜야 한다. 그의 노력에 따라 리제네론 이사회는 회사가 계속 같은 비율로 성장하면 그에게 보너스로 14억 달러를 지급하는 데 합의했다. 듀피젠트는 시장에 출시되어 가장 빠르게 성장한 생물학적 제제다. 그리고 점점 더 많은 사람이 알레르기 질환을 겪고 있으며 증상 증가율이 둔화할 기미는 보이지 않는다.

듀피젠트 같은 약물 개발 이야기를 이해하기란 쉽지 않다. 이 이야기는 제약회사가 전 세계 비영리 연구 실험실에서 수행하는 기초과학을 발판으로 성장하는 과정을 강조해서 보여준다. 불균형적인 맞교환처럼 보일 수도 있다. 특히 리제네론이나 사노피 같은 회사는 그런 정보에서 천문학적인 이익을 얻기 때문이다. 하지만 사실 학술기관에는 듀피젠트 같은 약물을 안전하게 시장에 출시하는 데 필요한 대규모 임상시험을 시행할 인력, 글로벌 네트워크, 자금 같은 자원이 없다. 반면, 사노피 같은 대기업은 질병의 진전이나 결정 요인 같은 것을 이해할 장기 연구에 투자할 시간이나 자원이 없다. 이런 일은 학술기관 연구실이 잘하는 일이다.

이처럼 학계, 정부, 제약 과학 연구자들은 역동적이고 복잡한 관계를 맺고 있다. 그리고 이 역학관계는 잘 작동한다. 하지만 그렇지 않을 때도 있다. 적어도 연구 자금에 대한 동등한 접근성과 대부분의 새로운 치료법에 드는 비용 측면에서 그렇다. 바로 다음 이야기에서 보게 되겠지만, 환자를 돕고 싶은 바람과 이익을 내야 한다는 필요 사이에는 긴장이 있다.

## ‖ 세 번째 이야기: 시장에 뛰어든 학자들 ‖

이 책을 준비하면서 만난 일부 면역학자와 임상연구자는 두 가지 직업을 가지고 있었다. 기본적으로 그들은 대학 또는 대학병원에 소속된 연구자로, 공식 직함은 교수, 임상연구자, 연구 과학자이거나 셋 다인 경우도 많다. 동시에 새로운 생명공학 스타트업을 이끄는 새내기 사업가이기도 했다. 오늘날 대학에서 이러한 일은 특이한 사례가 아니다. 기업이 교육기관과 협력해 대학 연구실에 자금을 지원하는 일이 잦아지고 있기 때문이다. 여러 면에서 이러한 현상은 충분히 이해할 수 있다. 내가 인터뷰한 알레르기 전문가들은 모두 해당 전문 분야의 정상에 있었다. 그들은 알레르기 유형 면역반응에 대해 현재 알려진 모든 지식을 전반적으로 꿰고 있었다. 새롭고 더 나은 진단법이나 치료법을 잇달아 내놓으려는 생명공학회사라면, 혁신적인 제품 개발을 위해 이들보다 적임자인 사람은 찾을 수 없을 것이다.

하지만 이러한 계약에는 눈에 띄는 긴장감이 있다. 내가 이야기를 나눈 연구자들은 흔히 직접적이고 공개적으로 긴장감이 있다고 밝혔다. 말하자면, 환자를 도우려는 생물의학 전문가의 소명과 이익을 창출하려는 기업의 필요 사이에 내재하는 긴장과 갈등은 연구개발 단계마다 있다. 업계와 계약하는 학자들은 흔히 매우 고귀한 목표를 꿈꾼다. 바로 더 좋은 약물을 개발해 더 많은 사람을 돕는다는 목표다. 비즈니스 벤처에 몸담기로 결심한 모든 학자는 이러한 목표를 성취하려 한다. 하지만 학자와 기업 사이의 합의에서 금전관계에 대한 명시적인 언급은 흔히 회피되거나 완전히 생략된다. 대체로 학자들이 받는 급여는 중산층 정도임이 분명하다. 과학 및 공

**310**

학 교수진의 연봉은 연공서열과 재직 기관에 따라 9만 달러에서 15만 달러 사이이다. 하버드대학교가 네브래스카대학교보다 연봉이 높은 것은 분명하다. 나는 기초과학 연구와 응용과학 연구, 대학과 업계 사이의 격차를 메우려는 여러 학자나 의사가 그 사이에서 타협을 보기는 매우 어려울 것으로 생각한다.

이 때문에 일부 전문가는 '이익'이라는 동기를 완전히 회피하려 한다고 인정한다. 로텐버그는 과학과 환자의 필요에 동기부여되기보다, 벤처 자본 투자 유치에 혈안이 된 생명공학회사에서 자주 일어나는 과도한 열풍을 경계한다. 의사와 기초과학 연구자들은 주로 환자의 건강을 걱정하고, 임상 치료와 연구로 환자의 삶을 개선할 방법을 고민한다. 로텐버그 같은 학자들의 연구소는 제약회사에 좋은 아이디어를 제공하는 지적 재산 엔진이다. 로텐버그는 이렇게 말했다. "그런 일은 일어나기 마련이죠. 학계와 업계 양측을 중개하는 중요하고 새로운 경로가 발견되면 흔히 기업이 관심을 보입니다. 요즘 기업과 벤처 자본가의 관심을 끄는 주제 중 하나는 호산구식도염 같은 호산구성 질병을 차단할 약물입니다. 매일은 아니지만 매주 전화가 걸려 오죠. 그런데 10년 전에는 어땠을까요? 그들은 관심조차 없었어요."

로텐버그는 환자의 복지를 '최우선'으로 한다. 자신이 하는 연구가 누군가를 도울 수 있다면 그것으로 좋다고 생각한다. 하지만 그는 어떤 연구를 추구할지 결정하는 일을 기업에 맡기는 것을 여전히 경계한다. 그런 연구는 보통 '돈'이 되는 데 초점을 둔 연구이기 때문이다.

NIH의 딘 멧커프는 언제나 과정은 거의 동일하다고 설명했다. 임상 현장에서 사용되는 흡입기, 스테로이드, 생물학적 제제는 임상시험을 진행할 자금과 체계를 갖춘 거대 제약회사에서만 나올 수 있다. 학술연구자들은 NIH 기금을 받아 알레르기 반응의 신호 전달 등을 연구하지만, 두필루맙처럼 해당 신호 전달에 영향을 미칠 새로운 분자를 개발할 연구자나 자금 같은 자원은 보통 갖고 있지 않다. 여기에 제약회사가 개입한다. 신호를 다루는 학술연구는 과학 및 의학저널에 발표되고, 기업 연구실은 이러한 발견을 이용해 필요에 따라 그런 신호를 켜거나 끌 분자를 찾는다. 멧커프는 이렇게 주장했다. "오늘날 문제는 이런 작업에 돈이 너무 많이 든다는 점입니다."

그렇다면 얼마나 비쌀까? 정확히 말하기는 어렵다. 우선 신약 연구 개발 비용에 대한 자세한 정보를 얻는 일은 포트녹스(미국 켄터키주에 있는 미국 연방 금괴저장소—옮긴이)에서 금을 훔쳐내는 일과 같다. 제약회사는 비용을 정확히 공개하지 않지만, 넓게 추정하자면 FDA 승인 약물당 1900만 달러에서 거의 30억 달러에 이른다. 어느 쪽이든 NIH는 충당할 수 없는 돈이다. 2022년 다양한 질병 및 건강 질환을 다루는 여러 연구센터에 뿌려진 금액을 모두 합산한 NIH의 총 재정 예산은 460억 달러였다. 즉, NIH 자금 지원에 의존하는 학술연구자들은 연구 목적을 달성하기 위해 다른 지원에 눈을 돌려야 할 때가 많다. 기업에서 나오는 외부 자금에 매우 구미가 당기는 이유다. 대부분의 비영리 연구소는 외부 자금 지원 같은 보조 없이는 생존할 수 없다. 학술연구자들은 대부분 기초과학과 더 수익성 높은 응용과학을 가르는 험한 바다를 탐색해야 한다.

내가 인터뷰한 전문가 중에는 알레르기 업계에 발을 들여놓기를 주저했던 사람들이 몇 명 있었는데, 그중 한 명은 시카고대학교의 캐스린 네이글러였다. 대학 캠퍼스에 있는 그의 사무실에서 연구 이야기를 나누는 동안,

그는 기업가들의 구애를 받아왔다고 말했다. 처음에 그는 자신이 과학 연구자, 그저 인간 마이크로바이옴을 더 잘 이해하는 사명을 가진 면역학자라고 생각했다. 물론 네이글러는 언제나 자신의 연구로 식품 알레르기 환자에게 좋은 영향을 주기를 바랐지만, 이는 장내 미생물과 면역세포의 상호작용을 더욱 이해하려는 시도에서 나오는 부차적인 작용이었다. 하지만 점차 확실하게 그 부차적인 작용이 전면에 나서기 시작했다. 네이글러는 이렇게 말했다. "이제 제게 연구는 더 이상 학술 연구만을 뜻하지 않습니다. 연구의 전 과정에 이바지한 사람들을 돕기 위해 무언가를 하고 싶어요. 그들과의 약속을 지키고 싶습니다."

네이글러와 연구진은 이탈리아 나폴리의 동료와 함께 건강한 유아와 우유 알레르기가 있는 유아의 검체를 채취해, 질환을 설명할 수 있는 주요 마이크로바이옴의 차이점을 찾았다. 연구진은 채취한 마이크로바이옴을 무균 쥐에 옮겼다. 그다음 건강한 쥐와 우유 알레르기가 있는 쥐에서 이 마이크로바이옴이 집락을 이룬 장 상피를 살펴 유도된 유전자 발현에 변화가 있는지 관찰했다. 연구진은 건강한 마이크로바이옴과 알레르기가 있는 마이크로바이옴, 그리고 쥐에서 유도한 유전자 변화에 차이가 있는지 나타내는 데이터를 살펴보았다. 그러자 클로스트리디아 Clostridia 강인 아나에로스티페스 카카에 Anaerostipes caccae 라는 혐기성 세균이 건강한 유아에 훨씬 많다는 사실을 발견할 수 있었다. 네이글러는 이 특정한 세균이 장의 '평화유지군' 중 하나라고 생각한다. 연구진은 식이섬유를 발효해 상피(내장을 구성하는 얇은 보호층)의 건강에 필수적인 부티르산 butyrate 같은 단쇄지방산을 만들었다. 아나에로스티페스 카카에는 조절T세포를 유도하거나 생성하고 장 장벽을 조절하기도 한다.

네이글러의 회사인 클로스트라바이오ClostraBio의 첫 번째 제품은 원래 부티르산을 생산하는 장의 일부 부위로 부티르산을 전달하는 합성 폴리머다. 그는 장에서 아나에로스티페스 카카에 같은 세균이 제대로 성장하고 살아남도록 촉진하는 살아 있는 생물학적 제제 및 프리바이오틱스 식이 섬유 개발에도 주목한다. 이 회사의 공동설립자는 분자공학자로, 네이글러는 비즈니스 벤처에서 그와 긴밀히 협력하면서 이제 중개연구(실험실에서 얻은 연구 성과를 질병의 진단 및 치료에 활용하는 과정을 가리키며 '임상이행연구'라고도 한다—옮긴이)라는 생각으로 전환하게 되었다고 말했다. 네이글러는 초기 발견에 대한 슬라이드를 보여주며 이렇게 말했다. "우리는 이 방법을 임상에 적용하기 위해 2000만 달러의 시리즈A 펀딩(벤처 창업 후 투자계약으로 외부 펀딩에서 받는 첫 번째 투자금—옮긴이)을 받으려고 합니다. 학술연구를 치료로 옮겨가고 싶어요."

그는 계속해서 투여해야 하는 다른 치료법들과 달리, 자신의 회사에서 개발한 치료법은 평생 계속하지 않아도 될 것으로 예상한다. 특히 효과적인 장벽 기능을 회복하는 데 도움이 되어 식품 알레르기 환자의 면역관용을 촉진하기를 기대한다. 그리고 네이글러는 자신의 치료법에서 가장 좋은 점은 애초에 문제를 일으켰던 큰 원인 중 하나인 항생제를 사용하지 않고, 장내 마이크로바이옴을 더 좋은 방향으로 변화시킬 수 있다는 점이라고 본다.

네이글러가 기초과학과 응용과학의 경계를 넘을 때 중요하게 여긴 점은 수십 년 동안 그의 연구에 이바지해 온 사람들, 바로 환자들을 위한 변화를 만드는 일이었다. 그는 과학을 수익성 있는 치료법으로 전환하기를 주저했고 지금도 여전히 주저하고 있지만, 그랬을 때 '어떻게 더 많은 사람을 도울 수 있는가'에 대한 물음표도 있음을 알고 있다. 인류의 건강과 복지에 도움이 되지 않는다면, 과학 연구는 대체 무엇을 위한 것일까?

## ‖ 기초과학에 자본을 지원하는 방법 ‖

알레르기 환자로부터 돈을 긁어모으는 것은 제약회사만이 아니다. 예컨대 공기청정기 시장은 2027년까지 283억 달러에 이를 것으로 예상된다.[14] 호텔도 더 비싼 '무無알레르겐' 객실을 제공하면서 급성장하는 알레르기 시장을 활용하기 시작했다.[15] '저자극'이라는 이름을 붙이는 데 규제가 거의(또는 전혀) 없는 탓에 알레르기 친화적이거나 저자극성이라고 주장하는 제품들이 넘쳐난다.[16] 경영컨설턴트회사인 맥킨지앤드컴퍼니McKinsey&Company는 현재 한 가지 이상의 주요 식품 알레르겐을 피하고 더 안전한 식품에 기꺼이 돈을 쓰는 미국인 소비자가 8500만 명에 이른다고 추정한다. 이러한 일은 모두 전 세계적으로 늘어나는 알레르기 환자에게 서비스를 제공하는 기업에 큰 수익을 가져다준다.

하지만 치료제 및 예방 치료는 알레르기 시장에서 가장 큰돈을 버는 부분이다. 듀피젠트 같은 약물은 상당히 많은 알레르기 환자를 치료하는 동시에 제조사에 수십억 달러를 가져다주었다. 비결은 발전된 치료법과 알레르기 반응에 사용 가능한 해결책을 찾으려는 수요와 이를 제공해서 큰이익을 얻으려는 바람 사이의 균형을 찾는 데 있다. 불편한 결론은 치료법개발을 위한 연구 비용을 어떻게 지불하고, 누가 임상연구를 수행하는지에 대해 극도로 주의를 기울여야 한다는 점이다.

토기아스와 이야기를 나눌 때, 그는 궁극적으로 더 나은 치료법으로 이어지는 과학적 발견을 촉진하는 돈의 역할에 매우 집중했다. 분명 복잡한 문제이고, 그는 이 문제를 아주 잘 알고 있었다. 토기아스는 연구 자금 대 이익 문제를 설명하면서 이렇게 말했다. "NIH는 지금까지 미국은 물론 세계에서 가장 막대한 알레르기 연구 자금을 제공하고 있습니다. 우리는 식품 알레르기와 천식을 연구하는 특정 연구진을 옹호하고 자금을 대고 있지만, 항상 더 큰 그림 속에서 이들을 보려고 합니다. 우리는 임상 알레르기 연구도 지원하지만 알레르기의 기본 메커니즘 연구도 항상 지원합니다. 기초과학이 질병을 이해하는 데 매우 중요하다는 우리 기관의 고유한 믿음이죠."

그는 NIH의 역할 중 수익 창출에 초점을 둔다면 결코 할 수 없을 일을 예로 들었다. NIH가 임상시험에 자금을 지원할 때는 해당 연구에 질병 자체의 메커니즘에 대한 이해가 포함되어야 한다. 약물이 효과가 있다는 점을 증명하는 것만으로는 충분하지 않다는 것이다. NIH는 그 약이 효과가 있는 이유를 정확히 알고자 한다. 토기아스는 이렇게 설명했다. "사람들은 '글쎄요, 뭣 때문에요? 신약이잖아요. 효과만 있으면 되는 거 아니에요?'라고 말합니다. 당연히 효과가 있으면 좋지만, 그것이 결코 궁극적인 치료법은 아니라고 대답하죠. 우리는 차세대 치료법과 다음에 취해야 할 단계를 알려주는 정보를 수집해야 합니다. 그런 일은 어떤 제약회사도 하지 않으니까요."

기부자나 비영리 환자 단체조차 어떤 치료법이 '왜' 효과가 있는지는 신경 쓰지 않는다. 효과만 있으면 그만이다. 그들은 기본 생물학적 메커니즘이 아니라 '결과'에 주목한다. 하지만 토기아스의 지적대로 이러한 접근법의 문제는 그렇게 되면 알레르기 분야의 지식 기반이 확장되지 않는다는 사실이다. 즉 우리는 면역반응이 어떻게, 왜 작동하는지 이해할 좋은 기회를 얻지 못하고 실제로 중요할 때, 말하자면 알레르기 반응이 일어나기 '전에' 면역반응을 바꿀 수도 없게 된다. 비만세포가 어떻게 히스타민을 분비하는지 살피는 NIH의 연구나 면역관용네트워크 연구처럼, 면역계의 작동 방식을 더 잘 이해하려는 기초과학 연구에 자본을 지원하는 일은 매우 중요하다. 단순히 증상을 예방하거나 치료할 더 나은 다른 약물이나 제품을 찾으려는 노력보다 한정된 자원을 훨씬 잘 사용하는 방법이기 때문이다. 궁극적으로 모든 알레르기 반응이 발생하지 않도록 예방하는 법을 발견하는 일은 100가지 새로운 생물학적 제제나 치료법만큼 가치가 있다. 기본 면역과학에 대한 정부 및 사회적 투자를 활성화하고, 의료와 금전적 이익을 분리하는 사회적 변화를 일으켜야만 우리는 그런 이상적인 단계에 이를 수 있다. 이때 '우리'에 해당하는 사람들이 최상의 치료에 돈을 지불할 여력이 되는 부유한 선진국 도시의 백인 알레르기 환자만이 아닌 '모든' 사람을 가리킨다면 말이다.

# 9장

# 효과적인 치료는
# 어떻게 이루어지는가

알레르기 치료를 탐구하면서 아직 실제로 논의하지 않은 점은 알레르기 환자, 알레르기가 있는 어린이의 보호자, 개업의 및 임상의 등 관련된 사람들이 다양한 치료법 선택지를 어떻게 생각하고 평가하는지다. 이러한 의사결정 과정의 중심에는 알려진 비용과 이익, 특정 치료법의 보고된 효과 및 발생 가능한 부작용, 환자의 전반적인 신체적·정신적 안전과 복지에 대한 논쟁이 있다. 심각한 면역반응을 치료하려는 환자는 종종 어느 정도 위험을 감수해야 한다. 하나의 질병에 대한 해결책은 거의 항상 다른 질병을 일으킬 가능성이 있다. 특히 사람의 면역계처럼 섬세한 균형이 필요하고 난해한 문제에서는 더욱 그렇다.

여기서 잠시 간단한 사고 실험을 해보자. 당신은 중등도에서 중증의 알레르기 질환이 있거나 없을 수 있고, 그런 사람을 알거나 모를 수도 있다. 이 장에서 우리가 논의할 문제에 느끼는 친숙함은 사람마다 다를 것이다.

그래서 본격적으로 이야기를 시작하기 전에 치료 결정이 어떤 문제이고, 어떤 점이 위험할 수 있는지 같은 지점에서 출발해 함께 살펴보고자 한다.

당신이 심각한 땅콩 알레르기가 있는 다섯 살 난 아이의 부모라고 상상해보자. 당신의 아들은 알레르기가 너무 심해서 땅콩에 약간만 노출되어도 사망할 수 있다. 아이를 데리고 생일파티나 놀이터에 가거나 학교에 데려다줄 때마다 걱정한다. 어떤 식으로든 아이와 접촉하거나 아이를 돌볼 사람에게는 아들이 알레르기가 있다고 경고하며 고장 난 테이프처럼 똑같은 말을 계속 반복한다. 끊임없이 경계해야 하고 늘 일말의 불안을 느껴 피곤하다. 아이도 주변의 보이지 않는 무언가가 자신에게 해를 끼칠 수 있다는 사실을 알게 되면서 불안을 느끼기 시작했다. 가족의 삶 전체가 아이의 건강 상태를 중심으로 굴러간다. 땅콩을 멀리하는 일은 그 자체로 24시간 멈추지 않아야 하는 일이기 때문이다. 4년 전, 아이의 알레르기를 처음 발견하면서 이런 일은 당신에게 일상이 되었다.

이제 이 시나리오를 기반으로 다음 질문에 답해보자. 가족끼리 동네 아이스크림 가판대에 들렀다. 가게의 10대 신입 직원이 무심코 땅콩버터 아이스크림을 푼 수저로 당신 아이가 먹을 풍선껌 맛 아이스크림을 떠서 주었다. 이 일만으로도 당신의 아이가 치명적인 아나필락시스 반응을 보일 수 있다면, 당신은 아이의 식품 알레르기를 치료하기 위해 경구면역요법을 시도하겠는가? 치료 도중에 똑같은 반응을 겪을지도 모르는데 말이다. 어떻게 보든 대답하기 상당히 어려운 질문이다.

이때, 알레르기 전문의와 소아청소년과 의사가 각 권고 사항에 의견이 분분하다고 가정하자. 한 사람은 새로운 경구면역요법이 탁월한 효과를 보인다고 주장하고, 다른 한 사람은 아직 장기적인 효과나 치료 과정 중 부작용 발생률에 관한 연구가 충분히 이루어지지 않아 자녀에게 추천하기 꺼려진다고 말한다면 어떨까? 그래서 치료받는 동안 아나필락시스 쇼크에 빠지는 몇몇 아이들 사례에 집중해 몇 시간 동안 인터넷 검색을 했다고 생각해보자. 아이에게 아나필락시스를 유발하는 미량의 알레르겐에 일부러 몇 달씩이나 노출되는 위험을 겪느니, 평생 몇 번 안 될지 모르는 우연한 노출을 감수하는 편이 나을까?

아이가 성공적으로 치료를 받았다면 실수로 견과류 두어 개를 먹어도 응급실에 가지 않을 수 있다. 놀라운 소식이다. 하지만 경구면역요법은 아직 너무 새로운 방법이어서 긍정적인 치료 효과가 10년 넘게 지속될지 알수 없고, 유지요법을 무한정 계속해야 한다는 정보도 알게 되었다. 치료를 중단할 경우, 스트레스를 받으며 힘들게 치료해 얻은 아주 적은 면역내성마저 점점 사라질 수도 있다. 그리고 물론 이 모든 일은 모두 당신이 좋은 의료보험에 가입되어 있고, 알레르기 전문의를 만날 수 있으며, 한 번 진료받을 때마다 본인부담금을 낼 여력이 있다는 가정하에 가능한 이야기다.

이제 같은 질문에 다시 답해보자. 평생 아나필락시스를 경험하지 않게 하려고 자녀의 생명을 위험에 빠뜨리겠는가, 그렇게 하지 않겠는가? 사실이는 완전히 '가상'의 질문이 아니다. 심각한 알레르기가 있는 자녀를 둔 부모들이 매번 되묻는, 매우 현실적인 질문이다. 이 책을 준비하며 많은 사람을 인터뷰하는 동안 치료에서 발생할 수 있는 위험과 비용에 대해 임상의, 환자, 부모가 서로 매우 다르게 평가한다는 사실이 분명해졌다. 예를 들어, 경구면역요법을 받는 일은 전혀 손쉬운 결정이 아니었다.

심각한 수준이거나 생명을 위협하는 알레르기가 있는 사람이 자신의 질환을 치유하거나 적어도 가장 심각한 증상을 완화하기 위해 얼마나 많은 위험을 기꺼이 감수할지 결정할 때는 거대한 윤리적·실존적 질문에 직면한다. FDA 규정은 '유익성-위해성' 틀을 이용해 어떠한 생물학적 치료법도 환자에게 과도한 해가 되지 않도록 한다. FDA에 따르면, 유익성-위해성 틀은 "FDA의 해당 평가에서 확인된 주요 문제, 증거, 불확실성을 식별하고 명확하게 전달하며, 이러한 고려사항이 규제기관의 결정에 어떤 영향을 미칠지에 초점을 맞춰 구조화된 정성적 접근방식"이다.[1] 다시 말해, 규제기관은 임상시험 데이터를 이용해 환자가 얻을 유익성과 위해성을 평가한다. 하지만 에이문의 팔포지아(새로운 땅콩 알레르기 치료제) 같은 새로운 치료법이 FDA의 승인을 받았다 해도, 약으로부터 얻는 이점이 모든 위험을 웃돈다는 데 알레르기 전문가나 환자들이 반드시 동의한다는 의미는 아니다. 모든 알레르기 치료가 모든 사람에게 항상 효과 있는 것은 아니며, 치료가 효과적일지라도 평생 유지되지는 않는다는 점 역시 사실이다. 치료는 수년간, 때로는 평생 지속되어야 하므로 많은 비용이 들고, 유지하기 어려울 수도 있다.

지금부터 다양한 이해관계자가 식품 알레르기 및 아토피피부염에 '효과적인 치료법'을 어떻게 정의하는지, 환자는 FDA가 승인한 새로 개발된 치료법과 관련해 어떻게 치료법 선택지를 탐색하는지 살펴보겠다. 늘 그렇듯 복잡한 이야기다. 결국 새로운 치료를 받는다는 것은 '개인의 선택'이며, 그 사람의 실제 경험을 바탕으로 한다. 실제적인 예방요법이 없는 상황에서 심각한 알레르기 환자들에게는 새로운 치료제를 시험하거나 하지 않는 것, 두 가지 선택지만 있을 뿐이다.

## ‖ 사례 1. 식품 알레르기와 경구면역요법 ‖

시작하기 전에 우선 몇 가지 배경지식을 알고 가자. 이미 살펴보았듯 면역요법 자체는 아주 오래된 아이디어다. 알레르기 전문의는 100년도 넘는 기간 동안 일정 효과를 내기 위해 면역요법을 시행해왔다. 팔포지아처럼 현재 시장에 출시된 더 새롭고 표준화되고 진보한 면역요법도 기본 원칙은 같다. 면역요법의 궁극적인 목표는 알레르겐에 더 잘 견딜 수 있도록 면역계를 '재훈련'시키는 것이다. 현재 일부 호흡기 및 식품 알레르기에 대한 면역요법이 있으며, 치료 효과는 사람마다 다르다. 면역요법은 엄밀히 따지면 아직 과학이라고는 할 수 없다. 엄격한 생물학적 관점에서 면역요법이 어떻게 작용하는지조차 확실히 알지 못한다. 그저 '대체로 작동한다'는 사실만 알 뿐이다.

과거 식품 알레르기에 대한 면역치료는 대부분 DIY 방식이었다. 1900년대 초부터 1970년대까지 알레르기 전문의는 일반적으로 지역 꽃가루나 다른 지역에서 조달한 알레르겐으로 자체 알레르겐 추출물을 제조했다. 1970년대에서 1980년대에 걸쳐 과학이 발전하면서 알레르겐이 표준화되었고, 각각의 사양에 맞춰 제조되었다. 요즘은 알레르겐을 주문할 수 있으므로 알레르기 전문의는 각 환자의 필요에 맞게 알레르겐을 혼합하고 희석한다.[2] 그들은 환자에 맞는 알레르겐 농도와 매우 다양한 치료 절차 사이에서 결정을 내린다.

땅콩 알레르기의 경우, 특히 초기 및 오늘날의 알레르기 전문가들은 종종 땅콩 가루를 대량으로 구입해 자체 설하면역요법 또는 경구면역요법 정제를 만들어, 몇 주에서 몇 달에 걸쳐 미량의 알레르겐을 점차 증가시키는 방법을 사용했다. 여러 알레르기 전문가의 말처럼, 이 수제 땅콩 알약은 제조 비용이 아주 저렴했다. 복용량마다 알레르겐의 양을 정확히 넣으려면 전문 지식이 필요했지만, 제조 과정은 비교적 간단했다. 하지만 알약이 표준화되지 않았기 때문에 투약량 오류가 발생할 수 있었다(실제로 간혹 오류가 발생하기도 했다). 지금도 이 방법을 사용할 수 있지만, 환자가 수제 땅콩 알약 대신 팔포지아를 선택할 수도 있다.

팔포지아는 탈지 땅콩 가루로 만든 전문의약품이다. 현재 4세 이상 환자를 위한 약물로 표기되어 있지만, 성인보다 아이들에게 더 효과적이다. 팔포지아는 6개월 동안 매일 복용해야 하며, 치료 과정은 초기 용량 증량, 투여량 증량, 유지 등 3단계를 거쳐 완료된다. 초기 용량 증량에는 3밀리그램의 땅콩이 포함되어 있으며, 최종 용량인 300밀리그램까지 점차 증량한다. 팔포지아는 현재 FDA가 승인한 유일한 경구면역요법 전문의약품이며, 땅콩 알레르기 치료에만 사용한다. 초기에는 심각한 부작용이 발생할 경우를 대비해 병원에서 의료진의 감독하에 치료를 받는다. 증량 때마다 전문가의 감독하에 투여하지만, 환자의 반응이 괜찮으면 나머지 용량은 집에서 복용할 수 있다.

식품 알레르기에 대한 경구면역요법은 기존 및 신규 치료법 모두 위험성이 있다. 심각한 알레르기가 있는 환자는 치료 자체에서 아나필락시스 반응을 일으킬 수 있다. 그래서 모든 초기 용량 증량과 투여량 증량을 인명 구조 장비와 전문가가 있는 클리닉이나 병원에서 실시해야 하는 것이다. 환자가 치료를 견뎌내더라도 불편함을 느낄 수 있으며, 종종 실제로 그렇다. 팔포지아든, 전통적인 경구면역요법이든, 모든 경구면역요법을 실시할 때는 심각한 증상을 완화하기 위해 일시적으로 복용량을 감량하더라도 부작용으로 입과 혀의 따끔거림이나 붓기, 호흡 곤란이나 쌕쌕거림, 인후 압박감이나 부기, 얼굴이나 눈의 부기, 피부 발진 또는 가려움, 위경련, 구토나 설사, 현기증이나 실신이 나타날 수 있다. 일부 환자는 식도염이나 호산구식도염을 일으킬 수도 있다. 많은 환자와 보호자가 치료 중 (특히 초기 용량 증량 또는 투여량 증량 단계에서) 이런 부작용이 일어날까 심한 불안으로 고통받기도 한다. 일부 환자는 하나 이상의 부작용 때문에 치료를 중단하기도 한다.

팔포지아를 복용하는 4세에서 17세의 환자 1182명을 대상으로 한 최근 연구에서, 환자 대부분이 치료 초기 몇 주 동안 경증(환자의 35퍼센트)에서 중등도(55퍼센트) 증상을 경험했다.[3] 41명(3.5퍼센트)은 심각한 반응을 경험했다. 아나필락시스 반응은 드물지만 3년 동안 1.2퍼센트의 비율로 발생했다. 일반적으로 치료가 진행되면서 부작용 발생 빈도는 줄었다. 보고된 주요 부작용은 인후 자극, 복통, 입 가려움증이었다. 팔포지아를 복용한 환자 네 명 중 셋은 최종 유지 용량인 300밀리그램을 달성했다.

어떤 형태든 경구면역요법 진행 여부를 결정하는 일은 흔히 치료의 전반적인 효과를 바라보는 '서로 다른 사고방식'에 달려 있다. 다양한 이해관계자들이 인식하는 '효과'에 대한 정의는 매우 다를 수 있다.

### 관점 1: 환자의 관점

스테이시는 페이스북에서 가장 큰 식품 알레르기 그룹 중 하나를 운영하고 있다. 2013년 생후 12개월인 아들 라이드가 땅콩 알레르기를 일으킨 후, 온 가족이 치료에 매달리던 2015년에 이 그룹을 운영하기 시작했다. 페이스북 내 그룹은 공감, 지원, 개인적인 이야기를 나눌 공유 공간과 정보를 제공한다. 스테이시는 사람들 대부분이 팔포지아 사용 여부 등의 치료 결정을 고민하다가 그룹에 가입한다고 말했다. 일단 경구면역요법을 시작한 다음 가입하는 사람도 있고, 때로 자랑하거나 같은 결정을 내리지 않은 다른 부모를 비난하려고, 혹은 치료받거나 치료법을 지원받을 방법을 알아보면서 겪은 불쾌한 경험을 나누고 싶어 가입하기도 한다. 커뮤니케이션 및 마케팅 전문가인 스테이시는 자신의 페이스북 그룹이 소위 '일화적逸話的 접근법'을 넘어서기를 바란다. 스테이시는 나와의 두 번째 통화에서 알레르기에 관한 긴 이야기를 나누며 이렇게 설명했다. "대부분의 소셜 미디어 그룹은 알레르기 문제에 일화적으로 접근합니다. '저 사람의 이야기는 어떤 것이고, 그 이야기를 내게 어떻게 적용할까?' 같은 질문이죠. 그리고 저는 이런 방법이 여러 이유로 문제가 있다고 생각해요." 우리의 대화는 특히 그와 비슷한 사람들이 어떻게 치료법을 선택하는지에 초점이 맞춰져 있었다.

스테이시는 아들이 처음 진단받았을 때 운 좋게도 훌륭한 알레르기 전문의를 만날 수 있었지만, 그렇지 않은 사람도 많다고 말했다. 그는 '증거에 기반한 최신 정보'가 알레르기와 치료법을 이해하는 핵심이라고 생각한다. 좋은 정보는 알레르기를 안고 잘 살아가는 사람과 그렇지 않은 사람을 가르는 전부다. 처음 온라인 모임에 참여한 스테이시는 공유되는 정보 중 증거 기반 정보가 부족하다는 사실에 좌절했다. 정보를 뒷받침하는 인용이나 링크 하나 없이, 누군가의 일화나 사실이라고 강조하는 말들이 남발되고 있었다. 2014년 1월까지 엄청난 조사를 한 끝에, 스테이시는 스스로 페이스북 그룹을 만들어 자료를 공유하기로 했다. 스테이시의 그룹에는 현재 1만 3000명 이상의 회원이 있는데, 모두 고도로 선별된 사람들이다. 스테이시는 게시물에 과학적 데이터 증거를 달지 않는 사람들은 그룹에서 내보낸다. "세상에는 절박한 가족이 많습니다. 식품 알레르기는 생활방식에 해로운 영향을 미칠 수 있죠. 스트레스 때문에 생긴 정신 건강 문제도 많아요."

2016년, 스테이시의 아들 라이드는 땅콩 경구유발시험에 실패했다. 다행히 반응은 비교적 가벼웠지만, 여전히 에피네프린 주사가 필요했다. 실제로 라이드는 아나필락시스 반응을 보인 적이 없으며, 우연히 땅콩에 노출되어 응급실에 간 적도 없다. 땅콩에 반응하는 아들의 IgE 항체 수치는 항상 범위 하단에 있었기 때문에, 스테이시는 자연스럽게 알레르기를 극복할 수 있으리라 예상했다. 아마 이 때문에 라이드는 당시 진행 중이던 팔포지아 임상연구에 자격이 없었을 것이다.

사실 라이드의 상태는 스테이시가 '좀 두고 지켜보자'는 태도를 보여도 무방할 정도의 중등도 수준이었다. 그래도 엄마 입장에서는 아주 심각한 문제라 운에 맡기고 싶지는 않았다. 스테이시는 스스로 기한을 정했다. 라이드가 다섯 살까지 경구유발시험에서 계속 반응을 보이면 유치원에 들어가기 전 경구면역요법을 시도해보기로 결심했다.

라이드가 경구유발시험에서 비교적 심하지 않은 반응을 보였기 때문에 스테이시는 궁극적으로 두 가지 면에서 결정을 내리기 더 쉬웠다고 말했다. 첫째, 아들이 피부 발진과 부기가 생기는 것으로 보아 알레르기가 있고 치료가 도움이 된다는 사실을 눈으로 확인할 수 있었다. 둘째, 아들이 몇 주 동안 계속 소량의 땅콩을 섭취해야 하는 치료 자체를 잘 견뎌낼 수 있으리라고 확신했다. 음식이 위험하거나 치명적이라고 겁먹는 대부분의 아이와 달리 라이드는 음식 공포증이 없었다. 스테이시는 라이드가 불필요하게 겁내거나 먹는 것을 두려워하게 만들고 싶지 않았기 때문에, 항상 신중하게 말을 골라 조심스럽게 아들의 상태를 설명해주었다. 그 결과, 라이드는 알레르기가 있는 대부분의 아이와 달리 땅콩이 들어 있는 것을 알고도 기꺼이 먹었다. 스테이시는 그들만의 독특한 상황과 성공률 및 잠재적 위험에 대한 최신 정보 덕분에 경구면역요법을 시도해본다는 결정을 내리기가 훨씬 쉬웠다.

하지만 그가 머뭇거린 이유가 한 가지 있었다. 큰아들이 식도에 영향을 미치는 면역질환인 크론병을 앓고 있었던 것이다(크론병은 일반적으로 장에만 영향을 미치지만 드물게 식도에도 영향을 미친다). 경구면역요법은 호산구식도염 환자에게는 권장되지 않는다. 질병을 유발할 뿐 아니라, 종종 생명을 위협하는 심각한 합병증을 유발할 수 있기 때문이다. 스테이시는 경구면역요법으로 라이드마저 또 다른 문제를 겪게 하고 싶지는 않았다며 이렇게 말했다. "누구든 치료가 질병보다 더 나빠서는 안 된다고 말할 거예요."

큰아들의 치료를 담당했던 호산구식도염 전문가의 태도는 처음에는 미적지근했지만, 결국 그는 라이드에게 경구면역요법을 진행하기로 한 스테이시의 결정을 밀어주었다. 스테이시는 라이드에게 경구유발시험을 실시한 전문가에게 가서 경구면역요법에 등록했다. 초기 치료 때 라이드를 데리고 병원에 가서 약을 먹이고 기다리는 45분 동안 그는 약간 긴장했다. 하지만 라이드가 부정적인 반응을 거의 겪지 않고 치료를 견뎌내는 것을 보면서 점점 자신감이 생겼다. 그는 페이스북 그룹의 많은 부모가 비슷한 경험을 한다고 말했다. 아이들이 나아지기 시작하면 덜 불안해하고 흥분과 희망이 커진다. 스테이시는 알레르기 전문가가 약간의 현실감을 불어넣어 부모의 기대를 누그러뜨려야 하는 때가 '바로 이 시점'이라고 주장한다. 처음에 경구면역요법에 잘 반응한다고 해서 나머지 치료가 꼭 순조롭게 진행되리라는 법은 없기 때문이다. 지금까지 살펴본 것처럼 개개인의 면역반응에는 차이가 크기 때문에 경구면역요법의 결과도 크게 다를 수 있다.

결국 라이드는 표준 경구면역요법에 참여해 큰 성공을 거두었다. 가장 큰 걸림돌은 몇 달 동안 하루에 두 번씩 치료를 받아야 했기 때문에 정상적인 삶의 흐름이 깨진다는 점이었다. 스테이시는 그런 시간적 문제가 자신이나 아들에게 모두 힘든 일이었다고 설명했다. 하지만 6개월이 지나자 라이드는 땅콩 여덟 알, 즉 약 4000밀리그램의 땅콩 단백질에 내성을 획득했다.[4] 그 후 라이드는 3년 동안 유지요법을 받았고, 내성을 유지하기 위해 정기적으로 약을 복용했다. 결과적으로 라이드의 혈중 항체 수치는 거의 0으로 떨어졌고, 피부단자검사는 음성이었다. 그 시점에서 의사는 라이드에게 한 달 동안 유지요법을 중단하고 다시 방문해서 경구유발시험을 하자고 제안했다. 라이드는 땅콩 14알을 먹고도 아무런 반응을 보이지 않으면서 이 관문을 멋지게 통과했다. 이제 그는 내성을 유지하기 위해 적어도 일주일에 두 번씩 기꺼이 땅콩을 먹는다. 스테이시는 스니커즈바가 특히 좋아하는 '약'이라고 전했다.

스테이시는 이렇게 말했다. "정말 기뻤죠. 곧바로 이 요법의 팬이 되었습니다. 엄청나게 조심해야 하지만요. 대다수가 저희처럼 좋은 결과를 얻지 않는다는 사실을 잘 알고 있습니다. 매우 까다로운 요법이죠. 저는 식품 알레르기 그룹 운영자라서 사람들이 제 이야기만 듣고 자신들도 그럴 거라 기대하기를 원치 않아요. 분명 그럴 수는 있죠. 하지만 그럴 가능성이 별로 크지는 않아요. 우리는 아주 운이 좋은 편이었죠." 스테이시는 걱정하는 일

중 하나가 여러 경구면역요법 절차에 '일관성이 부족하다'는 점이라고 말했다. 알레르기 전문의마다 절차가 다르기 때문에 식품 알레르기를 가진 자녀를 둔 부모들은 혼란과 두려움을 느낀다. 스테이시는 스스로 잘 알아본 덕분에 아들을 경구면역요법 치료에 등록하는 데 더욱 자신감을 가졌지만, 모든 부모가 같은 결정을 내릴 수 없거나 하지 않으려는 이유도 이해한다.

2020년 1월 팔포지아가 승인된 뒤, 스테이시는 자신의 페이스북 그룹에 이 신약으로 경구면역요법을 받는 사람들의 가입률이 늘어나는 것을 목격했다. 팔포지아는 알레르기 전문의에 접근성이 떨어지는 지역에서도 환자들이 조금이나마 경구면역요법에 더 쉽게 접근할 수 있게 해주었다. 그래서 그는 전반적으로 긍정적인 발전이라고 보았다. 팔포지아는 성공률이 문서화된 표준 절차가 있어서 많은 의사와 환자가 더 마음 놓고 받아들인다. 스테이시는 이런 면이 경구면역요법이라는 개념 자체에 대한 훌륭한 대중 홍보가 되었다고 주장했다.

스테이시는 알레르기가 있는 아이의 엄마일 뿐 아니라 식품 알레르기의 대변자다. 그래서 나는 그가 소셜미디어에서 본 것이나 알레르기 환자와 그 가족에게 들은 것에 대해 어떻게 생각하는지 물었다. 그는 치료 과정을 직접 겪었고, 사람들이 치료 결정을 둘러싸고 적극적으로 의견을 모으는 페이스북 그룹을 운영하고 있다는 점에서 사람들이 위험에 대해 어떻게 생각하는지 말할 수 있는 적임자였다. 보통 사람들은 어떻게 의사결정을 할까? 이에 그는 주저하지 않고 대답했다. 스테이시가 보기에 가장 큰 문제는 '많은 사람이 경구면역요법에 대한 정보가 하나도 없는 채로 그룹에 참가한다는 점'이었다. 그들은 자신의 아이가 '좋은 후보자'라는 말을 듣고 치료를 고려하지만, 어떤 위험이 있는지는 전혀 모른다며 이렇게 말했다. "저는 '내일부터 경구면역요법을 시작해요. 혹시 위험한 점이 있나요?' 같은 게시글을 올리는 사람이 너무 많아서 깜짝 놀라곤 합니다. 정말 곤란해요." 보통 스테이시는 증거를 제시한다고 치료에 대한 기대가 줄어들지 않는다는 점을 발견했다. 예컨대 이런 사람들은 경구면역요법이 위장 합병증을 유발할 수 있다는 사실을 모른다. 심한 천식이 있는 아이들이 치료받아서는 안 된다는 말도 들어본 적이 없다. 최악의 경우는 많은 정보를 지닌 회원이 치료 과정에서 발생할 수 있는 위험에 대해 알려주면 상대가 화를 내는 경우라고 말했다.

스테이시는 알레르기 전문의가 모든 환자에게 위험과 이점을 더욱 잘 설명해야 한다고 생각한다. 더 나아가, 의학적 결정에 가장 큰 책임이 있는 부모나 보호자뿐 아니라 가족 모두가 치료에 대해 '같은 생각'을 가져야 한다. 그는 아들에게 위장 문제가 있었다면 남편이 치료를 중단하게 했을 것이라고 말했다. 남편은 아들이 불편해지는 것이 싫었고, 스테이시는 알레르기 전문의에게 미리 그 사실을 알렸다. 하지만 이처럼 논의하는 가족은 거의 없다. "경구면역요법에 대한 잘못된 정보가 너무 많아요. 그리고 그중 대부분이 '홍보' 용어죠. 제가 하는 일이 홍보 업무라서 이런 점이 너무 신경 쓰여요. 의료계에서 어떤 치료법을 권장해 경제적 이득을 볼 회사가 환자들에게 특정 치료법을 선택하도록 유도하는 마케팅 전략에 손을 대서는 안 된다고 생각합니다. 물론 경구면역요법에 좋은 점이 많다고 생각해요. 하지만 치료를 시작할 때는 환자들이 위험성 등 관련 정보를 더 잘 알아야 합니다."

말을 끝내고 나서 스테이시는 팔포지아든, 더 전통적인 방법이든, 경구면역요법을 받는다는 결정은 각자의 몫이라고 말했다. "저는 중간 조정자일 뿐이에요." 그는 아들에게 경구면역요법을 받게 한 자신의 결정을 설명하며 결국 개인의 선택에 달려 있다고 말했다. 사람마다 치료에서 발생할 수 있는 위험을 편안하게 느끼는 정도는 모두 다르다는 뜻이다.

## 관점 2: 전문가의 관점

면역학자인 네이글러는 환자들의 경구면역요법을 바라보는 걱정과 팔포지아 같은 치료를 받기로 할 때의 어려움을 이해한다. 환자가 경구면역요법 효과를 보기 위해 신체적·정신적 노력과 시간을 들이는데도 장기적인 효과를 얻게 될지 걱정해야 한다면 이것이 과연 좋은 거래일까? 그만한 가치가 있을까? 그는 그렇다고 확신하지 않는다. 적어도 네이글러는 팔포지아나 다른 경구면역요법이 임상의가 환자에게 제공하는 '유일한 방법'이어서는 안 된다고 생각한다. 경구면역요법은 알레르기의 근본적인 진짜 문제에 대한 해결책이 아니기 때문이다. 진짜 문제는 기저에 있는 알레르기다. 네이글러는 이렇게 말한다. "그 방법은 결코 충분하지 않습니다. 경구면역요법의 목표는 면역반응을 끄는 것입니다. 하지만 우리는 세균 유도성 장벽 반응을 개선해 알레르겐이 혈류에 너무 많이 들어오지 못하도록 하고 있죠. 두 가지를 함께하지 않는다면 아마 일시적 탈감작 정도밖에 되지 않을 겁니다. 평생 경구면역요법을 유지한다 해도 충분하지 않을 수 있어요."

그리고 이를 뒷받침하는 초기 연구가 있다. 2019년 스탠퍼드대학교에서 실시한 연구에 따르면, 땅콩 경구면역요법을 중단하거나 더 낮은 용량으로 지속할 경우 내성이 크게 줄어드는 것으로 나타났다.[5] 이 연구에서는

24개월 동안 경구면역요법을 실시한 다음 경구유발시험을 통과한 환자들에게 매일 300밀리그램의 유지 약물이나 위약을 제공했다. 그다음 1년 후 모든 참가자를 대상으로 다시 경구유발시험을 실시했다. 결과는 어땠을까? 유지 치료를 받은 참가자 중 땅콩 경구유발시험을 통과한 사람은 약 37퍼센트였다. 위약 참가자는 13퍼센트만 경구유발시험을 통과했다. 이 결과는 경구면역요법 유지 치료를 중단하면 예방 효과가 있는 탈감작이 감소한다는 점을 보여준다. 환자가 유지 관리 일정을 엄격히 준수해도 여전히 음식에 반응할 가능성이 있다는 사실도 나타낸다. 소량을 섭취하면 죽지 않을 가능성이 크지만, 여전히 그 음식을 피해야 하는 것은 마찬가지다.

경구면역요법 진행 여부를 결정할 때 환자가 반드시 이러한 결과를 인지하고 있다고 볼 수는 없다. 환자들은 치료에 성공하더라도 여전히 음식을 피해야 한다는 사실을 모른다. 향후 부정적인 반응이 나올 때를 대비해 여전히 에피펜을 갖고 다녀야 할 수도 있다. 주변에 흘러다니는 온갖 과대광고와 희망에도 불구하고, 경구면역요법은 식품 알레르기를 치료할 완벽한 장기적 해결책이 아니다. 단기적으로 가족의 큰 두려움을 덜어줄 수는 있지만, 장기적으로 볼 때 안전 면에서 현실적인 문제가 여전히 남아 있다. 실제로 2019년 임상경제검토연구소는 팔포지아에 관한 보고서에서 이 약물의 추천을 거부한 이유 중 하나로 '장기적 결과에 대한 상당한 불확실성'을 언급했다.[6]

환자마다 어떻게 반응할지 불확실하다는 점도 이러한 계산을 더 어렵게 만든다. 네이글러가 설명했듯, 알레르겐에 대한 반응을 '완전히' 예측할 수는 없다. 부은 입술이나 두드러기 같은 경증부터 복통 같은 중등도나 심혈관 폐쇄 및 아나필락시스 같은 중증까지 반응은 다양하다. 심지어 반응이 바뀔 수도 있다. 어느 날에는 두드러기가 생기지만, 다른 날에는 더 심각한 반응이 나올 수 있다. 알레르기의 증상은 알레르겐의 양과 유형, 노출 경로에 따라 다르기 때문이다. IgE 항체 수치 측정조차 반응의 심각도를 예측하기에 항상 적절하지는 않다. IgE가 매우 적은 환자라도 경구유발시험에서 여전히 아나필락시스 반응을 보일 수 있다. 반대의 경우도 마찬가지다. IgE 수치가 매우 높아도 증상이 전혀 없을 수도 있다. 이로 인해 환자와 부모는 경구면역요법을 쉽게 선택하지 못하며, 특히 반응이 더 흔하게 나타나는 치료의 첫 단계에서 큰 불안을 느낀다.

스콧 시셔르는 경구면역요법 효과 논쟁의 핵심은 '성공적인 결과에 대한 정의가 무엇인가'라고 말한다. 그는 우리가 탈감작을 어떻게 이해하는지에 달려 있다는 점에 주목한다. 임상경제검토연구소의 최종 보고서에서 전문검토자단은 '탈감작'이라는 개념이 제대로 정의되어 있지 않다고 언급했다. 땅콩 두 알을 섭취할 수 있으면 탈감작된 것일까, 30알을 섭취할 수 있어야 할까? 혹은 IgE 수치가 낮거나 피부단자검사가 음성이면 탈감작이라고 말할 수 있을까? 이처럼 탈감작 같은 용어가 임상적 관점에서 실제로 무슨 의미인지 합의된 바는 없다. 그러므로 내성에 대해 서로 다른 표준을 사용하는 경구면역요법 연구를 서로 비교하기는 어렵다.

시셔르는 이렇게 설명했다. "일반적으로 연구에 참여하려면 땅콩 한 알의 3분의 1 미만이 되는 양에도 반응해야 합니다. 땅콩 두 알이라는 임계치를 설정했다고 해보죠. 연구가 끝날 때 땅콩 두 알을 먹을 수 있다면 성공한 것으로 봅니다. 실제 치료를 받은 연구 대상자의 3분의 2가 마지막에 그런 결과를 보였다고 가정해봅시다. 환자들의 임계치가 높아진 셈이므로 연구자들은 연구가 성공했다고 볼 수 있죠. 위약군의 결과는 처음과 다르지 않습니다. 그렇게 본다면 연구자들은 이 과정에서 참가자 3분의 2의 임계치를 성공적으로 높였다고 말할 수 있을 겁니다. 따라서 이제 식당에서 음식에 땅콩을 빼달라고 정확히 요청했는데 직원이 실수하더라도, 환자는 그 차이를 느끼지 못할 수 있으므로 연구자들은 다행스러운 일이라고 생각하죠. 반면 치료를 받는 도중 아나필락시스 반응이 나타날 위험은 상당히 커집니다."

내가 시셔르를 처음 인터뷰했을 때만 해도 팔포지아는 아직 임상시험 중이었고, FDA가 이 약물을 승인할지, 거절할지는 아무도 몰랐다. 그는 자신의 분야에서나 알레르기학회에서는 심각한 반응 발생률 데이터로 볼 때 경구면역요법이 어리석은 선택인지, 최선의 선택인지 논란이 있다고 설명했다.

시셔르는 이렇게 말했다. "평균적으로 지금까지 확보한 연구 결과에 따르면, 알레르겐을 피할 때보다 알레르기 반응과 아나필락시스를 더 많이 겪게 될 것 같습니다. 환자나 가족이 걱정하는 것은 우연한 노출로 일어나는 반응입니다. 땅콩이 들어 있는지 여러 번 질문하고 특정 메뉴를 먹지 않거나 알레르기를 일으키는 쿠키를 사지 않는 식으로 어떻게든 반응을 피하고 있죠. 우연히 사고가 일어날 수 있고 결국 반응이 일어날 수도 있지만, 일단 이 요법을 시작하고 매일 조금씩 규칙적인 양을 복용하다 보면 갑자기 반응을 겪거나 치료 과정에서 반응이 일어날 수도 있습니다. 연구를 보면 위약군 참가자들은 치료군 참가자들보다 아나필락시스와 알레르기 반응이 적습니다. 식당 직원이 실수했는지, 안 했는지 걱정하는 것보다 정말 나은 방법일까요? 정답은 알 수 없지만 알레르기를 겪는 가족들과 이런 이야기를 나누다 보면 '아, 별로 하고 싶지 않네요.'라고 말하는 가족도 있고, '어제 등록했어요.'라고 답하는 가족도 있습니다. 저는 환자 가족이 일상에서 겪는 경험과 그들이 느끼는 문제의 의미가 의사결정에 영향을 준다고 생각합니다."

환자 개인이나 가족이 경구면역요법과 회피요법의 상대적인 위험을 어떻게 견주어 판단하는지에 따라 결정을 내린다는 의미다. 그리고 그런 생각은 환자들이 알레르기 질병을 겪으며 '어떤 경험'을 했는지에 크게 의존한다. 앞서 스테이시가 주장했듯, 환자가 내리는 선택은 '지극히 개인적인일'이다. 치료받을 때 똑같은 과정을 선택하는 사람은 단 한 명도 없다.

임상경제검토연구소의 최종 보고서에서 사용할 수 있는 모든 팔포지아(해당 보고서에서는 연구개발 코드인 'AR101'로 불린다) 데이터를 검토할 것을 요청받은 전문가단은 이 약물을 일반적인 1차 치료제로 사용하는 데 반대했다. 전문가단은 연구 참가자의 3분의 2가 최대 600밀리그램의 땅콩 단백질을 견딜 수 있다는 이점은 '위장관 증상, 전신 알레르기 반응 및 에피네프린 사용의 현저한 증가'를 상쇄하기에 충분하지 않다고 보았다.[7] 게다가 환자가 삶의 질에서 전반적으로 느낀 긍정적인 변화나 우연히 땅콩에 노출되었을 때의 반응 감소는 입증되지 않았다고도 보았다.

또 그들은 "따라서 AR101의 사용은 엄격한 음식 회피 또는 신속한 에피네프린 사용에 비해 비교할 만하거나 사소하거나 전반적으로 상당한 수준의 건강상 이점이 있다는 확실성은 중간 정도다(부작용이 있을 수 있지만 확실하지는 않음). 이에 비해 전반적으로 건강상 단점이 적지만 있을 가능성이 있다(즉 부작용이 전혀 없지는 않음). 용량 증가 단계에서 병원을 자주 방문해야 하고, 부작용이 빈번하다는 점에서 AR101 탈감작 요법을 시작하기 전에 환자에게 충분한 정보를 바탕으로 동의를 받고, 환자가 신중하게 선택권을 행사할 수 있도록 해야 한다."라고 결론 내렸다.[8]

즉 임상경제검토연구소 전문가단은 '팔포지아를 제공하려는 임상의는 환자가 가능한 한 모든 결과를 이해하고 치료에 완전히 동의했는지 확인해야 한다'고 권장했다. 그 이유는 첫째, 환자가 부작용을 겪을 가능성이 있고 치료를 받는 데 위험이 있기 때문이다. 둘째, 모든 환자가 치료에서 같은 혜택을 얻는 것은 아니며, 유지요법을 무기한 계속해야 하기 때문이다. 환자는 모든 잠재적인 장단점을 충분히 이해한 다음, 의사와 함께 무엇이 최선의 조치일지 결정해야 한다. 하지만 결국 결정은 환자 몫으로 남아 있다.

## 관점 3: 회사의 관점

팔포지아는 에이뮨이라는 회사에서 개발했다. 에이뮨의 전신은 2011년 식품 알레르기 환자, 알레르기 전문의, 연구 과학자, NIH 대표자가 참석한 식품알레르기연구·교육원 회의 이후 조직되었다. 에이뮨의 공식 웹사이트에 게시된 바와 같이, 이 회의의 목표는 'FDA에서 승인받을 가능성이 가장 큰 방법을 찾아서 기초 연구 자금 지원에서 식품 알레르기 치료법 발견으로 초점을 전환하는 일'이었다.[9] 회의의 결과는 무엇이었을까? 2011년 '알레르기연구회'라는 새로운 법인이 설립되었고, 이곳은 2015년 에이뮨이 되었다.

에이뮨은 처음부터 경구면역요법에 초점을 맞췄다. 10여 년에 걸친 연구와 임상시험 끝에 2020년 1월 FDA에서 팔포지아 사용 승인을 받아냈고, 팔포지아는 연방에서 승인한 '최초'의 식품 알레르기 치료제가 되었다. 불과 10개월 후 네슬레<sub>Nestle</sub>는 자회사 네슬레헬스사이언스<sub>Nestle Health</sub>

<sub>Science</sub>를 통해 21억 달러가 넘는 금액에 에이뮨을 인수했다. 식품제조업체

가 에이뮨에 쏟아부은 1억 4500만 달러에 이르는 초기 투자는 팔포지아

가 아직 초기 임상 단계였던 2016년에 이루어졌다. 이 거래는 2018년과

2020년 에이뮨에 대한 후속 투자로 이어져 총 투자액은 4억 7300만 달러

에 이르렀고, 네슬레는 에이뮨을 인수하기 전까지 이미 25.6퍼센트의 지

분을 소유하게 되었다.[10]

공식 웹사이트에 게시된 에이뮨의 업무 수행 및 윤리 강령에는 "최고 수

준의 업무 윤리 기준을 준수한다."라고 명시되어 있다. 더 나아가 이 강령

은 '상업적 관행이나 해당 법률, 규칙 또는 규정에서 요구하는 것보다 더

높은 기준'을 요구한다. 에이뮨은 더 나은 제약회사가 되려는 목표를 지녔

으며, 혹자는 이 회사가 식품 알레르기 옹호 활동을 시작했을 때부터 그저

전형적인 제약회사는 아니었다고 보았을 수도 있다. 하지만 네슬레에 인

수된 에이뮨은 가난한 개발도상국 부모에게 값비싼 분유를 대대적으로 홍

보하거나 식수 접근성은 권리가 아니라 필수인데도 자사의 대규모 생수

사업을 옹호하는 등 그다지 '윤리적이지 않은' 사업 관행 전력이 있는 글

로벌 식품제조업체의 일부가 되었다.[11]

에이뮨은 네슬레에 주당 34.5달러, 총 26억 달러 규모로 인수되었다. 이

는 2019년 이후 약 50퍼센트가 치솟은 주가다. 다시 말해, 에이뮨에 대한

네슬레의 투자는 괜찮은 경제적 조치였다. 네슬레는 왜 그랬을까? 팔포지

아는 에피펜처럼 처방 독점권이 있었고, 알레르기 환자 사이에서 최초의

경구면역요법 약물로 인식되며 브랜드 인지도 측면에서 아주 유리한 상황

에 있었다. 향후 경구면역요법 시장에서 수십 년 동안 선두 주자가 될 가능

성이 컸다. 네슬레 같은 대기업의 든든한 지원을 받으면, 에이뮨은 식품 알레르기 치료제의 선두 주자로 계속 자리할 것이다.

이 시점에서 주요 식품제조업체가 식품 알레르기 치료제 회사에 어떤 관심을 가졌을지 궁금할 수 있다. 네슬레와 에이뮨의 관계를 발견한 나도 처음에는 어리둥절했다. 하지만 식품제조업체가 연방법에 따라 알려지거나 포함할 수 있는 모든 성분을 나열해야 한다고 규정한 '식품라벨표시법'에 대해 알게 되고, 우연한 알레르겐 노출과의 관계 이야기를 수집하며 전 세계적으로 증가하는 식품 알레르기를 이해하게 되면서 직감적으로 깨달았다.

네슬레, 카길Cargill, 아처대니얼스미들랜드Archer-Daniels-Midland 같은 거대 식품제조업체는 자사 제품의 시장점유율을 확대하는 데 큰 관심을 기울인다. 식품 알레르기 환자가 계속해서 빠르게 늘어난다면 수익에 빨간불이 켜질 것이다. 알레르겐을 쉽게 파악할 수 없는 식품 포장은 식품 알레르기 가족들의 비난을 받아왔다. 누군가 자사의 쿠키를 먹고 죽어간다면 회사의 이미지나 이윤에 먹칠을 할 것이다. 식품제조회사 임원의 관점에서 식품 알레르기에 대응해 단순하고 안전한 미봉책을 지원하는 일은 좋은 사업 전략의 일환이다.[12] 이러한 방법은 소비자와 주주 양쪽을 보호하므로 서로에게 이익이다. 기업의 관점에서 보았을 때, 경구면역요법은 기업이 책임질 소지를 줄인다는 면에서 알레르기에 대한 효과적인 치료법이다.

이 이야기를 들으며 내가 너무 냉소적이라고 반발할 독자도 있을 것이다. 그럴 수도 있다. 하지만 2020년에 네슬레의 식품 부문 매출은 768억 달러였다. 그에 비하면 에이뮨에 대한 투자는 새 발의 피다. 팔포지아 같은 치료법이 성공하면 네슬레 제품에 알레르기 반응을 일으키는 사람이 줄고, 소송도 줄어든다. 두 회사 모두 팔포지아의 지속적인 성공에서 아주 많은 것을 얻을 수 있다.

## ‖ 사례 2. 아토피피부염과 JAK 억제제 ‖

아토피피부염 치료법은 최근까지 매우 제한적이었다. 또 가장 심한 습진 증상을 완화하기에는 환자나 임상의의 기대에 비해 효과가 훨씬 적었다. 일반적으로 국소 코르티코스테로이드 크림은 일부 심각한 증상을 조절하는 데 도움을 주도록 처방되지만, 사람마다 효과에 차이가 있고 보통 그 효과도 점점 약해진다. 피부가 얇아지거나 궤양이 생기는 등 원치 않는 심각한 부작용이 발생할 수 있어 장기 사용도 권장되지 않는다. 게다가 일단 스테로이드를 중단하면 보통 그 반동으로 상태가 심각하게 악화되기도 한다. 앞서 살펴본 바와 같이 최근 듀피젠트가 개발, 승인되어 환자와 임상의 모두에게 새로운 치료법 선택지가 되면서, 더욱 효과적으로 증상을 제어할 수 있다는 희망이 새로 생겼다. 하지만 듀피젠트가 모두에게 효과가 있는 것은 아니며 원치 않는 부작용도 일으킬 수 있다.

아토피피부염 치료를 전문으로 하는 임상의들에게 기대되는 새로운 치료법 선택지에 관해 물었을 때, 이들은 모두 'JAK 억제제'로 알려진 새로운 군의 약물을 언급했다. 기본적으로 JAK은 인산염으로 알려진 화학물질을 다른 분자에 덧붙이는 역할을 하는 네 가지 효소(단백질의 일종)군이다. 어떤 분자에 인산염이 추가되면, 다른 분자에 신호를 보내 활성화되거나 비활성화되도록 만든다. 신체 내부에서 일어나는 여러 과정과 관련된 다양한 기능을 켜고 끄는 작은 스위치라고 생각하면 된다. 알레르기 질환이나 여러 자가면역질환에서 JAK은 우리의 오래된 염증 친구인 사이토카인을 활성화하는 데 도움이 되는 신호 메커니즘의 일부로 작용한다. 즉, JAK을 차단하면 다양한 면역반응 때문에 일어나는 염증을 억제하는 데 도움이 될 수 있다.

여러 JAK을 표적으로 하는 다양한 JAK 억제제가 류마티스관절염, 크론병, 아토피피부염에 이르는 다양한 면역 매개 질환 치료에 사용되고 있다. JAK 억제제는 임상시험에서 여러 염증 반응을 조절하는 데 큰 가능성을 보여주었다. 사실 여러 JAK 억제제 약물이 이미 FDA 승인을 받았다. 하지만 2021년 12월, FDA는 네 가지 JAK 억제제에 '블랙박스라벨('박스형 경고문'이라고도 하며, 일반적인 주의사항 외에 약물이 줄 수 있는 심각하거나 생명을 위협하는 부작용에 검정 박스를 표기해 보기 쉽게 알리는 경고문—옮긴이) 경고'를 요구할 것이라고 발표했다.

블랙박스라벨은 FDA가 알리는 '가장 높은 수준'의 위험 범주다. 의약품이 임상 안전성 시험에서 심각하거나 생명을 위협하는 부작용을 일으킨다고 나타나면, FDA는 제조업체가 의약품 라벨에 해당 위험을 특정하고 명확하게 강조하도록 요구한다. 예컨대 FDA는 젤잔즈$_{Xeljanz}$(관절염 치료에 사용되는 경구용 JAK 억제제 중 하나)가 혈전, 암, 심장마비, 뇌졸중 같은 심각한 심장 관련 부작용이나 사망 위험을 상당히 늘린다는 사실을 발견했다. 이 이야기는 아토피피부염 또는 습진에 대해 FDA가 승인한 최초이자 현재 이 글을 쓰는 시점에서 딱 두 가지 중 하나인 JAK 억제제 룩소리티닙$_{ruxolitinib}$에 대해 자세히 알아보는 데 필요한 과학적 맥락이다.

2021년 9월, FDA는 룩소리티닙(옵젤루라$_{Opzelura}$라는 상품명으로 판매되며 아토피피부염에 국소적으로 사용하는, 새로운 저분자 약물)을 승인했다(2023년 기준, 국내에는 같은 성분으로 자카비정(노바티스)이라는 경구용 제품만 판매되고 있고, 옵젤루라 같은 아토피피부염 적응증 제품은 허가되어 있지 않다—옮긴이). 옵젤루라는 증상이 나타나는 피부 부위에 하루에 두 번 사용하는 국소 크림으로, 두드러기 및 세균, 바이러스 또는 진균 감염 같은 부작용이 흔히 나타날 수 있어 단기간만 사용한다. 또한, 일반적으로 스테로이드 또는 듀피젠트 사용으로 잘 조절되지 않는 경증에서 중등도의 아토피피부염을 앓는 12세 이상의 환자에게 처방된다. 옵젤루라는 제3상 임상시험에서 대부분 환자에게서 효과를 보이고, 내약성을 양호하게 유지했으며, 환자의 50퍼센트가 대조군에 비해 상태가 현저히 개선되었다고 보고하는 등 우수한 성과를 보였다.[13] 약물을 사용한 환자는 처음 크림을 바른 지 몇 시간 내에 가려움증이 크게 줄었다고 보고했다. 초기 시험에서 옵젤루라를 사용한 환자 가운데 크림을 바른 부위에 임상적으로 유의미한 이상 반응을 나타낸 사람은 없었다.

옵젤루라를 사용해도 될까, 안 될까? 옵젤루라를 사용할지 결정하는 일은 식품 알레르기 환자가 직면하는 문제와는 다르다. 아토피피부염이 있다고 죽을 위험은 없다. 하지만 습진은 환자의 삶의 질에 막대한 영향을 미칠 수 있기 때문에 견디기 힘든 심각한 알레르기 질환 중 하나다. 이런 특정한 상황이라면 '유효성'에 대한 정의는 해당 이야기를 나누는 사람이 누구인지, 치료에서 어떤 측면에 집중하는지에 따라 달라질 수 있다.

## 관점 1: 환자의 관점

제임스는 성실한 아버지이자 남편으로, 플로리다에 거주하며 여유 시간에는 스포츠를 즐기곤 한다. 나는 레딧의 습진 포럼에 숨어들었다가 제임스를 처음 만났다. 그가 스테로이드보다 생물학적 제제를 사용하는 편을 옹호한다는 사실을 알고 있었기 때문에, 그와 같은 습진 환자가 치료 방식을 결정 내릴 때 어떤 점을 고려하는지 설명해줄 완벽한 사람이라고 여겼다. 2022년 1월, 또다시 찾아온 코로나19 팬데믹 속에서 우리는 화상회의로 그의 아토피피부염 경험과 옵젤루라를 시도하기로 한 최근 결정을 둘러싼 이야기를 나누었다.

제임스는 이렇게 말했다. "오늘 만나서 다행이에요. 오늘은 피부 상태가 정말 좋은 편이거든요. 4개월쯤 전에 미팅했다면 얼굴이 완전히 붉어지고 벗겨져서 끔찍했을 거예요. 지난 몇 달간 꽤 나아졌지만, 평생 알레르기와 습진으로 고생했어요." 식품 알레르기와 가벼운 천식이 있는 제임스는 유아 때 처음 습진에 걸렸다. 그가 기억하는 한 살면서 피부 문제가 없었던 적은 단 한 번도 없다. 훨씬 어렸을 때는 습진 때문에 자살까지 생각했다고 솔직하게 털어놓았다. 여러 면에서 알레르기는 그의 삶에 아주 중요한 부분이었다. "사람들은 잘 이해하지 못합니다. 발진이나 염증이 있다고 설명해도 별문제도 아닌데 징징거린다고 생각하죠. 하지만 피부가 뒤집히면 사람을 만나고 싶지도 않아요. 아무도 보고 싶지 않죠. 그냥 우울해져서 숨어 있어요."

그의 알레르기를 일으키는 유발 요인은 말 그대로 '모든 것'이다. 국소적으로 접촉하는 것 때문에 증상이 악화될 때도 있고, 식품 알레르기 때문일 수도 있다. 스트레스와 관련 있을 때도 있다. 제임스의 직업은 스트레스가 많은 편이다. 그리고 아들 하나와 곧 태어날 신생아를 둔 아버지라서 잠이 부족한 것도 원인 중 하나다. 그는 수십 년 동안 대체로 스테로이드를 사용해서 가렵고, 붉고, 거칠고, 진물 나는 심각한 피부 증상을 관리하려고 애써왔다. 제임스는 이렇게 설명했다. "저는 항상 '어떻게든 최대한 빨리 기분이 나아지고 괜찮아 보이려면 어떻게 해야 할까?' 하는 생각뿐이었습니다. 의사가 도움이 될 거라고 말하면 뭐든 시도해봤죠. 국소 스테로이드는 한동안 꽤 효과가 있었지만, 점점 효과가 시들해졌고 아예 반응하지 않게 돼서 점점 더 센 스테로이드를 처방받았습니다. 그러다 전혀 약이 듣지 않게 되자 경구용 스테로이드를 복용해야 했죠. 그러자 피부가 금방 깨끗해지더군요."

하지만 앞서 살펴본 것처럼, 스테로이드에는 심각한 부작용이 있다. 국소 또는 경구용 스테로이드는 계속 사용할 수 없다. 제임스는 이미 장기간 스테로이드를 사용하면서 피부가 얇아진다는 사실을 알아차렸다. 결국 그는 스테로이드의 악순환에 빠졌다. 피부가 나아지기는 했지만 일단 경구용 스테로이드를 끊으면 반동이 일어나 피부 상태가 훨씬 더 나빠지곤 했다. 제임스는 그 상태를 설명하며 "피부가 중독된 것 같았어요."라고 말했다.

그는 해볼 만한 치료는 다 해봤다고 말했다. 오일이나 바셀린을 사용하는 등 전인요법도 시도했다. 피부에 도움이 되는 보충제도 먹었다. 하지만 효과를 본 것은 스테로이드가 유일했고, 심지어 이제 그 선택지도 필요한 만큼 효과를 보이지는 않았다. 결국 제임스는 세 가지 국소 스테로이드 크림을 사용했다. 하나는 얼굴용, 하나는 몸용, 다른 하나는 두피용이었다. 스테로이드를 발라도 잠을 자다가 피부를 긁고 얼굴을 할퀴는 바람에 깨어나보면 침대가 온통 피투성이였다. 간단히 말해서, 스테로이드는 문제를 해결할 만병통치약이 아니었다. 사실 제임스는 스테로이드가 습진을 전반적으로 악화시킨다고 믿게 되었다. 그래서 그는 부작용이 적고 더 효과적인 치료법을 찾기 시작했다. 일시적으로 사용할 수 있고, 끊어도 다시 증상이 악화할 위험이 없는 제품을 원했다. "그때 비스테로이드인 옵젤루라라는 약이 새로 출시되었다는 말을 들었어요. 비슷한 부작용이 일어나지 않는다고요. 스테로이드처럼 피부가 얇아지지 않는다고 하더군요. 그래서 한번 해봐야겠다고 생각했습니다."

제임스에게 블랙박스라벨 경고에 대해 묻자, 그는 JAK 억제제를 사용할 때 일어날 수 있는 부작용에 대해 많이 알아보았다고 말했다. 처음에는 많이 걱정했지만 그 경고가 옵젤루라 같은 국소용이 아니라 경구용 약물에 대한 설명이라는 사실을 알았다. 제임스는 신약에 아직 장기적 안전성 결과가 없어서 항상 위험이 존재한다는 사실을 안다. 하지만 그는 장점이 불확실성의 위험을 상쇄한다며 이렇게 말했다. "피부 상태가 좋지 않으면 인생 자체가 힘들어집니다. 피부가 벌겋게 되면 비참해지죠. 그런 위험 정도는 감내할 만한 가치가 있다고 생각해요. 비율도 살펴보았죠. 연구에 참여한 사람 중 몇 퍼센트가 부작용을 겪었을까? 10퍼센트 미만이라면, 저에게는 괜찮은 수준의 위험입니다. 제가 그 문제를 겪지 않을 확률이 90퍼센트니까요."

우리가 이야기를 나눌 당시 제임스는 매일 듀피젠트를 투여하는 동시에, 발진이 있을 때 해당 부위에 옵젤루라를 바르는 병용요법을 시작한 지 몇 달 된 참이었다. 피부 상태는 아주 괜찮아 보였다. 화상회의를 하는 도중 어린 아들이 뒤쪽에서 놀고 있었다. 그는 지금 너무 행복하고, 다시 '정상'이 된 것 같다고 말했다. 잠도 제대로 자고, 일이나 가족에 쏟을 활력이 생겼다. 곧 아기도 태어날 것이다. 제임스는 옵젤루라가 자신의 삶을 더 나아지게 바꾸었다고 증언한다. 위험은 어떨까? 그는 듀피젠트를 끊고 나중에 발진이 심해지면 옵젤루라를 계속 사용하려고 한다. 제임스에게 완벽하게 효과적인 치료법은, 습진과 함께 식품 알레르기와 천식도 치료하는 치료법일 것이다. 지금으로서 이 치료법에 가장 근접한 것은 옵젤루라다.

## 관점 2: 전문가의 관점

리오에게 치료와 관련해 '유효성'이라는 말을 어떻게 생각하는지 묻자, 그는 열정적으로 답했다. 수년 동안 중증 아토피피부염 환자를 다루며 많이 고민해온 문제였기 때문이다. 그의 환자 중 다수는 난치성 습진을 앓고 있으며, 수년간 질환 상태를 관리할 더 괜찮은 선택지를 찾느라 고군분투하고 있었다. 그는 목소리를 높여 이렇게 말했다. "정말 훌륭하고 심오한 질문이네요. 아주 직접적이지만 우리가 빠져나올 수 없는 어떤 사실로 이끄는 질문이기도 하고요."

식품 알레르기 분야에서 일하는 동료들과 마찬가지로, 리오는 효과적인 치료법의 정의는 거의 전적으로 '환자의 관점'에 달렸다고 강조했다. 환자가 자기 피부에 대해 어떻게 느낄지는 제삼자가 추측할 수 없다. 피부를 보고 병변(병으로 일어난 생체 변화―옮긴이)을 평가하는 일처럼 항상 간단한 일도 아니다. 리오는 이렇게 설명했다. "상태가 꽤 안 좋아 보이는 사람도 있습니다. 하지만 이런 사람들도 나름 행복해하고, 전부 바꾸고 싶어 하지 않기도 해요. 반대로 상태가 아주 심각하지만, 대체로 깨끗하게 나아지도록 우리가 도와줄 수 있는 사람도 있죠. 그런데도 이런 사람들은 자기가 아주 불행하다고 느끼고 더 많은 것을 원하죠. 양쪽의 생각 모두 일리가 있습니다. 우리 일에서 가장 중요한 부분은 의사결정 과정을 공유하고, 환자의 현재 상황이 어떠하며, 어디에서 이런 상황이 발생된 건지 따져보고, 잠재적으로 어떤 부분에서 최첨단 기술의 혜택을 받을 수 있을지 평가하는 것입니다."

피부 병변의 크기나 색깔, 상태 등은 임상의가 측정하고 독립적으로 평가할 수 있지만, 환자가 피부 병변을 어떻게 느끼는지, 일상생활에 어떤 영향을 미치는지는 평가할 수 없다. 리오나 다른 임상의들이 지적한 것처럼, 임상시험에서 아토피피부염의 중증도 평가에 사용하는 척도인 습진중증도평가지수(이하 EASI) 같은 임상 징후를 사용하는 것만으로는 모든 알레르기 치료의 전반적인 효과를 결정하기에 충분하지 않다. 리오는 이렇게 말했다. "우리는 각각의 약물이 지닌 효능, 안전성, 내약성, 접근성을 저울질해야 합니다. 그리고 물론 어떤 사람은 끔찍하게 느끼는 부작용도 다른 사람의 경우 그럭저럭 괜찮다고 느낄 수도 있죠."

제임스 같은 사람은 지금 자신의 피부 상태가 어떻게 보이고 느껴지는지에 비해 향후 심장마비나 암 발생 위험이 증가할 가능성은 아주 적다고 본다. 게다가 그는 비교적 젊고 건강하므로 기저 질환이 있는 사람과는 다르게 위험을 평가할 수 있다. 다른 사람들은 JAK 억제제 크림 같은 신약의 블랙박스라벨 경고문을 보고 그 수치가 통계적으로 아무리 작아도 그런 위험이 꺼림칙하다고 생각할 수 있다. 특히 보장 범위가 넓은 의료보험이 없는 환자라면 비용 자체도 결정 요인이 될 수 있다. 2023년 기준, 옵젤루라 60그램짜리 튜브당 가격은 약 2000달러다. 하지만 좋은 의료보험이 있다면 환자의 본인부담금은 10달러 정도로 낮아진다.

환자가 치료법 선택지를 탐색하도록 돕기 위해 리오는 의사들에게 '아토피피부염관리도구ADCT'라는 비교적 새로운 진단조사도구를 사용할 것을 권한다. 이 도구는 환자들이 지난 한 주 동안 겪은 경험에 대해 여섯 가지 질문에 답하도록 요청한다. 질문에는 수면의 질, 피부 상태가 일상생활과 기분에 미친 영향, 가려움증의 정도 같은 문제가 포함된다. 점수 합계는 현재 치료가 전반적으로 환자의 삶의 질과 복지 향상에 효과적인지 환자와 의사가 함께 확인하며 진행 상황을 추적하는 데 도움이 된다. 치료에 관한 의사결정 과정에서 자의적인 판단을 제거하는 데도 도움이 된다. 리오는 이러한 도구를 사용하며 옵젤루라 같은 JAK 억제제가 진정으로 환자의 심각한 증상과 걱정을 해결하는 데 효과가 있을지 알 수 있다고 확신하게 되었다. 그는 이렇게 주장했다. "저는 이 접근법이 미래라고 생각합니다. 아주 큰 발전이죠."

## 관점 3: 회사의 관점

옵젤루라는 생명공학회사인 인사이트Incyte에서 제조한다. 2002년 합병되어 설립된 이 기업은 종양학과 및 피부과에서 사용할 새로운 생물학적 제제를 발견하고 개발하는 데 중점을 둔다. 인사이트는 면역계와 관련해 늘어나는 과학 지식의 힘을 활용해, 다양한 면역 매개 질환을 치료하려 한다.

또한, 룩소리티닙(아토피피부염 치료를 위한 옵젤루라 국소용 크림에 든 저분자 약물)은 희귀 골수암인 골수섬유증 치료를 목적으로 2011년 FDA에서 처음 승인받았다. 룩소리티닙의 경구용 제제인 자카피Jakafi(국내 제품명은 자카비Jakavi 다─옮긴이)는 JAK1과 JAK2를 모두 차단해 혈전 및 심장 관련 증상 같은 심각한 부작용을 유발할 수 있다. 국소용 룩소리티닙의 전형적인 부작용은 설사, 기관지염, 호산구 수 증가, 콧물, 두드러기다.

또한, 룩소리티닙은 인사이트에 큰 수익을 주는 약물이다. 룩소니티닙의 2021년 매출은 5억 4700만 달러로, 이는 회사 3분기 매출의 70퍼센트다. 이익 마진은 2020년 같은 기간보다 12퍼센트 이상 늘었다. 제약회사라면 모두 전년 대비 성장에 기뻐하겠지만, 이 수치에는 최근 승인된 옵젤루라의 판매는 포함되지도 않았다. 알레르기 환자의 수는 줄어들 기미가 보이지 않으므로, 인사이트는 아토피피부염을 치료하는 JAK 억제제 제품군에서 괜찮은 수익을 올릴 수 있다. 내가 환자와 임상의를 인터뷰할 당시에는 옵젤루라가 FDA에서 승인된 유일한 약물이었기 때문에, 인사이트는 다른 제약회사가 JAK 억제제 임상시험을 하는 동안 짧은 기간 시장 독점을 누렸다. 이 모든 일을 염두에 둔 월스트리트 애널리스트들은 이 약을 통해 인사이트가 2030년까지 연간 6억 달러에서 15억 달러를 거두어들일 것으로 예상했다.

하지만 임상경제검토연구소는 듀피젠트 같은 단클론 항체와 옵젤루라 같은 JAK 억제제 등 새로운 생물학적 제제에 몇 가지 우려를 표하고 있다. 우선 독립된 전문가단은 환자가 다른 치료요법에 실패한 이력이 있는 경우에만 이 두 가지 약물이 처방되고, 보험으로 보장될 수 있다고 지적했다. 옵젤루라는 경증에서 중등도의 아토피피부염 환자에게 사용하도록 명시되어 있지만, 임상경제검토연구소 보고서는 현재 누가 이 범주에 속하는지 정확히 판단할 좋은 지침이나 기준이 없다고 지적했다.[14]

예컨대 제임스는 심한 습진 발작을 겪었기 때문에 엄밀히 따지면 그는 해당 기준에 들지 못한다. 의사는 환자가 보험 적용을 받도록 질병코드를 바꿔야 할 때도 있다. 이러한 관행은 알레르기뿐 아니라 다른 질병에서도 자주 있는 일이다. 임상경제검토연구소는 이러한 신약을 제대로 사용하려면 진단 도구가 개선되고 표준화되어야 한다고 주장했다. 분명 가치 있는 목표지만, 알레르기 치료가 혼란스러운 특성을 지녔다는 점을 고려하면 실행하기 어려운 목표다. 임상경제검토연구소는 안전 문제를 표명하며, 안전성 임상시험에서 더 많은 데이터가 수집될 때까지 환자에게 장기간 사용하지 말라고 권고했다. 약물이 유망해 보이기는 하지만 사실 우리는 장기간의 치료 과정에서 약물이 면역기능에 미칠 전반적인 영향은 거의 알지 못한다.

정부에서 새로 승인한 약물이 흔히 그렇듯, 초기 단계에서 약물을 사용하는 환자는 통제되지 않은 대규모 임상시험의 '일부'라고 할 수 있다. 아토피피부염 약물요법은 종종 서로 병행 사용되므로 과학 연구를 모호하게 만들 수 있다. 제임스가 인정한 것처럼 효과를 본 것이 옵젤루라 하나 때문인지, 실제로 듀피젠트와 옵젤루라를 병용해서인지는 알기 어렵다. 하지만 제임스와 같은 많은 환자는 대체약물이 부족할 경우를 대비해 신약을 사용하는 실제 데이터 집단의 일부로 참가하는 일도 선호한다.

기업의 관점에서 단클론 항체와 JAK 억제제는 피부 치료제 분야에 필요한 공백을 메울 수 있고, 약물 제조로 막대한 이익을 거둘 수 있다. 회사는 항상 약물의 효과를 의학적 관점(약물이 임상 평가 척도에서 환자의 복지를 향상하는지)과 경제적 관점(약물 판매가 괜찮게 유지되고, 판매가 계속 늘어날 정도로 환자군이 탄탄한지) 두 가지에서 본다. 이 두 가지 관점 모두에서 옵젤루라는 분명 승자로 보인다.

## ‖ '효과 있음'을 어떻게 판단하는가 ‖

면역계에 대한 지식은 계속 발전하고 있다. 우리 몸이 주변 세계와 어떻게 상호작용하는지는 여전히 복잡하고 불확실하다. 하지만 지난 10년간 기초 면역학이 크게 발전하면서 유망한 혁신이 이어졌다. 팔포지아나 옵젤루라 같은 새로운 알레르기 치료법은 환자와 의사가 잠재적인 위험과 이점을 신중하게 따져볼 것을 요구한다. 면역기능을 조작하려 하는 치료법에는 부작용이 따를 가능성이 크다.

제임스는 종종 습진 및 국소 스테로이드 중단 같은 주제를 토론하는 모임에서 자신의 치료 여정 이야기를 반복해서 공유한다. 다른 환자들에게는 그의 경험이 임상적인 관점에서 옵젤루라의 효과를 보여주는 과학적인 데이터만큼이나 중요할 수 있다(아마 그보다 더 중요할 수도 있다). 자신의 질환을 치료하기 위해 더 효과적인 치료법을 필사적으로 찾는 사람들은 명백한 사실 없이 제임스의 개인적인 사례를 자신의 질환과 엮어 살펴볼 수도 있다. 환자들은 제임스의 이야기나 비슷한 사례에서 새로운 치료법의 선택지뿐 아니라 희망을 발견한다.

이 책도 다르지 않다. 이 책은 각종 사례로 넘쳐난다. 제임스나 스테이시 같은 환자 이야기와 시셔르나 리오 같은 알레르기 전문가의 이야기도 있다. 이 이야기는 바로 지금 당신과 어떤 면에서든 알레르기와 관련된 독자에게 영향을 미치고 있다.

심각한 땅콩 알레르기가 있는 자녀가 있는 당신을 다시 상상해보자. 이제 다시 묻겠다. 팔포지아로 치료를 받겠는가, 아니면 계속 알레르겐을 회피하는 쪽을 택하겠는가? 아이가 땅콩 단백질이 든 음식을 먹기 싫어한다

해도 계속하도록 강요하겠는가? 만약 아이에게 복통이 생기면 어떻게 하겠는가? 당신은 어떤 결정을 내렸는가? 덧붙여 묻겠다. 당신이 내린 결정에 대해 어떻게 느끼는가? 자신 있는가? 죄책감이 드는가? 혹은 희망을 품게 되었는가? 불안해졌는가? 다른 어떤 느낌이 드는가?

이것은 중등도에서 중증의 호흡기, 피부, 식품 알레르기가 있는 환자와 보호자가 늘 맞닥뜨리는 딜레마다. 더 나은 정보, 의료 전문가와 만나는 양질의 시간을 얻을 수 있는 더 쉽고 편한 접근성, 치료 과정 전반에 걸친 재정적·정서적 지원에 대한 요구가 알레르기 발생률과 같은 속도로 늘고 있다. 그렇다면 우리가 심각하게 고려해야 할 유일한 질문은 바로 이것이다. **사회 전체로서 우리는 이 상황에 맞서 무엇을 할 것인가? 알레르기 증가에 대처하는 효과적인 사회적·공동체적 반응은 과연 무엇이어야 할까?**

# 10장

# 알레르기는
# 우리 모두의 문제다

## ‖ 문화가 보여주는 알레르기 환자의 이미지 ‖

열세 살 때 나는 영화 〈구니스〉를 좋아했다. 스티븐 스필버그<sub>Steven Spielberg</sub> 감독 사단의 1980년대 영화로, 제목처럼 10대의 촌뜨기들<sub>goonies</sub>이 250년 된 해적 보물지도를 해독해 골프장을 짓겠다는 부동산 개발업자들의 손아귀에서 자신들의 노동자 계급 가정을 지켜내는 내용이다. 주인공 마이키는 천식을 앓는 소년이다. 처음 등장할 때 그는 흡입기를 사용하고 있고, 마이키의 형은 역기를 들어 올리며 그를 '겁쟁이'라고 부른다. 그러자 마이키가 되받아친다. "난 겁쟁이가 아니야!" 또 영화 시작 부분에서 그의 엄마는 형에게 마이키가 아프니까 바깥에 한 발짝도 못 나가게 하라고 신신당부한다. "천식 일어날 것 같을 때 빗속에 나가면 큰일 나." 그리고 엄마가 나가자마자 마이키의 형이 그에게 말한다. "숨 못 쉬고 싶냐? 그렇게 해주마." 그런 다음 마이키를 둘러메고 전형적인 1980년대 영화식으로 헤드록을 걸며 장난스럽게 그를 한 방 먹인다.

최근 우연히 그 영화를 끝까지 다 봤는데, 영화 전체에서 마이키가 흡입기를 사용하는 장면이 자주 등장한다. 이 장면들은 등장할 때마다 같은 메시지를 전한다. 마이키의 눈에 보이는 긴장, 불안, 두려움에 방점을 찍는 것이다. 사실 그가 흡입기를 너무 자주 사용해서 내 안의 연구자 기질이 스멀스멀 걱정을 일으키기 시작했다. 영화에서 마이키가 약물을 흡입하는 빈도는 실제로 해로울 정도다. 그렇게 많은 양의 흡입 스테로이드나 기관지 확장제를 연속해서 자주 사용해도 괜찮은 사람은 없다. 영화 〈반지의 제왕〉으로 유명해진 배우 숀 애스틴Sean Astin이 아주 어린 시절에 연기한 마이키는 작고 가냘프다. 교정기도 쓴다. 용감한 성격에, 사실상 구니스의 리더지만 몽상가로도 묘사된다.

영화가 끝날 무렵, 마이키와 친구들은 승리를 거둔다. 아이들은 악당을 속여 동네 사람들의 집을 구했다. 마이키 형의 여자 친구가 그에게 다가와 전에 키스한 일을 언급하며 "단점(천식을 앓는 일)이 있어도 그렇게 키스를 잘하면 문제없어."라고 속삭인다. 그러자 마이키는 흡입기를 어깨너머로 내던지며 중얼거린다. "이딴 거 누가 필요하대?" 이 장면의 메시지는 분명하다. 두려움에 맞선 마이키는 더는 '나약한' 천식 환자가 아니다. 이제 보살핌은 필요하지 않다. 마이키는 용기 덕분에 살아났다. 우리가 아는 바에 따르면 천식은 겁쟁이들이나 겪는 일이고, 마이키는 이제 겁쟁이가 아니다.

지금까지 살펴본 것보다 더 큰 이야기를 끌어내기 위해 경쾌한 가족 영화 이야기로 이 장의 포문을 열었다. 미디어는 알레르기 환자에 대한 전형적인 이미지나 인식을 종종 '무의식적'으로 조성한다. 1970년대 말에서 1980년대 초에 어린 시절을 보낸 나는 〈구니스〉 같은 매체에서 보여준 이미지를 통해 호흡기 알레르기가 평범한 일상을 누리지 못하게 만드는 '제약'이라고 배웠다. 그 밖에도 호흡기 알레르기는 생리적 아킬레스건이고, 누군가 이 알레르기가 있다면 잘 돌봐주어야 하는, 나약하고 때론 아주 괴상한 존재를 가리키는 의미였다. 예나 지금이나 수많은 영화, TV 프로그램, 소설 등에서는 호흡기 알레르기나 식품 알레르기가 있는 사람을 '루저', '괴짜', '문화적 약자' 등과 연관 짓는다. 알레르기가 플롯 포인트(영화나 소설에서 이야기가 전환되는 지점—옮긴이)로 사용되거나, 코믹한 재미를 주기 위해 거들거나, 그저 손쉬운 배경으로 사용되기도 한다.

오랫동안 사랑받는 미국의 시트콤 애니메이션 〈심슨 가족〉에 등장하는 괴짜 캐릭터 '밀하우스'는 밀, 유제품뿐 아니라 자기 눈물에 알레르기가 있는 것으로 유명하다. 영화 〈퍼펙트 웨딩〉에서 제니퍼 로페즈Jennifer Lopez가 연기한 주인공 찰리는 곧 시어머니가 될 사람이 일부러 건네준 아몬드에 노출된다. 그 장면은 그저 코믹 요소로 사용된다. 찰리는 곧바로 기침하기 시작하고 혀가 이상하다고 말한다. 얼굴이 빵빵하게 부풀어 오른다. 코미디언 루이스 C. K.Louis C. K.는 땅콩 알레르기 환자가 진화적으로 문제 있다며 "땅콩을 만지면 죽는다니 그래도 싸죠."라고 농담한다. 이렇듯 문화는 우리가 어떤 주제에 대해 '특정한 방식'으로 생각하도록 이끈다. 문화에서 알레르기를 묘사하는 방식은, 표면적으로는 무해해 보이지만 지속적인 결과를 초래할 수 있다.

식품 알레르기 관련 논쟁을 일었던 영화 〈피터 래빗〉이 대표적인 사례다. 유명한 동화를 느슨하게 끌어와 2018년 제작된 이 영화에서 주인공 피터가 이끄는 토끼 무리는 늙은 농부 맥그리거의 조카 토머스와 전투를 벌인다. 맥그리거가 심장마비로 사망한 다음 피터와 친구들이 정원을 물려받았는데, 토머스가 땅을 되찾으려 찾아온 것이다. 정원을 둘러싼 전투가 이어진다. 피터와 친구들은 토머스에게 여러 과일을 던진다. 이 장면이 바로 많은 식품 알레르기 옹호자들이 이 영화에 항의하도록 만든 장면이다. 한 토끼가 토머스에게 블랙베리 알레르기가 있다는 사실을 알아챘다. 토끼들은 토머스의 얼굴에 블랙베리를 던지기 시작했고, 블랙베리 한 알이 토머스의 입으로 날아 들어간다. 토머스는 입으로 들어온 블랙베리를 삼켰고, 그 즉시 반응을 일으킨다. 바지 주머니에 손을 넣어 에피펜을 꺼내 허벅지 위쪽을 찌르고 뒤로 나자빠진다. 토끼들은 토머스를 넘어뜨렸다고 생각하지만 그는 아드레날린의 힘으로 다시 일어나고, 피터는 "이 친구 마법사 아냐?"라고 외친다.

이 장면을 본 사람들은 여러 가지 이유로 화를 냈는데, 특히 아이들을 대상으로 한 영화에서 이런 장면이 나왔다는 사실이 가장 큰 이유였다. 이 장면이 던진 메시지는 정확히 무엇이었을까? 식품 알레르기가 심한 사람에게 알레르기를 일으키는 음식을 던져도 괜찮다는 것일까? 또 그 사람이 자가주사기를 갖고 있으면 괜찮다는 것일까?

엑스(구 트위터) 등 소셜미디어에서는 '보이콧피터래빗boycottpeterrabbit'이라는 해시태그가 유행하기 시작했다. 사회적 압박을 받은 제작사 소니는 심각한 의학적 질환을 가볍게 여기고, 힘든 식품 알레르기에 맞서고 있는 가족의 곤경을 더 잘 헤아리지 못한 채 민감하게 다루지 않은 데 후회한다는 성명을 발표했다. 하지만 이미 엎질러진 물이었다. 수백만 명의 어린이가 '옳지 않은' 장면을 봤다. 일부 부모와 알레르기 옹호자는 어떤 화면에서든 음식 괴롭힘을 허용한 듯한 행동이 묘사되면, 화면 밖에서도 사회적으로 용인되는 일로 여기게끔 만들 수 있다고 우려했다.

알레르기를 앓는 사람에 대한 괴롭힘은 현실이며, 특히 구내식당이나 운동장 같은 아이들의 학교 환경에서는 더욱 그렇다. 나는 이런 이야기를 셀 수 없을 만큼 많이 들었다. 제이미의 사례를 보자. 제이미는 어릴 때부터 심한 습진을 앓고 있었다. 유치원에 다닐 때부터 이것저것에 피부 반응을 일으키기 시작했다. 수년에 걸쳐 나아졌다 심각해지기를 반복하다가, 한동안은 반응이 일어나지 않았고, 피부는 정상으로 돌아왔다. 1982년, 초등학교 5학년이 되었을 때 제이미의 피부는 다시 한번 뒤집어졌다. 이번에는 반응이 심각하고 오래 갔다. 제이미는 이렇게 회상했다. "너무 심하게 긁은 나머지 손과 팔에 큰 상처가 생길 지경이었어요. 밤에는 장갑을 꼈지만 그래도 긁었죠. 아침에 일어나면 진물 나는 손에 장갑이 들러붙어 있곤 했어요. 그리고 괴롭힘이 시작되었죠."

이웃에 살던 동갑내기 소년 잭이 제이미의 피부를 눈여겨보았다. 잭은 통학버스에서 제이미를 놀리고, 버스에 탄 다른 소년들을 부추겨 '악어가죽'이라고 부르게 했다. 잭은 초등학교와 중학교 내내 제이미를 괴롭혔다. 제이미는 이렇게 회상했다. "그때 일은 제게 감정적으로 정말 오랫동안 영향을 주었죠. 잭은 자신이 제게 얼마나 심각한 피해를 미쳤는지 알까요. 아마 모르겠죠. 우리 부모님이 잭 부모님에게 따지러 갔지만, 남자애들은 원래 그렇다는 대답뿐이었죠. 아무것도 바뀌지 않았어요. 제겐 큰 영향을 미쳤지만요."

당시의 불쾌한 기억은 제이미의 삶에 여전히 남아 있다. 무자비하게 놀림당했던 트라우마는 피부가 깨끗해진 후에도 오랫동안 이어졌다. 제이미는 그 기억이 자신의 성격 전체를 이루는 기반이 되었다고 생각한다. 제이미뿐 아니라 실제로 알레르기 때문에 낙인찍히거나 괴롭힘을 당했다고 말하는 어린이들에게 그런 경험은 종종 사회적으로 '평생' 이어진다.

나는 대학교수라서 알레르기 질환을 겪는 젊은 학생들을 자주 만난다. 그들에게 질환 때문에 놀림당하고 괴롭힘당하거나 사회적으로 외면당하는 느낌이 든 적이 있는지 질문하곤 한다. 다행히도 대부분은 초등학교에서 고등학교 때까지 알레르기 때문에 친한 친구나 가족으로부터 그런 부정적인 일을 겪은 경험이 없었고, 지금도 그렇다고 말했다. 하지만 동시에 모임에 갈 때 흡입기나 아드레날린 자가주사기를 가져가거나, 친구들과 어울릴 때 자신에게 질병이 있다고 너무 호들갑 떨고 싶지 않다고도 이야기한다. 그들은 가능하면 알레르기가 없는 또래들과 '자연스럽게 섞이고' 싶어 한다. 그들의 모토는 이렇다. '알레르기에 대처하는 데 필요한 것 때문에 정상적인 사회생활을 방해하지는 말자.'

재프식품알레르기연구소에서 환자를 진료하는 정신과 의사 에얄 쉬메시Eyal Shemesh 박사는 젊은이들이 처방받은 약을 갖고 다니는 것을 꺼리는 현상에 놀라지 않는다. 그는 이러한 생각은 젊은 알레르기 환자가 진단 후 초기 몇 년 동안 흔히 발전시키는 회피 전략의 일부라고 말했다. 자신이 또래와 다르다거나 질병 때문에 죽을 수도 있다는 점을 항상 떠올리고 싶어 하는 사람은 없다. 그런 생각은 무서운 일이고, 때로는 생각하지 않는 편이 더 낫다. 젊은이들은 이러한 행동으로 공개적으로 눈에 띄는 알레르기가 있을 때 겪는 사회적 반발에서 자신을 보호하기도 한다. 하지만 문화적 이미지로 뒷받침되는 알레르기에 대한 '부정적인 낙인'과 '노골적인 알레르기 괴롭힘' 사이에는 차이가 있다. 쉬메시는 이렇게 말했다. "괴롭힘은 매우 구체적인 생각입니다. 괴롭힘당하는 사람을 다치게 한다는 목표가 있는 반복적인 패턴이죠."

영화 〈피터 래빗〉이 보여주듯, 괴롭힘의 목표는 '다른 사람을 다치게 하는 것'이다. 쉬메시는 식품 알레르기 환자들 사이에 왕따가 널리 퍼져 있다는 데 놀랐다. 구글이나 소셜미디어에 검색해보면 식품 알레르기 괴롭힘 사례를 쉽게 찾을 수 있다. 유제품 알레르기가 있는 12세 소녀의 얼굴에 누군가 나초 치즈 소스를 바른 일도 있다. 한 13세 소년은 누군가 맨살에 던진 치즈 조각을 맞고 사망했다. 한 청년은 사람들이 땅콩버터 샌드위치로 자신을 점심 식사 자리에서 쫓아낸 일이 얼마나 자주 있었는지 떠올린다. 2011년 한 연구 따르면, 천식을 앓는 어린이와 청소년이 자신의 질환 때문에 괴롭힘당할 가능성이 크다.[1]

"더 흥미로운 점은 대부분의 부모가 이 사실을 모른다는 점입니다." 쉬메시는 이렇게 말했다. 알레르기가 있는 아이들은 부모가 직접 물어도 학교나 모임에서 겪은 부정적인 경험을 숨긴다. 이들은 임상의 같은 중립적인 입장에 있는 사람이 알레르기와 관련된 사회적 관계에 대해 질문할 때만 괴롭힘을 당했다고 실토했다. 쉬메시는 2012년 한 연구에서 어린이 세 명 중 한 명 이상이 알레르기 괴롭힘을 당한 적 있다고 말한 사실을 발견했다.[2] 반면 식품 알레르기가 있는 자녀를 둔 부모를 대상으로 조사한 다른 연구에서 '(알레르기를 앓는) 가족이 괴롭힘을 당한 적이 있다'고 말한 사람은 다섯 명 중 한 명에 불과했다.[3] 즉, 부모는 알레르기가 있는 아이들이 언제 사회적 문제를 겪는지 전부 알지는 못한다. 쉬메시는 알레르기 괴롭힘을 우리가 함께 힘을 모아 해결해야 하는 더 큰 사회·문화적 문제로 여긴다. 미국에서는 아이들이 괴롭힘을 당하면 흔히 그냥 '무시하라'고 조언한다. 쉬메시는 자녀가 괴롭힘당한 사실을 알게 된 부모는 보통 괴롭히는 아이의 부모와 대화로 해결하려고 애쓰며 자기들 선에서 해결하려고 한다고 말했다. 그는 두 가지 접근법 모두 잘 되어봤자 '비효율적'일 뿐이라며, 이렇게 주장했다. "이건 아이만의 문제가 아닙니다. 우리는 괴롭힘을 막기 위해 함께 노력해야 합니다."

점점 늘어나는 어린이와 성인 알레르기 환자를 돕기 위해 함께 노력해야 한다. 이것이 문제의 핵심이다. 이 장에서는 알레르기에 대한 우리의 문화적 태도, 면역계가 자극된 타인에 대한 공감, 이러한 행동들이 앞으로 알레르기 정책 또는 기타 환경 정책을 수립하는 데 어떤 의미를 지닐지 살펴본다. 비행기에서 땅콩을 제공하는 관행을 둘러싼 최근의 공개 토론, 알레르기 안심 테이블 및 무알레르겐 공간 만들기, 식품 라벨 표시법, 알레르기 괴롭힘, 영화 및 텔레비전에서 나타나는 알레르기에 대한 묘사 등은 사람들이 알레르기 예방과 관리에서 사회적 책임을 어떻게 바라보는지 알려준다. 알레르기 문제는 우리가 서로 관계를 맺고, 궁극적으로 모두의 건강과 복지를 위해 서로 의존하는 방식을 보여준다. 우리가 하는 모든 행동이 알레르기를 일으킨다면, 이를 해결하는 것도 우리 모두가 함께해야 하는 일이다.


## ‖ 사람들은 알레르기를 어떻게 생각할까 ‖


2019년, 나는 알레르기에 대한 문화적 태도와 믿음을 더 잘 이해하기 위해 미국인 1000명을 대상으로 설문조사를 했다.[4] 이 결과는 알레르기가 있는 사람(56퍼센트)과 알레르기가 없는 사람(44퍼센트)을 모두 포함해, 가능한 한 모든 인구통계적 관점을 나타내려 했다.[5] 설문조사 문항을 설계할 당시, 이 책을 준비하기 위해 전문가와 환자를 인터뷰하기 시작하려던 참이었다. 그래서 내가 한 질문은 이후 3년 동안 나누게 될 대화가 아니라, 당시 내가 이미 수행했던 의학 역사 연구와 알레르기 환자에 대한 다양한 미디어 표현을 바탕으로 했다.

나는 알레르기를 신경증, 여성, 도시 거주자, 고등교육을 받은 사람들과 연관 지어온 오랜 역사가 오늘날 알레르기 환자를 보는 방식에 영향을 미쳤으리라 예상했다. 또한 전반적으로 사람들이 알레르기가 있는 사람을 알레르기가 없는 사람보다 육체적·정신적으로 또는 두 측면 모두에서 '나약하다'고 여긴다는 사실을 발견하리라 예상했다. 하지만 내가 발견한 사실은 놀라웠다.

설문조사 결과, 대다수의 사람은 알레르기가 있는 사람이 알레르기가 없는 사람보다 나약하다고 생각하지 않았다.[6] 알레르기가 없는 사람이 신체적으로 더 강하다고 느낀 사람은 응답자 네 명 중 한 명뿐이었고, 알레르기가 없는 사람이 감정적으로 더 강하다고 느낀 사람은 응답자의 14퍼센트에 불과했다. 이러한 결과는 알레르기에 대한 집단적 경험이 문화적 서사를 바꾸기 시작했음을 의미한다(한 예로, 19세기에서 20세기 초 알레르기를 보는 관점에서는 알레르기가 있는 사람이 다소 나약하고 신경질적이라 여겼다는 사실을 떠올려볼 수 있다. 게다가 신경증은 실제로 질병을 일으켰다).

식품 알레르기 또는 천식이 있는 자녀를 둔 부모가 아이들을 과잉보호한다고 생각하는지 물었을 때, 각각 59퍼센트와 69퍼센트에 이르는 응답자 대부분은 '그렇지 않다'고 답했다. 약 39퍼센트의 사람만이 식품 알레르기가 있는 자녀를 둔 부모가 아이들을 과하게 걱정한다는 데 동의했으며, 여성보다 남성이 그렇게 생각할 가능성이 더 높았다. 적어도 30퍼센트의 사람은 중증 호흡기 알레르기나 천식이 있는 자녀를 둔 부모가 아이들의 건강에 대해 너무 염려한다는 데 동의했다. 이러한 결과로 보았을 때 사람들은 알레르기가 있는 아이들이 더 나약하다고 생각하지는 않지만, 부모가 자녀의 질환에 과잉반응하기도 한다고 여기는 사람도 일부 있다.

알레르기가 없는 사람들과 인터뷰하고 대화를 나누면서, 사람들이 흔히 알레르기 환자나 보호자가 증상이나 상황을 과장할 수도 있다고 조금은 의심한다는 사실을 알아차렸다. 설문조사 결과도 이를 입증했다. 대부분의 사람(72퍼센트)은 알레르기가 있는 사람을 개인적으로 적어도 한 명은 안다고 밝혔으며, 설문 응답자의 35퍼센트 이상은 알레르기가 있는 사람들이 '때때로' 자신의 증상을 과장한다고 생각했다. 41퍼센트는 지인이 자신의 알레르기에 대해 허풍을 떨거나 거짓말하고 있다고 개인적으로 의심한다고 응답했다.

흥미롭게도 젊은이들(18~29세)은 고령인(60세 이상) 응답자보다 이렇게 의심할 가능성이 거의 '두 배'나 높았다. 다시 말해, 대부분의 응답자는 우리가 알레르기가 있는 사람에게 너무 관대하다고 생각하지는 않았다. 이들에게 과하게 주의를 기울이고 있다고 응답한 사람은 전체의 36퍼센트뿐이었다(게다가 이들 중 대부분도 우리가 '다소' 과하게 편의를 봐준다고 생각했을 뿐이다). 다시 말하지만, 18~29세의 비교적 젊은 사람들은 학교, 식당, 항공사 등 기타 기관에서 알레르기 환자들을 '너무 많이 봐준다'고 생각할 가능성이 노인들보다 훨씬 컸다.

젊은 사람들은 알레르기가 있는 급우, 친구, 가족과 함께 자랐을 가능성이 훨씬 크다. 그렇다면 왜 그들은 알레르기가 과장되었다고 의심하고, 사회가 알레르기를 앓는 사람들의 요구를 수용해야 한다고 생각하지 않을까? 설문조사 결과를 살펴보던 나는 알레르기에 익숙해질수록 어떤 형태든 경멸이나 공감 부족이 생기는 것이 아닐까 의심하기 시작했다. 젊은이들은 알레르기를 직접 경험했고, 어느 정도 일상으로 여기게 되었다. 따라서 가장 젊은 세대는 알레르기가 '정상' 생활의 일부라서 굳이 '특별한' 대접을 받을 필요가 없다고 생각하게 되었는지도 모른다.

설문 응답자의 48퍼센트는 알레르기가 악화하고 있다고 생각하고, 67퍼센트는 20년 전보다 더 많은 사람이 알레르기를 앓고 있다고 생각하며, 81퍼센트는 알레르기가 삶의 질에 부정적인 영향을 미친다고 생각한다. 하지만 알레르기는 여전히 '가장 적은 공감을 받는 질병'이다. 사람들에게 여덟 가지 흔한 질병을 '가장 공감 가는 질병'부터 순위를 매기도록 했을 때, '건초열 및 호흡기 알레르기'는 연민이나 동정을 받을 가능성이 가장 적었다. 그 뒤를 이어 '식품 알레르기'가 공감을 가장 덜 얻는 하위 두 번째 질병이었고, '심각한 습진'이 하위 세 번째로 나타났다.

그렇다면 사람들은 어떤 질병이 더 심각하고, 더 많은 관심을 받아야 한다고 여겼을까? 심장병, 만성통증, 피부암이었다.[7] 45세 이상은 심장병이 가장 심각한 질환이라고 생각할 가능성이 훨씬 크지만, 18세에서 29세는 피부암이 더 공감과 관심을 받아야 하는 질환이라고 생각할 가능성이 컸다. 이러한 결과는 응답자의 생애주기와 관련이 있다. 45세 이상이라면 심장병을 걱정하거나 만성통증을 겪을 가능성이 크다. 보통 우리는 자기도 걸릴지 모른다고 생각하는 질환이나, 그 때문에 죽을 수도 있는 질환에 공감하는 경향이 있다.

이러한 발견은 대체로 놀랍고 흥미로웠지만, 여전히 개선해야 할 점이 많다. 알레르기가 악화하고 있으며 더 많은 사람이 알레르기에 걸리고, 알레르기가 삶의 질에 부정적인 영향을 미친다는 사실에 대다수가 공감한다는 점은 긍정적이다. 하지만 그와 동시에 알레르기 환자를 기꺼이 관대하게 받아들이기는 해도 환자의 실제 경험에 항상 공감하지는 않는다는 점은 부정적인 결과였다. 알레르기 환자가 때로 자기 질환이 심각하다며 허풍 떤다고 생각하는 사람이 많다는 사실을 발견한 것은 안타깝긴 하지만 결코 놀라운 일은 아니었다. 돌이켜보면 알레르기에 대한 사람들의 태도는 확실히 뒤섞여 있었다. 하지만 이 설문조사 결과가 맞다면, 그리고 Z세대가 자녀를 갖기 시작하면서 태도가 바뀐다면(그럴 가능성이 높다), 그 태도는 천천히 더 나은 방향으로 바뀔 수 있다.

하지만 알레르기 환자에 대한 인식과 공감이 고양되면 지역 및 국가 수준에서 더 좋은 정책이 나오고, 앞으로 전반적으로 더 나은 사회가 되는 결과로 이어질까?

## ‖ 알레르기 정책을 살펴보다 ‖

2015년 콜로라도행 비행기를 탔을 때, 내 뒷줄에 앉아 있던 한 젊은 여성이 주변 사람들에게 비행 중 견과류가 포함된 음식을 자제해달라고 부탁하기 시작했다. 누군가 그런 간식을 갖고 있다면 다른 것을 사주겠다고도 제안했다. 여성의 간곡한 부탁에, 옆에 앉은 남성은 그래놀라바를 가지고 있지만 뜯지 않겠다고 말했다. 통로 건너편에 있던 한 노인은 자기 손자도 같은 병을 앓고 있다며 안타까워했다. 얼마 후 승무원은 모든 승객에게 비행 중 견과류가 포함된 음식을 자제해달라 당부하고, 기내식으로 견과류는 일절 제공하지 않겠다는 안내방송을 했다. 그러자 기내 앞쪽에서부터 불만을 표하는 볼멘소리가 들려왔다. 내 주변 자리 사람들은 침묵했다. 뒤를 슬쩍 돌아보니 부탁했던 여성이 붉어진 얼굴로 조용히 자리에 앉아 있는 모습이 보였다.

기내에서 견과류나 기타 알레르기 유발 식품을 제공할지에 대한 결정은 교통부의 공식적인 규제를 받지 않는다. 이러한 결정은 각 항공사의 재량이다. 도덕적·윤리적 책임이 모호한 회색지대에 공식적인 법률이나 규정이 없는 상황에서, 대부분의 항공사는 알레르기 승객을 보호하기 위해 '알레르기 친화적인 정책'을 도입했다. 사우스웨스트 항공, 유나이티드 에어라인, 에어캐나다는 흡입 또는 잔류 땅콩 먼지 때문에 아나필락시스 반응이 일어나는 경우는 매우 드물지만, 알레르기가 있는 승객이 탑승하지 않은 경우에도 땅콩이 든 식품 제공을 전면 중단했다. 다른 항공사는 사전에 해당 여부를 알리는 경우에만 그렇게 한다. 하지만 이처럼 사소해 보이는 양보조차 빠른 사회적 반응을 일으킬 수 있다.

2018년, 사우스웨스트 항공이 기내에서 모든 땅콩 섭취를 금지하자 엑스, 페이스북, 레딧 같은 소셜미디어에서는 이 방안을 지지하거나 비판하는 댓글이 넘쳐났다. 대부분의 사람은 그런 움직임에 박수를 보냈다. 하지만 일부는 미국인들이 얼마나 물러 터졌는지, 소수가 다수의 생활 방식에 영향을 미치는 일이 얼마나 불공평한지 따졌다. 심지어 몇몇 비판자들은 항공사가 금지해도 계속 비행기에서 견과류를 먹겠다고 선언하기도 했다.

몇 년이 지난 뒤 나는 종종 그날의 비행기를 다시 떠올리곤 했다. 심각한 알레르기가 있는 젊은 여성 주변에 앉아 있던 사람 중 누구 하나라도 그의 간청을 무시했다면 여성의 건강은 위협받았을 것이 분명하다. 누군가 일시적인 금지를 무시하고 견과류 간식 봉투를 뜯었다면, 그 여성은 알레르기를 일으키지는 않았더라도 보호받고 안전하다는 느낌을 잃고 극도로 불안해했을 것이다. 그런 시나리오에서 동료 승객이자 인간인 우리는 그의 기대를 저버리는 셈이다. 하지만 그날 우리는 모두 자제했고, 그 여성은 무사히 비행기에서 내렸다. 비행기에서는 아무 일도 일어나지 않았다. 하지만 나는 자신의 안전을 타인에게 내맡겨야 하는 다른 알레르기 환자들이 그렇게 운이 좋지만은 않다는 사실을 안다.

2018년 7월에 있었던 실제 사건이다. 켈리의 열다섯 살 난 딸 알레시는 친구 집에 갔다가 칩스아호이 쿠키 통이 열려 있는 것을 발견했다. 알레시는 심각한 땅콩 알레르기가 있었는데, 그 통이 집에서 자주 먹는 무견과류 쿠키 통과 같은 빨간색이어서 같은 제품이라고 생각했다. 그래서 쿠키 하나를 입에 넣었다. 아나필락시스의 첫 징후인 입이 따끔거리는 증상을 금방 느낀 알레시는 재빨리 집으로 돌아왔다. 구급대원이 도착하기를 기다리는 동안 켈리는 에피펜 두 대를 연속해서 빠르게 놓았다. 그러면서 알레르기 반응이 부디 천천히 와서 알레시가 절실히 필요한 치료를 받을 수 있기를 바랐다. 하지만 스스로 식품 알레르기가 있다는 사실을 알았고, 먹는 것에 주의하고, 에피펜을 사용할 수 있었는데도 알레시는 땅콩이 든 쿠키 하나를 먹고 90분도 채 되지 않아 사망했다.

켈리는 자신의 페이스북 계정에 게시글을 올리며 이렇게 썼다. "무엇을 먹어도 되고, 무엇은 안 되는지 알아내는 요령을 부지런히 알려준 엄마로서, 저는 상실감을 느끼고 분노했습니다. 딸은 자신의 한계를 알고, 친숙한 포장도 알고 있었고, 무엇이 안전한지도 알았으니까요." 켈리는 딸이 사망한 사건을 자세히 설명하며, 식품제조업체가 라벨과 포장에 더욱 일관성을 가져줄 것을 간청했다. 그는 다른 가족이 비슷한 비극을 겪지 않도록 하는 것이 자신의 목표라고 말했다. 불과 2주 후 내가 그 이야기를 읽었을 때 켈리의 게시물에는 2만 개 이상의 댓글이 달려 있었고, 79만 회 이상 공유되었다. 다양한 뉴스와 매체가 이 이야기를 다루었고, 알레시의 일은 미국 전역에서 늘어나는 알레르기와 이 문제를 위해 무엇을 해야 하는지 논의하는 토론의 중심이 되었다.

켈리의 이야기에 반응한 대부분의 기사와 댓글 등은 동정과 연민의 반응이었지만, 일부는 칩스아호이 쿠키 제조사인 나비스코Nabisco가 알레시의 죽음에 대해 적어도 부분적으로라도 책임을 질 수 있거나 그래야 하는지 의문을 표했다. 나비스코의 모회사인 몬델레즈 인터내셔널Mondelēz International(이하 몬델레즈) 대표는 이 사건과 관련해 자사가 알레르기를 매우 심각하게 받아들이며, 자사 식품에 명확한 라벨을 붙이기 위해 모든 노력을 기울이고 있다고 말하며 다음과 같이 덧붙였다. "우리는 소비자들이 제품을 구매하고 섭취할 때 항상 알레르겐 여부를 포함해 제품 성분 정보가 담긴 포장 라벨을 읽을 것을 권합니다."[8] (참고로 칩스아호이 리즈피넛버터 컵스 쿠키 포장에는 전면과 측면 모두에 언어적·시각적 요소를 통해 땅콩버터가 들어 있다는 사실이 분명하게 표시되어 있다.)

알레시의 사망 소식이 계속 퍼지고 반향을 불러일으키면서, 알레르기 환자가 더 조심해야 한다고 주장하는 사람과 식품회사 측에 더 엄격한 라벨 표시를 요구하는 사람 사이에 경계가 그어지며 알레르기에 대한 사회적 인식 수준이 드러났다. 치명적인 알레르기가 있는 사람과 가까운 사람일수록 포장에 더 신경 써야 한다는 켈리의 간청에 동의할 가능성이 크다. 이 경우 익숙함은 경멸이 아니라 이해, 공감, 분노를 불러일으킨다.

알레르기 전문가와 이야기를 나눌 때마다, 나는 알레르기가 실질적으로 '지역사회 문제'라는 사실을 떠올린다. 알레르기로 죽는 사람은 거의 없으므로 사람들은 알레르기를 '사소한 의학적 질환'이라고 쉽게 무시한다. 알레르기는 사람마다 다르고, 전염성이 없으므로 흔히 개인적인 질병으로도 여겨진다. 하지만 이 책을 쓰기 위해 연구하고 저술하는 과정에서, 알레르기가 개인적이고 생물학적인 문제가 아니라 '매우 사회적인 문제'라고 생각하게 되었다.

알레르기 환자는 환경과 일상 습관이 전반적으로 변화한 사회에서 나온 '첫 번째 희생자'다. 이들은 주변 사람들의 협조 없이는 화학물질, 꽃가루, 단백질 같은 알레르겐 접촉을 피할 수 있으리라 기대할 수 없다. 비행기나 학교 구내식당 같은 밀폐된 공간에서 특정 음식을 피하는 등의 단순한 행동도 문화적 전쟁터가 된다. 기내에서 땅콩이 든 간식을 금지하는 일부터 새로운 식품 라벨 표시법에 이르기까지, 알레르기 환자를 돕기 위해 제정된 모든 정책은 대중의 상당한 반발을 불러일으켰다. 환경 요인 때문에 발생하거나 유발된 질병에는 전반적인 지역사회의 건강을 보호하고 증진할 필요성과 개인의 권리 및 책임 사이에 항상 작용하는 긴장이 있다(코로나19 팬데믹 동안 마스크를 착용하고, 학교와 회사를 폐쇄하고, 사회적 거리두기를 하는 일을 둘러싼 최근의 논쟁은 이러한 긴장을 극명하게 강조했다).

하지만 이 두 가지 이야기의 핵심에서 강조하는 점은, 본질적으로 알레르기가 사회 구성원으로서 우리가 서로 지킬 의무를 두고 다음과 같은 불편한 질문을 하도록 만든다는 사실이다.

* 알레르기가 있는 사람의 건강과 복지에 대한 책임은 누구에게 있는가?

* 알레르겐을 막는 데 도움을 줄 의무가 있는 사람은 누구인가?

* 모두의 건강에 좋지는 않다는 이유로, 공공장소에서 특정 음식이나 향료, 식물을 금지하는 일은 공정한가?

* 기업은 사람들의 전반적인 건강과 복지에 대해 얼마나 책임을 져야 하는가?

* 지역사회 모든 사람의 전반적인 건강을 보호하기 위해 개인의 권리 일부를 제한하는 규칙이나 법률이 필요한가?

이 같은 중요한 질문은 알레르기 환자뿐 아니라 인간의 전반적인 건강과 복지를 위한 사회적·환경적 정책을 만드는 데 어떤 요소가 중요한지 반영한다. 알레르기 환자를 보호하려는 최근의 연방 및 지역 규정에서 이러한 몇몇 질문이 어떻게 작용하는지 좀 더 자세히 살펴보자.

## 사회 변화의 규제: 식품 라벨 표시법과 식품 알레르기

1990년 이전에 자란 사람이라면 포장된 식품을 살 때 칼로리가 얼마나 들었는지 알 방법이 없었다는 점을 기억할 것이다. 미국 연방정부는 1906년 안전하지 않은 식품첨가물과 허위광고 확산을 억제하기 위해 성분 표시를 의무화했다. 하지만 실제로 제2형 당뇨병처럼 식단과 관련된 심각한 만성 질환을 앓는 미국인의 수가 놀라운 속도로 증가하기 시작하면서, 비만율이 위험할 정도로 치솟기 시작한 1990년이 되어서야 의회는 '영양 표시 및 교육에 관한 법안(이하 NLEA)'을 통과시킨 후 포장된 식품에서 영양 표시 라벨 사용을 표준화했다.

이와 동시에 식품 알레르기 발생률도 꾸준히 늘기 시작했다. 새로운 영양 표시 라벨로 소비자는 자신이 먹는 식품에 대해 더 많은 정보를 알 수 있었지만, 이 표시는 장을 볼 때 식품 알레르기 환자가 직면한 특정 문제를 다루지는 않았다. 재프식품알레르기연구소의 시셔르는 자신의 연구가 상황을 바꾸는 데 일부 도움이 되었기 때문에 당시 상황을 잘 기억한다. 그는 이렇게 설명했다. "당시 식품 라벨에는 '천연향료' 같은 말이 적혀 있었지만, 사람들은 그게 무슨 뜻인지는 몰랐을 겁니다. 예컨대 우유도 천연향료로 볼 수 있기 때문에, 제품에 우유가 들어 있다고 표시할 필요가 없었죠. 식품 속 거의 모든 것을 '비밀 재료' 하나로 뭉뚱그릴 수 있었습니다. 그리고 회사는 화학명을 사용해 표시했기 때문에 소비자는 '카세인$_{casein}$'이 우유 단백질을 의미하는 단어라는 것도 알아야 했죠."

우유 알레르기가 있는 자녀를 두었지만 카세인이 무엇인지 모르는 부모라면 아마 큰 문제에 부딪혔을 것이다. 2002년, 식품 알레르기가 있는 아동의 부모를 대상으로 한 연구에서 시셔르와 동료 연구자들은 다음과 같은 사실을 발견했다. 우유가 함유된 14종 제품의 성분 라벨에서 우유를 정확히 식별할 수 있는 부모는 단 7퍼센트뿐이었다. 땅콩이 함유된 다섯 종 제품의 성분 라벨에서 땅콩을 알아본 부모는 절반이 조금 넘는 정도였다.[9] 놀라운 수치는 아니다. 그래놀라바 라벨에 '아라키스 휘포게애$_{Arachis\ hypogaea}$'라고 쓰인 것을 읽고 '땅콩'이라고 알아볼 수 있는 사람이 얼마나 많을지는 미지수다.

시셔르나 알레르기가 있는 어린 자녀를 둔 부모, 대부분의 알레르기 전문의 및 소아청소년과 의사는 사람들이 알레르겐을 피하도록 돕기 위해 무언가 행동을 취해야 한다는 사실을 분명히 했다. 당시 가장 큰 규모의 식품 알레르기 옹호 단체였던 음식알레르기협회는 문제를 추적하는 데 도움을 주기로 했다. 협회는 2000년대 초까지 회원들로부터 부적절하고 위험할 수 있는 라벨이 부착된 포장된 식품을 고발하는 보고서를 매년 수백 건받았다. NLEA가 통과된 뒤 FDA는 거의 10년 동안 무작위로 식품 검사를실시해, 최소 25퍼센트가 달걀과 땅콩을 포함 성분으로 표시하지 않아 잘못 표시되었거나 부적절하다는 사실을 발견했다. 알레르겐을 표시하지 않아 식품이 회수되는 사례가 급증했다. 그리고 시서르가 지적한 것처럼, 알레르겐이 식품 라벨에 표시되었더라도 대부분의 소비자가 잘 아는 일반명칭이 아닌 '학명'이 사용되었다. 21세기에 접어들면서, FDA가 보기에도 식품 라벨 표시법이 매우 부적절하다는 사실이 명백해졌다.

2004년 제정된 알레르기와 직접 관련된 유일한 연방법인 '식품 알레르기 유발성분 표기 및 소비자보호법(이하 FALCPA)'을 살펴보자. NLEA를 수정한 이 법은 소비자가 포장된 식품의 성분을 식별하는 데 도움을 주려는목적이었다. FALCPA가 발효되자 식품제조업체는 모든 주요 알레르겐의일반명을 사용해 식품에 포함될 수 있는 성분을 전부 나열해야 했다. 이 법은 상업적으로 구매할 수 있는 식품이라면 가장 흔한 여덟 가지 알레르겐에 대해 함유량을 (미량이더라도) 정확히 표시해야 한다고 명시한다.

이 새로운 라벨 표시법 덕분에 알레르기가 있는 사람들이 장을 보기가좀 더 수월해졌지만, 이 또한 완벽한 체계는 아니다. 비극적이지만, 켈리의 딸 알레시의 경우에는 실패했다. FALCPA의 가장 큰 문제는 많은 알레르겐 무함유 식품이라도 알레르겐이 포함된 식품을 만들 때 사용하는 같은 기계와 제조 시설을 이용해 만든다는 점이다. 예컨대 몬델레즈가 칩스아호이 리즈피넛버터컵스 쿠키를 만든 것과 같은 시설이나 기계를 사용해오레오 쿠키를 만든다면, 식품 알레르기가 있는 사람이 교차오염에 빠질 위험이 있다. 일반적으로 제조업체는 이러한 방식으로 영향받을 수 있는 식품에 경고 또는 권고 라벨을 부착한다.

하지만 2014년 〈펜실베이니아대학교 법률 검토University of Pennsylvania Law Review〉에서 사라 베스노프Sarah Besnoff가 설명했듯, FALCPA에는 "교차 접촉 경고를 나열하는 방법에 관한 규정이 포함되어 있지 않으며, 식품 생산자가 어떻게 교차 접촉을 측정하거나 발견된 교차 접촉을 보고할지 명시한 요건도 없고, 회사가 권고 라벨에 어떤 항목을 포함할 수 있는지에 대한 규제도 없다. 따라서 동네 식료품점을 잠깐 훑어봐도 경고가 아예 없는 것부터 '○○를 포함할 수 있음', '이 제품은 ○○를 가공한 시설에서 제조되었습니다', '우리는 ○○를 보장할 수 없음을 밝힙니다' 등 다양한 경고 문구를 볼 수 있다. 이런 경고는 교차 접촉 위험이 측정되었다면 어떻게 측정되었는지, 알려진 교차 접촉 위험이 검사를 통해 나온 것인지 아니면 추측하에 나온 것인지 그것도 아니면 그저 까다로운 법률 부서가 내린 결정에서 나온 것인지는 전혀 설명해주지 못한다."[10]

오늘날 대부분의 주요 식품제조업체는 증가하는 식품 알레르기 문제를 인식하고, 자사 제품이 먹기에 안전하다는 사실을 보장하기 위해 알레르겐이 없는 제조시설을 만들기 시작했다. 올바른 방향으로 나아가는 단계인 동시에, 알레르기 환자의 부담을 덜어 안전을 보장하는 단계다. 하지만 예방적 알레르기 라벨 표시 관행은 아직 국가 및 전 세계적으로 표준화되거나 규제되지 않았다. 표준에 대한 법적 규제, 심지어 FDA 지침도 여전히 부재한 상황에서 식품제조업체는 자체적으로 이 문제를 해결해야 한다. 미국과 캐나다에서 식품 알레르기 환자를 대상으로 한 최근 연구에 따르면, 거의 절반의 환자가 주의 라벨이 법적 의무라고 생각했다.[11] 그중

3분의 1은 제품에 든 알레르겐의 양이 식품 라벨에 표시되어 있다고 생각했다. 심각한 반응을 보인 적이 있는 사람은 주의 라벨이 붙은 모든 식품을 완전히 피할 가능성이 더 컸다.

다시 말해 식품제조업체는 한 발 나아가기 시작했지만, 식품 알레르기 환자는 여전히 명확하지 않은 라벨과 불완전한 정보 때문에 장을 볼 때마다 머뭇거린다. 식품 알레르기 환자를 보호해야 할 책임은 대체로 그들 자신에게 있다. 미국 연방에서 규제하는 규칙과 정책이 없는 상황에서 식품 알레르기 환자와 가족은 어떤 식품이나 제조업체가 더 안전한지 '스스로' 알아내야 한다. 우리는 이런 상황이 공정하거나 바람직한지 자문해야 한다. 식품 알레르기가 없고, 식품 주의 라벨이 환자에게 주는 불확실성과 직접적인 관련이 없는 사람일지라도, 음식이 누구에게나 안전해야 한다는 데는 동의할 것이다. 그렇다면 다음 질문은 이것이 되어야 한다. **식품이 안전하다는 사실을 보증하려면 우리는 식품산업을 어떻게 규제해야 할까?**

## 환경 변화의 규제: 조경 사업과 호흡기 알레르기

메리는 1986년부터 조경 사업을 해왔다. 그는 거의 40년 동안 델라웨어에 있는 자기 집 근처에서 뿌리덮개 덮기, 잔디 깎기, 다듬기, 가지치기, 나무 심기를 해왔다. 남편을 포함해 몇몇 직원과 함께 일하는 그는 자기 일을 사랑한다. 이 이야기와 관련된 재미있는 사실이 있다. 메리는 천식과 호흡기 알레르기가 있다. 어렸을 때는 알레르기가 없었지만, 수년에 걸쳐 알레르기가 생겼다. 아마 조경 일을 하며 반복해서 알레르겐과 접촉했기 때문일 것이다. 5장에서 살펴본 식물학자들과 비슷한 운명인 것이다.

첫 번째 호흡기 알레르기 반응은 서른 살 무렵 혼자 자신의 마당에 뿌리덮개를 5미터쯤 덮을 때 일어났다. 그 후 천식 발작으로 병원에 몇 번 입원했다. 수년 동안 메리는 응급 흡입기, 스테로이드 흡입기, 매일 복용하는 항히스타민제를 동원해 주변 상황을 통제하려 했다. 하지만 지금은 스테로이드가 골밀도와 치아에 부정적인 영향을 미칠 수 있다는 점을 알기 때문에 줄이고 있다.

2021년 말, 메리와 전화 통화를 하는데 그는 이렇게 말했다. "가장 큰 유발 요인은 고양이 비듬, 곰팡이, 잔디예요." 나는 호흡기 알레르기를 겪는 전문 조경사의 의견을 듣기 위해 그에게 전화를 걸어 정원을 설계하고 나무를 심을 때 꽃가루 요인이 얼마나 많은지 물었다. "제 주변에는 곰팡이가 묻은 뿌리덮개가 있고, 전 항상 잔디에서 일하죠. 그래서 알레르기가 일어났을 때 '아, 그럴 수 있지' 하고 생각했습니다." 이제 메리는 뿌리덮개를 덮는 일을 대부분 다른 직원에게 맡긴다. 조경사의 일반적인 업무인 토양 검사를 위해 상당한 양의 토양 검체를 채취하고 직접 나무를 심기도 하지만, 일한 다음에는 꼭 손을 씻는다. 어디에 가든 흡입기를 잊지 않는다. 만약 집에 두고 왔다면 곧바로 차를 돌린다.

나는 메리에게 알레르기 천식을 진단받은 일이 조경사라는 직업에 어떤 영향을 미쳤는지 물었다. 그는 이렇게 설명했다. "정원 일을 할 때 더욱 집중하게 되었죠. 내가 뭔가 만졌을까? 근처에 알레르기 유발 요인이 있을까? 이런 생각들을 하면서요." 알레르기가 있는 다른 많은 사람처럼, 메리도 주변 환경에 자기를 더욱 맞추게 되었다. 메리는 자신의 알레르기가 다른 고객을 위해 무엇을, 어떻게 심는지 결정하는 일에 영향을 미치지 않는다고 말했다. 사실 그는 고객이 요청하지 않는 한 조경사가 꽃가루 부하 같은 것에 꼭 신경 쓸 필요는 없다고 말했다. 그가 지금까지 일하는 동안 알레르기가 심하다고 알려준 고객은 단 한 명뿐이었다. 메리는 그런 사람이 왜 그렇게 화단을 원하는지 혼란스러웠지만, 그 고객이 화단에서 멀리 떨어져 집안에서 그 모습을 보고 싶어 한다는 사실을 나중에 깨달았다. "대부분의 고객이 계절에 따라 제철 꽃을 볼 수 있고, 또 원하는 색상과 식생이 주변 풍경과 조화를 이룰 수 있도록 신경 씁니다. 전 그런 식으로 정원을 설계해요. '아, 이런. 이렇게 하면 누군가 재채기를 하게 될까?' 같은 생각은 해본 적도 없네요."

나는 조경 분야가 전반적으로 호흡기 알레르기나 꽃가루 부하에 관심을 기울이는지 궁금해졌다. 전문 조경협회나 잡지에서 이 주제를 다룬 적이 있을까? 내 궁금증에 메리는 이렇게 답했다. "저는 여러 조경협회에 소속되어 있습니다. 하지만 그런 주제는 본 적이 없어요. 우리는 다양한 식물과 도구에 대해 배우려고 회의에 참석합니다. 하지만 알레르기 이야기는 전혀 없어요. 저는 알레르기를 겪지만, 알레르기가 심한 사람은 조경 일을 절대 하지 않죠. 그리고 조경을 부탁하는 사람들은 대체로 실내에 있고 싶어하고, 작업은 저희에게 부탁합니다."

그는 요즘 전문 조경의 추세는 토종 식물이라고 말했다. 환경 문제에 발맞춰 수십 년 동안 유행했던 이국적인 식물군이 아닌, 해당 지역의 토종 나무, 관목, 풀을 심으려는 사람이 늘었다는 것이다. (5장에서 살펴본 중국 느릅나무 사례를 기억하는가?) 메리는 토종 식물도 많은 꽃가루를 만들지만 적어도 쓰임새는 있다고 설명한다. 꽃가루 부하 측면에서 토종이 외래종보다 더 낫지는 않더라도, 토종 꿀벌과 나비와 다른 동물은 토종 식물을 좋아한다. 이국적인 식물은 지역 생태계에 자생하지 않는 모든 식물이다. 밝혀진 것처럼 꽃가루 생산에 따라 특정 종을 금지하는 지방자치단체가 몇 군데 있다. 애리조나주 피마 카운티가 대표적이다.

올리브나무는 1700년대에 가톨릭 선교사들이 미국 서부 해안으로 처음 수입했다. 올리브나무의 원산지는 지중해와 아프리카 및 아시아 일부 지역이지만, 애리조나사막의 건조한 조건에 꼭 맞는다. 올리브나무는 물을 적게 먹고 가뭄에 상당히 강해서 건조한 기후에서 조경하기에 알맞다. 하지만 한 가지 단점이 있다. 올리브나무는 매년 두 달 동안 엄청난 꽃가루를 내뿜기 때문에, 많은 사람의 면역계가 여기에 민감해져 알레르기 반응을 일으킨다. 피마 카운티 공무원들은 올리브나무가 애리조나의 명성을 망치고 있음을 알아차렸다. 그래서 1984년 이후 올리브나무를 심지 않았다. 이는 텍사스주가 뽕나무를 금지하고 같은 이유로 땅 주인들에게 버뮤다 잔디를 깔끔하게 다듬도록 요구한 사례와 비슷하다. 애리조나주 피마 카운티는 꽃가루 부하를 이유로 특정 수종을 금지한 미국 최초의 카운티였다. 1년 뒤 네바다주 볼더시가 그 뒤를 따랐다. 이 글을 쓰는 시점에서 금지령은 그대로 유지되고 있다.

피마 카운티 공무원들은 금지령이 발효된 지 불과 3년 만에 공기가 눈에 띄게 맑아졌다고 주장했다. 하지만 피마 카운티에서 호흡기 알레르기는 사라지지 않았다. 왜 그럴까? 이 지역에 자생하는 나무에서 나오는 다른 꽃가루도 있기 때문이다.

나는 금지령에 대해 논의하기 위해 피마 카운티에 전화했지만, 그 일을 잘 아는 사람을 만날 수 없었다. 이 부분을 조사하는 동안 나는 이상한 점을 발견했다. 국립공원과 휴양지 사무소에서 일하는 사람 중 그 누구도 나와 꽃가루 이야기를 하려고 하지 않았다. 뉴욕시와 시카고를 포함한 여러 지자체에 전화를 걸었지만 소용없었다. 결국 꽃가루가 '정치적인 문제'라고 생각하게 되었다. 계절성 알레르기 환자를 돕기 위해 집단 수준에서 무엇을 할 수 있는지 묻는 내 질문에 적절한 대답은 없었다. 꽃가루를 아예 없앨 수는 없기 때문이다. 사실 꽃가루를 줄이려는 노력도 어느 정도는 환경친화적이지 않을 수 있다.

그렇다면 우리는 무엇을 할 수 있을까? 외래종 나무와 풀을 금지해야 할까? 우리가 사는 지역에서 수분하는 나무, 풀, 식물의 양을 규제하려고 노력해야 할까? 아니면 호흡기 알레르기가 있는 사람들이 스스로 해결 방법을 알아내도록 내버려두고, 우리는 공기 중 미세먼지 같은 더 위험한 물질을 제거하는 데 집중해야 할까? 이러한 질문에 대한 답은 명확하지 않다. 그리고 적어도 피마 카운티의 경우를 보면, 특정 종에 대한 금지도 그다지 효과적이지는 않은 것 같다. 결국 환경 알레르기 정책을 만드는 어떤 일도 단순하지 않아 보인다. 하지만 이 책의 마지막 장에 이른 지금쯤이면, 당신도 해결법이나 이를 찾는 방안이 단순하지 않다는 사실을 이미 알았을 것이다.

## ‖ 알레르기의 미래 ‖

궁극적으로 정책과 법률은 시대의 지배적인 '문화적 패러다임'을 반영한다. 사람들이 알레르기에 대해 어떻게 생각하는지, 대중이 소비하는 미디어에서 알레르기가 어떻게 묘사되는지, 알레르기 질환에 얼마나 많이 노출되고 이에 대해 교육받는지 등 이 모든 것이 사회 전체로서 알레르기에 대해 어떤 결정을 내리는가에 영향을 미친다. 향후 알레르기 정책에서 중심이 되어야 한다고 생각하는 질문은 다음과 같다.

전 세계적으로 알레르기 발생률이 계속 급격히 늘어날 향후 수십 년 동안, 이러한 현상을 예방하거나 완화할 새로운 법률과 규정을 만들고 문화적 합의를 이루어 함께 노력할 것인가? 세상을 모두가 살기 좋은 공간으로 만들기 위해 우리의 습관과 전통 일부를 포기할 것인가? 아니면 알레르기 환자 개개인에 '자신의 질환은 전적으로 스스로 책임져야 한다'고 계속 요구할 것인가?

우리가 내리는 선택은 앞으로 수 세기 동안 면역계 전체로 볼 때 세상이 얼마나 건강해질지 결정할 것이다.

# 우리는 너무 자극받고 있다
## (코로나 시대의 알레르기)

낮은 수준의 독성물질에 대한 지속적인 노출은 결국 나중에 매우 다양한 병리적 징후를 일으켜 생리적 고통을 유발하고, 의료 부담을 가중하며, 삶의 질을 저하할 것이다.[1]

- 르네 뒤보Rene Dubos, 미생물학자

이 책을 어떻게 끝내야 할지 고민이 많았다. 지금까지 알레르기가 실제로 얼마나 복잡한지 알아보았다. 또 알레르기가 우리의 생물학적·사회적 취약성과 관련된 것임을 알았고, 변화하는 환경에서 살아가는 어려움도 알았다. 그러면서 알아낸 많은 이야기가 두렵고 우울했기 때문에, 마지막에 긍정적인 이야기를 하고 싶었다. 하지만 우리의 과로한 면역계가 21세기에는 '잘 작동하지 않는다'는 점은 엄연한 사실이다. 전 세계적으로 꽃가루가 많아지고, 대기오염이 늘며, 대기질이 전반적으로 낮아지면서 우리 모두 점차 숨쉬기 어려워지고 있다.

하지만 기후 변화나 자연환경과 공생하는 관계만이 우리를 멸망에 빠트리는 것은 아니다. 현대를 살아가는 모든 방식이 우리를 멸망에 빠트릴 수 있다. 항생제에 더욱 의존하고, 식품 생산과 식단이 달라지며, 곳곳에서 알레르기 발생률이 더욱 높아졌다. 새로운 화학물질과 산업 제품도 피부를 더욱 자극한다. 새로운 알파갈 알레르기가 증명하듯, 지난 200년 동안 계속해온 모든 행동은 우리를 천천히, 눈에 띄지 않게, 꾸준히 자극하고 있다. 알레르기가 있는 사람은 우리가 만든 '환경'이라는 광산의 카나리아다. 지금은 알레르기 환자들이 더 고통받을지 모르지만, 그들의 현실은 우리 모두에게 다가올 일의 전조다. 한 알레르기 전문의의 말을 인용하자면, 알레르기는 "기후 변화가 건강에 미치는 영향을 보여주는 모델"이다.

말 그대로, 우리는 몸과 마음을 엄청나게 자극하고 있다. 그렇다면 핵심 문제는 이것이다. 이 문제에 맞서 우리는 '무엇'을 해야 할까? 첫째, 21세기 삶에서 면역계가 계속 어쩔 줄 모르고 제대로 훈련되지 않은 탓에 알레르기가 악화하는 상황을 손 놓고 지켜볼 수 있다. 둘째, 알레르기 전염병이 확산하는 데 스스로 큰 책임이 있다는 사실을 깨닫고 일상의 생활 방식을 함께 재고해, 더욱 지속 가능한 생활 방식으로 전환하고 주변 환경과의 전반적인 관계를 바꿔나갈 수 있다.

나는 우리가 두 번째 선택지를 택할 가능성을 좀 더 낙관적으로 보고 싶지만, 훌륭한 의사들이 입을 모아 말하듯 사람들이 항상 자신에게 이로운 일만 하는 것은 아니다. 특히 이를 위해 행동뿐 아니라 생각을 완전히 바꿔야 할 때는 더욱 그렇다. 하지만 주변 미시적 세계와의 관계를 다시 생각해보지 않는다면, 우리는 어디로 나아가게 될까?

2020년 1월, 전 세계가 100여 년 만에 결국 가장 거대하고 치명적인 규모의 유행병의 시작을 마주하고 있음을 서서히 깨닫기 시작하면서 우리는 인간과 환경의 관계, 특히 주변의 보이지 않는 것과의 관계를 새로운 시각에서 보게 되었다. 좋든 싫든, 미세입자는 어디에나 있다. 특히 미생물은 언제나 인류의 동반자였다. 일부 미생물은 우리의 중요한 부분을 형성한다. 우리 존재가 완전히 인간의 구성 요소로만 되어 있지 않다는 주장은 결코 과장이 아니다. 우리는 아슬아슬하게 '대부분만' 인간이다. 바로 지금 당신이 이 장을 눈으로 훑는 동안에도, 당신의 몸은 인간 세포보다 더 많은 미생물을 품고 있다. '나'라는 존재는 인간처럼 보이고 기능하기 위해 협력하는 '미생물과 세포의 집합'이다.

알레르기 역사의 포문을 연 고깔해파리 이야기를 기억하는가? 아마 우리는 고깔해파리와 비슷할 것이다. 우리는 스마트폰을 들고 신발을 신은 채 걸어 다니는 박테리아나 바이러스의 집합이다. 여러 고등 유기체와 마찬가지로, 인간은 공생하는 수많은 인간 세포 및 인간 아닌 세포로 구성되어 있다. 이에 대해 영국 엑서터대학교와 환경·어업·양식과학센터의 연구진을 이끄는 데이비드 바스David Bass 박사는 "우리 몸속 세포 대부분은 세균입니다. 인간 세포가 아니고요. 따라서 우리는 걸어 다니는 생태계, 즉 다양한 유기체가 상호작용하는 공동체입니다."라고 말했다.[2]

깔끔한 정보라고 생각할 수도 있다. 하지만 이러한 설명은 우리의 알레르기 이야기와 정확히 어떻게 엮일까? 만약 인간의 면역계가 신체 전반에 걸쳐 이로운 세포와 해로운 세포의 균형을 유지하기 위해 존재한다면, 말하자면 신체의 자연스러운 '큐레이터'로 기능한다면 어떨까? 그렇다면 각자의 마이크로바이옴은 캐스린 네이글러와 동료들이 이 책 전반에 걸쳐 강력하게 주장한 것처럼, 건강을 좋게 만드는 일뿐 아니라 애초에 면역계가 어떻게 기능하는지 이해하는 데 핵심적인 역할을 할 것이다. 면역요법의 부분적인 성공 하나만 놓고 볼 때 마이크로바이옴을 이해하고, 인간 세포가 우리 내부의 세균 및 바이러스와 어떻게 상호작용하는지 연구하면 알레르기 전반의 수수께끼를 푸는 데 도움이 될 수 있을지도 모른다. 알레르기에 대한 진정한 '치료법'이 있다면, 그것은 우리가 흔히 '세균'이라 부르는 것과 복잡한 관계를 맺고 의존하는 데 달려 있을 것이다. 일부 세균은 우리의 '적'이 아니라 '친구'라는 사실이 밝혀졌기 때문이다. 그리고 우리 주변이나 몸속에 적절한 미생물 조합을 구성하는 일은 건강과 복지에 필요하다. 우리는 말 그대로 미생물 없이는 잘 살 수 없다.

평생 바이러스를 연구해온 내게 이러한 사실은 전혀 놀랍지 않다. 바이러스와 세균은 어디에나 있다. 이들은 생명을 구성하는 기초 요소다. 이들은 바다의 가장 깊은 곳과 가장 건조한 사막, 다른 무엇도 번성할 수 없는 환경에서도 존재한다. 그렇다면 이들이 우리의 건강과 생존에 꼭 필요하지 않을 이유가 있을까? 나는 우리가 생태계의 일부이며, 생태계와 분리되어 있지 않다는 사실에서 위안을 얻는다. 인간이 된다는 것이 무슨 의미인지 다시 생각하고, 미생물과 공존하는 방법뿐 아니라 미생물과 관계를 맺으며 그 관계를 더욱 증진하고 발전시키는 방법을 배울 수 있다면, 알레르기는 천연두나 (최소한 최근까지는 과거의 일인) 소아마비처럼 지나간 일이 될 확률이 높다.

코로나19는 인간의 행동이 미시적 세계에 어떤 영향을 미치고, 면역계가 이들과 어떻게 상호작용하는지 더 잘 알아야 할 필요성을 절실히 강조했다. 그 시기 동안 진행된 연구에 따르면, 공기 중 꽃가루의 양이 늘면 코로나에 걸릴 위험도 늘어난다. 실제로 꽃가루 수준은 코로나바이러스 감염률 변동의 44퍼센트를 설명할 수 있다. 여기에는 두 가지 이유가 있다. 첫째, 꽃가루 수치가 높을수록 면역이 약해진다. 실제로 꽃가루 알갱이는 바이러스 입자가 이미 과로한 면역계를 피해 다닐 수 있도록 한다. 꽃가루와 바이러스가 경기장 문을 통해 한꺼번에 쏟아진다고 상상해보자. 바이러스 입자가 꽃가루 알갱이와 섞여 있지 않다면, 문 앞에서 바이러스 입자를 골라내고 차단하는 일이 훨씬 쉬울 것이다. 둘째, 바이러스 입자가 공기 중에 순환하는 꽃가루 알갱이에 달라붙으면 바이러스는 평소보다 더 오래, 더 멀리 떠다닐 수 있다. 이러한 복잡한 환경의 상호작용과 이 상호작용이 면역계에 미치는 영향은 우리가 팬데믹에서 살아남을지 아니면 전염병에 굴복할지 판가름한다. 기본적인 면역기능이 어떠한지, 면역계가 다양한 입자에 어떻게 반응하는지 더 잘 이해하면, 앞으로 더욱 효과적인 예방 도구와 치료법을 설계하는 데 도움이 될 수 있다.

이 글을 쓰는 동안 코로나바이러스의 오미크론 변종이 감염 사례를 늘리고 있고, 백신 접종을 받지 않은 사람들이 전 세계 병동을 채우기 시작했다. 그런데도 전 세계는 2020년 3월 발효된 기나긴 격리와 사회적 거리두기에서 벗어나기 시작하고 있다. 대부분 획기적인 mRNA 기술을 사용한 코로나바이러스 백신은 심각한 질병 사례를 예방하는 데 여전히 효과가 있다. 면역학자와 바이러스학자는 우리의 면역기능에 대해 더 많이 알게 되었지만, 면역계의 반응에 대한 우려는 여전히 남아 있다. 연구자들은 사회적 거리두기와 격리가 사람들이 다시 만날 때 노출에 대처하는 면역계의 능력에 어떤 영향을 미쳤을지 걱정한다. 격리 후 아이들의 면역계가 망가졌기 때문에 아이들이 학교, 캠프, 놀이터로 돌아가면 평소보다 더 아플 수 있다는 경고가 많다.

이 전염병이 우리 몸에 어떤 영향을 미쳤는지 모른다는 것이 진실이다. 우리는 모두 의도하지 않은 대규모 자연 실험의 일부다. 전 세계 과학자들은 계속 발전하려고 안간힘 쓰고 있다. 코로나로 발생한 사망, 경제적 재앙, 사회적 혼란에 맞서 다가올 희망은 바로 우리가 면역계에 대해 더 많이 알게 될 때 팬데믹에서 빠져나올 수 있으리라는 점이다. 팬데믹이 시작될 때 전 세계에는 약 8000명의 면역학자가 있었다. 나는 코로나19와 세계적인 알레르기 발생률 증가 이후 면역학자가 더 많아지기를 희망한다.

사실 이 책을 준비하면서 만난 면역학자와 알레르기 전문의들은 미래에 대해 가장 큰 희망을 준 사람들이었다. 이야기를 나눈 전문가들은 한 사람도 빠짐없이 분명 내가 만난 사람들 중 가장 똑똑하고 관대하며 헌신적인 사람들이었다. 그들은 알레르기 반응의 수수께끼를 알아내고, 면역 자극을 완화하고, 인간과 환경의 관계를 재조정하고 재구성하기 위해 과학 기술 역량을 모두 활용하고자 했다. 우리가 인류를 보살펴줄 수 있는 유능한 손안에 있다는 사실을 알게 되면 걱정 없이 잠들 수 있었다. 당신도 마찬가지기를 바란다.

이 책을 준비하면서 연구하고 저술하는 동안, 내 삶은 크게 바뀌었다. 나는 내 면역계를 도울 방법을 찾기 시작했다. 천연식품을 더 많이 먹고, 가공식품은 적게 먹는다. 충분히 자고 운동한다. 매일 샤워하지는 않고 평소처럼 침대 시트를 자주 교체하기를 그만두었다. 탄소 발자국을 줄이기 위해 노력한다. 기후 변화를 막고 환경을 보호하는 행동을 지지하는 정치 후보자에게 투표한다. 내 피부에 이것저것 바르는 일을 줄였다. 당신도 이 책에 나온 정보를 바탕으로 당신의 습관과 행동을 다시 살펴보기를 바란다.

이와 함께 나는 우리가 자신과 자연 세계에 해온 모든 일에도 불구하고, 여전히 우리에게는 '플랜 B'를 선택할 시간이 있다고 믿는다.

## ‖ 아버지의 죽음을 돌아보다 ‖

이제 나는 아버지가 어떻게 세상을 떠났는지 훨씬 잘 이해할 수 있다. 그리고 내가 유전적으로나 성격적으로 아버지와 여러 방식으로 어떻게 연결되어 있는지도 이해한다. 아버지는 짜증을 잘 내는 사람이었다. 베트남전에 두 번 참전한 뒤 그렇게 되었다. 종종 불안하고 우울해했는데, 이는 아버지가 너무 많이 먹고, 담배를 너무 많이 피우고, 술을 너무 많이 마셨다는 의미였다. 말하자면, 아버지는 지금 우리 대부분이 21세기를 살아가는 방식으로 당신의 20세기를 살았다. 아버지는 벌에 쏘여 사망했지만, 그를 죽인 것은 벌만이 아니다. 아버지가 담배를 피우지 않았다면 그날 차창을 열지 않았을 것이고, 벌이 날아들지도 않았을 것이다. 그는 에피펜이 너무 비싸서 가지고 다니지 않았다. 항상 스트레스를 받고 먹고살 걱정을 하느라 담배를 피웠다. 먹고살 걱정을 한 것은 대학 교육을 받지 못했기 때문이고, 대학에 못 간 것은 열여덟 살에 군에 자원입대했기 때문이었다. 그리고 아버지가 그런 선택을 한 것에는 당신 나름의 이유가 있었다.

이제 나는 아버지가 돌아가신 나이보다 더 나이를 먹어서 삶이 얼마나 복잡한지 안다. 나도 종종 스트레스를 받고, 말도 안 되는 일을 하기도 한다. 에피펜을 가지고 다니지 않는 일 같은 것 말이다. 곧 해야 하기는 하겠지만, 지금은 그렇다. 나는 알레르기가 균형 깨진 이 세상에서 태어나 살아가는 것만으로도 발병한다는 점 때문에 알레르기에 매료되었다. 알레르기는 '이상한 질병'이다. 내가 한 일뿐 아니라 모두의 잘못 때문에 일어나기도 한다. 아프지는 않지만 건강하지도 않은 상태다. 엉뚱한 무언가로 면역반응이 일어나면, 면역반응은 몸을 보호하려다 당신을 죽일 수도 있다.

나는 아버지가 참혹한 전쟁을 겪고 격동의 1960년대에 성장하면서, 이모든 상황을 직관적으로 이해했다고 생각한다. 아버지는 잘못된 의사소통이 일어나거나 옳지 않은 전투에서 싸울 때 어떤 일이 일어나는지 매우 잘알았다. 나는 아버지에게 무슨 일이 일어났는지, 그리고 나와 여러 친구에게 무슨 일이 일어났는지 이해하고 싶어서 이 여정을 시작했다. 처음에는 미국에서 일어나는 알레르기 문제만 진단하려고 했다. 하지만 결국 이 과정에서 진짜 알게 된 것은, 우리가 어떻게 환경을 바꿔왔는지 알아내려 씨름하고 주변 세계를 계속 재구성하면서 인류에게 정말로 무슨 일이 일어나고 있는지 보여주는 이야기라고 생각한다.

알레르기는 궁극적으로 인간의 생물학적·사회적 취약성과 관련된 이야기다. 좋든 나쁘든 알레르기는 우리 모두가 점점 더 자극받는 세상에서 함께 산다는 사실을 증명한다. 그리고 이 질환을 효과적으로 치료하려면 우리 모두가 함께 노력해야 한다.

## ‖ 감사의 말 ‖

책을 쓰는 일은 보통 수년간의 노력이 쌓인 일이다. 나는 5년 이상 조사하며 이 글을 썼다. 나의 좋은 친구이면서 동료 의료인류학자이자 작가인 에릭에게 불평을 늘어놓을 때 이 책에 대한 아이디어가 처음 떠올랐다. 그는 내가 학자이고, 알레르기 문제를 다룬 좋은 책이 없다면 직접 쓰면 되지 않겠느냐고 생각하게 해준 사람이다. 그래서 나는 이 책을 썼다. 에릭의 끝없는 인내와 양질의 조언이 지금의 이 책을 만드는 데 큰 도움이 되었다.

또 한 명의 좋은 친구이자 동료이자 작가인 빌리는 이 책의 초안을 날카롭게 살펴주었고, 이 책을 더욱 튼실하게 만들도록 도와주었다. 또한 이 책의 초기 단계에서 정보를 찾고 인터뷰를 진행하는 데 도움을 준 제자들, 특히 올리비아에게 감사를 표하고 싶다. 그는 현재 의학박사 준비 과정에 있고, 나는 그가 무척 자랑스럽다.

지칠 줄 모르는 내 에이전트 이사벨은 내가 쓴 모든 것을 읽어주었고, 당황할 때마다 거는 모든 전화를 받아주었다(심지어 금요일 오후 5시 이후에도 말이다). 이사벨 같은 출판 에이전트가 있다는 사실은 행운이다.

훌륭한 편집자 케이틀린은 이 프로젝트가 싹틀 때부터 그 범위와 야망을 이해하고, 이 책을 구현하는 데 도움을 주었다. 그처럼 너그러운 편집자를 만나는 일 또한 큰 행운이다.

출판사 랜덤하우스 팀도 훌륭했다. 노아가 어떻게 그 모든 일을 다 할 수 있는지는 신만이 알겠지만, 그는 정말 열정적으로 해냈다. 멋지고 열심히 일하는 마케팅팀 아예렛, 모니카, 윈디에게도 감사의 마음을 전한다.

그리고 독자 여러분이 들고 있는 이 아름다운 실물 책을 만들어준 디자인팀 사이먼, 그레그에게도, 제작팀 리베카, 리처드, 에이다에게도 고마운 마음이다. 사람들이 알레르기 문제에 대해 더 많이 듣도록 해준 홍보팀 런던, 마리아, 그레그에게도 감사하다.

마지막으로 이 책을 도와준 랜덤하우스의 모든 분에게 감사 인사를 담는다. 발행인 앤디, 부발행인 톰, 출판부국장 에리카, 논픽션 편집장 벤에게 랜덤하우스의 일원이 되어 무척 감사하게 생각한다고 말하고 싶다.

이 프로젝트를 시작할 때, 운 좋게도 국립인문재단에서 인문학공공학자상을 받아 국가기부금을 받았다. 하지만 이 책에 쓴 모든 견해나 조사 결과, 결론, 권고 사항이 반드시 국립인문재단의 견해를 반영하는 것은 아니다. 상을 받은 덕분에 나는 1년간 교직을 떠나 가장 절실히 필요했던 시간을 얻어 이 책을 위한 연구를 할 수 있었다. 알레르기에 대한 사람들의 믿음과 태도에 대한 설문조사 비용을 충당하는 데도 도움이 되었다.

독자들은 잘 모르겠지만 설문조사는 엄청나게 비용이 많이 들기 때문에 국립인문재단의 후한 자금으로 나만의 설문조사를 할 수 있어서 행운이라고 생각한다. 그런 맥락에서 짧은 설문조사를, 그것도 공짜로 실시해주어 알레르기에 대한 몇 가지 질문을 던질 수 있게 해준 내 친구 윌과 PSB인사이트에게도 감사를 표한다. 이들의 관대함은 결코 잊지 못할 것이다.

또한 뉴욕의학아카데미에 있는 배리앤드바비컬러 희귀도서열람실과 국립의학도서관의 멋진 사서 및 직원분들에게도 감사드린다. 알레르기의 초기 역사에 관한 매우 희귀하고 중요한 문헌을 찾는 데 도움을 주신 분들이다. 사서는 말하자면 학술연구의 '숨은 영웅'이다. 그런 맥락에서 도서관을 지원해달라. 도서관은 항상 더 많은 자금이 필요하다.

무엇보다 알레르기에 대한 지식을 나누어준 모든 과학자, 임상의, 환자들에게 깊은 감사를 전한다. 지난 5년 동안 내가 이야기를 나눈 전문가들은 지금까지 인터뷰하는 기쁨을 나눈 사람 중 가장 친절하고 관대한 사람들이다. 환자들은 믿을 수 없을 만큼 솔직했고, 자기 경험을 기꺼이 공유했으며, 이 책을 누구나 공감하고 도움을 얻을 수 있는 이야기로 채워지도록 만들어주었다. 모두에게 어떤 감사의 말을 전해도 부족할 따름이다.

여기서 나는 이러한 감사함 이상의 일을 해준 두 명의 과학자를 꼽고 싶다.

첫째, 인내심을 가지고 전체 원고를 읽은 후 내가 저지른 모든 과학적 오류를 신중하고 친절하게 수정해준 스티브 갈리다. 둘째, 캐스린 네이글러는 전체 원고를 두 번이나 읽고 과학적 이론에서 모두 올바르게 설명하고 있는지 확인해주었다. 우리 분야에서 성자 같은 분들이다. 알레르기 전문가가 최고라는 것은 바로 이런 뜻이다.

또한, 나를 작가이자 사상가로 만들어준 세 분께 특별한 감사를 드린다.

첫째, UNH의 전 저널리즘 위원장인 제인은 작가가 되리라는 생각을 절대 포기하지 않게 만들었으며, 지금도 여전히 시간을 내어 격려의 메시지를 보내준다. 그분의 생각이 옳았다고 생각한다.

둘째, 뛰어난 인류학자 스테판은 내가 인류학 박사 학위를 받으면 원하는 것은 무엇이든 연구할 수 있고, 즐거이 할 수 있으리라고 확신을 갖게 해주었다. 그 역시 옳았다.

그리고 셋째, 뛰어난 의학인류학자이자 UC버클리-UCSF의 논문 지도교수 중 한 명인 빈케인은 내가 저널리즘적 측면을 수용하고, 이를 이용해 더 훌륭하고 눈에 띄는 의학자가 되도록 조언해주었다. 그 역시 정확했다.

이 세 분의 교수님은 교사가 다양한 방법으로 한 사람의 인생 경로를 바꿀 수 있다는 살아 있는 증거다. 이분들 같은 놀라운 롤모델이 없었다면, 지금 나는 이 글을 쓰고 있지도 않았을 것이다.

그리고 나의 동료이자 친구, 인생의 동반자인 맥스에게 세상의 모든 감사를 전한다. 불가능한 책을 쓰려고 애쓰면서 책에 대해 끊임없이 떠드는 나를 참아내야 할 의무는 없었지만, 그는 일을 기꺼이 해주었다. 당신에게 이런 말도 안 되는 일을 다시 겪을 일은 없으리라 약속하고 싶지만 언젠가 당신은 또 기꺼이 그렇게 해주리라는 사실을 잘 안다.

마지막으로, 나에게 글을 쓰도록 영향을 준 아버지께 이 책을 바친다. 대학을 1년밖에 다니지 못했지만 아버지는 타고난 독학자이자 열정적인 독서가였으며, 평생 세상 속 새로운 사실을 발견하고 공부하기를 좋아했다. 그런 점에서 나는 어쩔 수 없는 그의 딸이다. 나는 아버지의 알레르기 성향

뿐 아니라, 호기심과 진실을 파헤치는 끊임없는 탐구심도 물려받았다. 그 진실이 결국 아무리 복잡하고 모호한 것으로 드러나더라도 말이다. 아마 아버지가 이 책을 읽었다면 알레르기 이야기에 재미를 느끼고 깨달음을 얻고 매료되었을 것이라 확신한다.

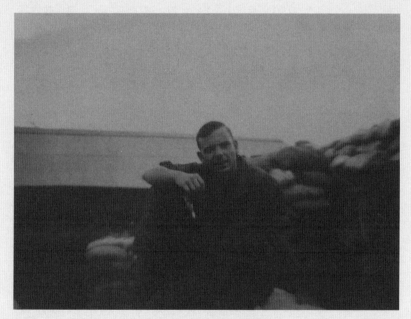

베트남전에 복무 중인 아버지

## 들어가며_ 세상 모든 것이 내 몸을 자극하는 시대

1. Davie B. K. Golden, "Insect Allergy," in *Middleton's Allergy Essentials*, ed. Robyn E. O'Hehir, Stephen T. Holgate, and Aziz Sheikh (Amsterdam: Elsevier, 2017), 377.

2. Centers for Disease Control, "QuickStats: Number of Deaths from Hornet, Wasp, and Bee Stings, among Males and Females—National Vital Statistics System, United States, 2000–2017," *Morbidity and Mortality Weekly Report* 68, no. 29 (July 26, 2019): 649.

## 1부 정의: 알레르기의 기본에 대하여

### 1장 알레르기란 무엇인가

1. Ruby Pawankar, Giorgio Walkter Canonica, Stephen T. Holgate, Richard F. Lockey. "White Book on Allergy 2011–2012 Executive Summary," *World Allergy Organization*. https://www.worldallergy.org/UserFiles/file/WAO-White-Book-on-Allergy_web.pdf.

2. 이 책에 수록된 알레르기 환자 대부분의 이름은 사생활 보호를 위해 가명을 썼다. 성과 이름을 모두 쓴 인물명은 이 규칙에 예외인 사람들이다.

3. 4장에서 유전, 대물림, 정상 면역반응으로서의 알레르기를 다룰 때 이 역사를 더욱 깊이 살펴볼 것이다.

4. J. M. Igea, "The History of the Idea of Allergy," *Allergy* 68, no. 8 (August 2013):

966 –73.

5. Warwick Anderson and Ian R. Mackay, *Intolerant Bodies: A Short History of Autoimmunity* (Baltimore: Johns Hopkins University Press, 2014), 28.

6. 항체는 현미경으로 볼 수 있었고, 과학자들은 항체가 세균과 싸우는 데 중요한 역할을 한다는 사실을 알고 있었다. 하지만 1900년대 초반 '항체'라는 용어는 오늘날 우리가 사용하는 용어와는 크게 달랐다.

7. '알레르기'라는 용어가 점점 대중화되면서 피르케는 자신이 개발한 이 용어가 '과민증' 또는 '과민반응'과 혼동된다는 사실에 점점 좌절했다. 피르케는 알레르기를 그저 과민해진 면역계 반응으로 보는 관점이 실수라고 생각했다. 그렇게 되면 알레르기에 대한 자신의 근본적인 이론 자체가 뒤집히기 때문이다. 동료 과학자들이 알레르기라는 용어를 잘못 사용하는 것을 반복해서 수정하는 데 지친 피르케는 결국 이 용어를 완전히 포기했다. '알레르기'라는 용어는 다시는 면역 같은 긍정적인 생물학적 반응을 의미하지 않게 되었다.

8. 알레르기를 다룬 최초의 과학 저널은 1929년 발행된 〈알레르기저널Journal of Allergy〉이다. 이 저널은 지금도 이 분야에서 주도적인 문헌이며, 현재는 '알레르기 및 임상면역 저널The Journal of Allergy and Clinical Immunology'이라는 제목으로 발행된다.

9. Warren T. Vaughan, *Allergy and Applied Immunology: A Handbook for Physician and Patient, on Asthma, Hay Fever, Urticaria, Eczema, Migraine and Kindred Manifestations of Allergy* (St. Louis: C. V. Mosby, 1931), 43.

10. George W. Bray, *Recent Advances in Allergy* (Asthma, Hay-Fever, Eczema, Migraine, Etc.) (Philadelphia: P. Blakiston's, 1931), 5.

11. William Sturgis Thomas, "Notes on Allergy, circa 1920 – 1939." 두 권의 개인 소장본이 뉴욕 의학아카데미 배리앤드바비컬러 희귀도서열람실에 소장되어 있다. 이 희귀 문서를 찾고 관심을 갖도록 도와준 사서 분의 성실함에 큰 감사를 드린다.

12. 사실 19세기에 건초열은 원래 감기와 비슷한 전염병으로 여겨졌다. 하지만 미생물은 병에 걸린 사람에게서만 발견되어야 하고, 질병에 걸린 사람에서 채취한 검체에서 배양해야 하며, 이런 배양물로 건강한 개인에게 질병을 일으킬 수 있어야 한다는 코흐의

가정을 알레르겐에 대해 그대로 증명해 살아 있는 미생물이 이 질병을 유발했음을 과학적으로 증명한 사람은 아무도 없었다.

13. G. H. Oriel, *Allergy* (London: Bale&Danielsson, 1932), 5.

14. Igea, "History of the Idea of Allergy."

15. Arthur F. Coca, *Asthma and Hay Fever in Theory and Practice. Part I: Hypersensitiveness, Anaphylaxis, Allergy* (Springfield, Ill.: C. C. Thomas, 1931), 4.

16. Thomas A. E. Platts-Mills, Peter W. Heymann, Scott P. Commins, and Judith A. Woodfolk, "The Discovery of IgE 50 Years Later," *Annals of Allergy, Asthma & Immunology* 116, no. 3 (2016): 179–82.


## 2장 알레르기는 어떻게 진단하는가

1. 때로 피부단자검사 또는 피내검사를 할 때 '지연된 반응'이라고 알려진 반응을 보이는 사람도 있다. 이 반응은 피부검사를 실시한 후 1~2시간 뒤에 시작되어, 6~12시간이 지나면 최고조에 이른다. 이러한 지연된 반응은 흔히 전혀 기록되지 않기 때문에 반응의 근본적인 생물학적 메커니즘과 중요성도 잘 이해되지 않았다.

2. Anca Mirela Chiriac, Jean Bousquet, and Pascal Demoly, "Principles of Allergy Diagnosis," in *Middleton's Allergy Essentials*, ed. Robyn E. O'Hehir, Stephen T. Holgate, and Aziz Sheikh (Amsterdam: Elsevier, 2017), 123.

3. Samuel M. Feinberg, *Asthma, Hay Fever and Related Disorders: A Guide for Patients* (Philadelphia: Lea & Febiger, 1933), 48.

4. Warren T. Vaughan, *Allergy and Applied Immunology: A Handbook for Physician and Patient, on Asthma, Hay Fever, Urticaria, Eczema, Migraine and Kindred Manifestations of Allergy* (St. Louis: C. V. Mosby, 1931).

5. P-K 혈청검사의 단점은 알레르기가 없는 검사 대상자에게 간염이나 에이즈 같은 다른 혈액 매개 질환을 옮길 수 있다는 점이다. 그렇기 때문에 이 검사는 제한적으로 사용되고 엄격하게 통제된다.

6. William Sturgis Thomas, "Notes on Allergy, circa 1920–1939."

7.  Feinberg, *Asthma, Hay Fever and Related Disorders*.

8.  Arthur F. Coca, *Asthma and Hay Fever in Theory and Practice. Part I: Hypersensitiveness, Anaphylaxis, Allergy* (Springfield, Ill.: C. C. Thomas, 1931), 322−29.

9.  Albert Rowe, *Food Allergy: Its Manifestations, Diagnosis and Treatment, with a General Discussion of Bronchial Asthma* (Philadelphia: Lea & Febiger, 1931), 21.

10. Guy Laroche, Charles Richet, fils, and François Saint−Girons, *Alimentary Anaphylaxis (Gastro-intestinal Food Allergy)* (Berkeley: University of California Press, 1930).

11. Rowe, *Food Allergy*, 20.

12. Chiriac, Bousquet, and Demoly, "Principles of Allergy Diagnosis," 120.

13. T Ruethers, AC Taki, R Nugraha, R, et al., "Variability of allergens in commercial fish extracts for skin prick testing" in *Allergy* 2019 (74): 1352 − 1363.

14. Mahboobeh Mahdavinia, Sherlyana Surja, and Anju T. Peters, "Principles of Evaluation and Treatment," in *Patterson's Allergic Diseases*, 8th ed., ed. Leslie C. Grammer and Paul A. Greenberger (Philadelphia: Wolters Kluwer, 2018), 160−62.

15. Mahdavinia, Surja, and Peters, "Principles of Evaluation and Treatment," 159.

16. 흥미롭게도 리오는 자신이 의학 교육을 받을 때는 성인기에 발병하는 아토피피부염이 그저 미신에 불과하다고 생각했다고 말했다. 하지만 오늘날에는 이 질환이 더 널리 받아들여진다. 반면 접촉성 피부 알레르기는 의료 종사자의 라텍스 알레르기처럼 반복 접촉을 통해 어떤 물질에 민감해지는 직업적 접촉성 피부 알레르기 때문에 예전부터 항상 성인기에 발병한다고 여겨졌다.

17. Adnan Custovic, "Epidemiology of Allergic Diseases," in *Middleton's Allergy Essentials*, ed. Robyn E. O'Hehir, Stephen T. Holgate, and Aziz Sheikh (Amsterdam: Elsevier, 2017), 54. "대부분의 역학 연구에서는 아토피 감작을 알레르겐

특이적 혈청 IgE 양성, 피부단자검사 양성으로 정의한다. 하지만 알레르기 검사에서 양성이라는 것은 혈청 또는 피부비만세포의 막에 결합한 알레르겐 특이적 IgE가 있다는 사실만을 나타낼 뿐이지, 반드시 알레르겐에 노출되었을 때 임상적 증상이 발생한다는 사실을 나타내지는 않는다. 사실 알레르기 검사에서 양성 반응을 보인 사람 중에도 알레르기 질환을 보이는 증거가 없는 경우가 상당하다." 다시 말해, 반응을 겪지 않고도 임상적으로 관찰되는 민감성을 나타낼 수 있다는 것이다. 일부 연구에서는 IgE 항체가 있다는 사실에 덧붙여 피부단자검사에서 형성된 팽진 크기가 증상 또는 알레르기 질환을 더 잘 예측할 수 있다고 주장한다.

18. Scott H. Sicherer and Hugh A. Sampson, "Food Allergy: Epidemiology, Pathogenesis, Diagnosis, and Treatment," *Journal of Allergy and Clinical Immunology* 133, no. 2 (February 2014): 295.

19. Sicherer and Sampson, "Food Allergy," 296. 시셔르와 샘슨은 경구유발시험을 실시하지 않더라도 표준 피부단자검사나 sIgE 검사가 '진단에 큰 도움이 될 수 있다'고 주장한다.

20. 미국 알레르기·전염병연구소의 전문가단은 "식품 알레르기 등 면역 매개로 나타나는 부정적인 음식 반응을 IgE 매개, 비IgE 매개, 혼합, 세포 매개 반응이라는 네 가지로 분류했다. 식품 알레르기는 아니지만 비슷해 보이는 질환이 많다."라고 언급했다 (Sicherer and Sampson, "Food Allergy," 294). 예를 들어 셀리악병은 비IgE 매개이고, 피부 접촉 알레르기는 세포 매개다.

21. Chiriac, Bousquet, and Demoly, "Principles of Allergy Diagnosis," 123.

22. Chiriac, Bousquet, and Demoly, "Principles of Allergy Diagnosis," 123.

23. 궁금증을 풀어주자면, 면역요법을 시작하려면 피부검사에서 양성이 나와야 한다. 하지만 피부검사는 알레르기가 있다는 사실이 아니라 민감성만을 나타내기 때문에 면역요법의 성공 여부를 평가하거나 치료를 중단할 시기를 결정하는 데는 사용할 수 없다. 면역요법이 효과를 보이면 환자는 더 이상 증상 또는 알레르기를 나타내지 않지만, 민감성이나 알레르기 성향은 그대로 남아 있을 수 있다. 따라서 면역요법을 받는다고 피부검사 결과가 달라지는 일은 없다.

## 3장 숫자가 말하는 알레르기의 현실

1. Adnan Custovic, "Epidemiology of Allergic Diseases," in *Middleton's Allergy Essentials*, ed. Robyn E. O'Hehir, Stephen T. Holgate, and Aziz Sheikh (Amsterdam: Elsevier, 2017), 52.

2. Custovic, "Epidemiology of Allergic Diseases."

3. Custovic, "Epidemiology of Allergic Diseases."

4. Custovic, "Epidemiology of Allergic Diseases."

5. Custovic, "Epidemiology of Allergic Diseases."

6. Custovic, "Epidemiology of Allergic Diseases."

7. Lymari Morales, "More Than 10% of U.S. Adults Sick with Allergies on a Given Day," *Gallup News*, November 17, 2010, https://news.gallup.com/poll/144662/adults-sick-allergies-given-day.aspx.

8. R. S. Gupta et al., "Prevalence and Severity of Food Allergies among US Adults," *JAMA Network Open* 2, no. 1 (2019): e185630.

9. Scott H. Sicherer and Hugh A. Sampson, "Food Allergy: Epidemiology, Pathogenesis, Diagnosis, and Treatment," *Journal of Allergy and Clinical Immunology* 133, no. 2 (February 2014): 291–302.

10. Custovic, "Epidemiology of Allergic Diseases.", 61.

11. Custovic, "Epidemiology of Allergic Diseases.", 62.

12. 중증도는 알레르기에 대한 환자의 주관적인 경험에 의존하기 때문에 측정하기가 매우 어렵다. 현재 자가보고 및 임상 관찰 외에 알레르기 중증도를 확인하는 적절한 측정법은 없다. 내가 인터뷰한 알레르기 환자 대부분은 시간이 흐르면서 자신의 알레르기가 더욱 심각해지고 있다고 주장했다. 특히 계절성 알레르기 환자들이 그렇다.

13. A. B. Conrado et al., "Food Anaphylaxis in the United Kingdom: Analysis of National Data, 1998–2018," *The BMJ* 372 (2021): n251.

14. Custovic, "Epidemiology of Allergic Diseases.", 61–62.

## 4장 알레르기는 유전인가

1. 여기에서 내가 설명하는 포르티에와 리셰의 발견에 대한 내용 대부분은 다음 두 가지 출처에서 나왔다. Charles D. May, "The ancestry of allergy: being an account of the original experimental induction of hypersensitivity recognizing the contribution of Paul Portier" in *Journal of Allergy and Clinical Immunology* 75, no.4(April 1985): 485 – 495. 다음도 참고하라. Sheldon G. Cohen and Myrna ZeleyaQuesada, "Portier, Richet, and the discovery of anaphylaxis: A centennial," in *The Allergy Archives: Pioneers and Milestones*, Volume 110, Issue 2 (2002): 331 – 336.

2. 포르티에는 자신의 연구 외에도 왕자 알베르 1세가 후원해 1908년에 문을 연 해양연구소의 책임자가 되어 해양생물학에 관한 100여 편의 논문을 감독했다.

3. 안타깝게도 리셰는 백인이 아닌 인종은 생물학적으로 열등하다고 믿었다. 그는 1935년 사망할 때까지 계속해서 우생학에 열렬한 관심을 보였다.

4. Humphry Rolleston, *Idiosyncrasies* (London: Kegan, Paul, Trench, Trubner&Co., 1927).

5. Laurence Farmer and George Hexter, *What's Your Allergy?* (New York: Random House, 1939), 8 – 9. 나중에 같은 문헌에 인용한 부분에서 허친슨은 "특이성이 우려되는 곳에서 의학은 눈먼 자의 허세를 부리고 있다."라고 한탄했다.(17)

6. 흥미롭게도 아서 코카는 당시 아토피의 '유전성에 대한 통계적 연구'에 다음과 같은 의문을 제기했다. 첫째, 가족 병력 질문을 받은 사람들은 질문에 답하려면 지적이어야 하고 용어의 의미를 충분히 알고 있어야 한다. 건초열이나 천식이 무엇인지 이해하지 못한다면, 응답자의 친척들이 그런 질병에 걸렸는지 어떻게 평가할 수 있겠는가? 둘째, 친척과 실제로 교류가 있던 사람이어야 이런 질문에 대답할 수 있을 것으로 예상된다. 예를 들어, 죽은 지 오래된 조상이 천식을 앓았는지는 확실히 알 수 없다. 셋째, 환자가 너무 어리다면 아직 모든 증상이 나타나지 않았을 수 있으므로 통계는 의미가 없다. 또한 인터뷰 대상자가 미국에 살고 있지만 원래 유럽에서 왔다면, 미국에만 있거나 유

럽에만 있는 물질에 대한 민감성 관련 데이터를 전혀 얻지 못할 수도 있다. 같은 맥락에서 그 사람이 알레르겐에 노출된 적이 없다면 그 알레르겐에 민감한지 알 수 없다. 자가보고 설문조사에서 좋은 통계를 얻는 데 어려움이 있다는 점은 알레르기 분야 초창기부터 알레르기 연구자들을 괴롭혀왔으며 전혀 새로운 문제가 아니었다. Arthur F. Coca, *Asthma and Hay Fever in Theory and Practice. Part I: Hypersensitiveness, Anaphylaxis, Allergy* (Springfield, Ill.: C. C. Thomas, 1931): 42.

7. William Sturgis Thomas, "Notes on Allergy, circa 1920 – 1939."

8. Guy Laroche, Charles Richet, fils, and François Saint-Girons, *Alimentary Anaphylaxis* (Gastro-intestinal Food Allergy) (Berkeley: University of California Press, 1930).

9. Rolleston, *Idiosyncrasies*, 42.

10. W. Langdon-Brown, "Allergy, Or, Why One Man's Meat Is Another's Poison," Abstract of Lecture Given Before the Cambridge University Medical Society, October 19, 1932.

11. 재미있지만 어찌 보면 그다지 재미있지 않은 사실이 하나 있다. 아동의 질병은 흔히 어머니의 유전적 특성이나 행동 때문에 발생한다고 여겨졌다. 예를 들어, 어머니의 불안이나 신경증이 아동의 천식 발작에 영향을 준다고 여겼기 때문에 심한 천식이 있는 아동은 어머니와 떨어져 지내는 경우가 많았다. 당시에는 의학계에 어머니와 여성에 대한 편견이 만연했다. 안타깝게도 의료 진단에서 나타나는 성별 편견은 지금도 여성 환자를 차별하는 결과로 이어진다. 이러한 문제에 대한 좋은 요약은 다음을 참고하라. 마야 뒤셴베리, 《의사는 왜 여자의 말을 믿지 않는가》, 김보은·이유림 옮김, 한문화, 2019.

12. 이는 주로 아나필락시스가 인간이 아닌 실험동물에서만 연구되었기 때문이다. 실험실에서 실시하는 통제 실험은 실제 세계에서 관찰되는 결과보다 더 표준화된 것처럼 보일 수 있다.

13. Arthur F. Coca, *Asthma and Hay Fever in Theory and Practice. Part I: Hypersensitiveness, Anaphylaxis, Allergy* (Springfield, Ill.: C. C. Thomas, 1931).

14. Walter C. Alvarez, *How to Live with Your Allergy* (New York: Wilcox&Follett, 1951).

15. Samuel M. Feinberg, *Allergy Is Everybody's Business* (Chicago: Blue Cross Commission, 1953).

16. 천식은 남자아이에게 더 많이 발생하긴 하지만 성인 여성에게도 많이 발생하고 더 심각하다. 테스토스테론은 천식을 유발하는 면역세포의 일종인 ILC2(2형 선천림프세포 또는 2형 선천성 림프구 세포라고 한다) 생성을 억제한다. 에스트로겐은 염증을 유발하는 물질이므로 여성은 흔히 임신 중 변화가 나타났다고 보고한다.

17. H. Milgrom and H. Huang, "Allergic Disorders at a Venerable Age: A Mini-review," *Gerontology* 60, no. 2 (2014): 99–107. 면역계의 노화와 세균 구성의 변화로 노인이 되면 알레르기가 악화할 수 있다. 노인의 5~10퍼센트가 알레르기 질환을 앓고 있으며 그 발생률이 늘고 있다.

18. F. Hörnig et al., "The LINA Study: Higher Sensitivity of Infant Compared to Maternal Eosinophil/Basophil Progenitors to Indoor Chemical Exposures," *Journal of Environmental and Public Health* (2016). 산모의 소변에서 부틸벤질프탈레이트 측정한 결과, 가소제 농도가 높을수록 알레르기 발생 위험이 컸다. 임신이나 모유 수유 중 프탈레이트에 노출되면 Th2 억제 인자에 후생유전학적 변화가 일어난다. 민감성 전달에 대한 논의를 살펴보려면 다음을 참고하라. Rasha Msallam et al., Fetal Mast Cells Mediate Postnatal Allergic Responses Dependent on Maternal IgE," *Science* 370 (November 20, 2020): 941–50. 적어도 쥐 모델에서 어머니는 자손에게 알레르기를 옮길 수 있다. 임신 중 알레르겐(이 경우에는 돼지풀)에 노출되면, IgE 항체가 태반을 통해 태아로 이동해 태아의 비만세포와 결합할 수 있다. 일단 자손이 태어나면 그 자손은 돼지풀에 처음 노출될 때 알레르겐 반응에 더 취약할 수 있다(집먼지진드기 같은 다른 알레르겐과는 반대다). 민감성 전달은 몇 주 동안만 지속되며 대부분은 6주 이내에 사라졌다. 하지만 싱가포르 A*STAR와 듀크-NUS 의과대학 과학자들이 수행한 이 연구는 이론적으로 민감성이 사람에게서도 거의 같은 방식으로 전달될 수 있음을 보여준다.

19. Åsa Johansson, Mathias Rask-Andersen, Torgny Karlsson, and Weronica E Ek, "Genome-Wide Association Analysis of 350000 Caucasians from the UK Biobank Identifies Novel Loci for Asthma, Hay Fever and Eczema," *Human Molecular Genetics* 28, no. 23 (2019): 4022-41. 이러한 전체 유전자 분절 41개는 다른 연구에서 아직 확인되지 않았다. 이 연구는 영국 바이오뱅크 Biobank와 스웨덴 웁살라대학교 및 사이라이프랩 SciLifeLab의 23앤드미 23andMe를 통해 실시되었다.

20. 필라그린 변이와 알레르기 질환 사이의 연관성은 이전에도 제기되었지만, 이 연구는 첫 번째 출생 코호트 연구다.

21. Hans Bisgaard, Angela Simpson, Colin N.A Palmer, Klaus Bønnelykke, Irwin Mclean, Somnath Mukhopadhyay, Christian B Pipper, Liselotte B Halkjaer, Brian Lipworth, Jenny Hankinson, Ashley Woodcock, and Adnan Custovic. "Gene-Environment Interaction in the Onset of Eczema in Infancy: Filaggrin Loss-of-Function Mutations Enhanced by Neonatal Cat Exposure" in *PLoS Med*. 2008 Jun; 5(6): e131.

22. 이러한 개입으로 반드시 습진 발생을 완전히 예방할 수 있다는 의미는 결코 아니다. 습진을 앓는 성인 대부분은 어릴 때도 습진이 있었지만, 미국습진협회에 따르면 습진이 있는 사람의 약 25퍼센트는 성인기에 처음으로 초기 증상을 경험한다. 이를 일반적으로 '성인기 발병 습진'이라고 한다.

23. 흥미롭게도 집먼지진드기나 바퀴벌레 같은 환경 알레르겐은 '새는 피부' 때문에 취약한 일부 아동의 몸에 훨씬 더 쉽게 들어가 습진과 천식을 유발한다. 무코파댜이의 고양이 연구는 추가적인 출생 코호트 연구로 이어져, 특정 환경 노출과 새는 피부 사이의 연관성을 밝히는 데 도움이 될 수 있다.

24. NIH의 다른 과학자들은 BACH2라는 유전자가 면역계의 반응성을 조절해 알레르기 및 자가면역질환 발생에 이바지할 수 있음을 발견했다. 자가면역 환자의 검체를 분석한 게놈 차원의 연관성 연구에서는 처음으로 염증성 면역반응을 일으킬 수 있는 조절자 유전자를 표시했다. 2013년 연구에서 NIH 연구원들은 BACH2의 발현이 염증을 일으키거나 반응을 조절해 면역 T세포가 항원에 반응하는 과정의 핵심 요소라는 사

실을 발견했다. NIH 연구 보도자료에서 이 프로젝트의 수석 연구원인 니콜라스 레스티포Nicholas Restifo는 다음과 같이 설명했다. "이 유전자의 이름이 유명한 작곡가 바흐의 이름과 같다는 점은 절묘합니다. 오케스트라의 다양한 악기가 교향곡으로 조화를 이루려면 한목소리를 내야 하는 것처럼, 이 유전자는 면역반응의 다양한 요소를 조율하기 때문입니다." 이 연구의 원문은 다음과 같다. R. Roychoudhuri et al., "Bach2 Represses Effector Programmes to Stabilize Treg-mediated Immune Homeostasis," *Nature*, online, June 2, 2013.

25. SH Sicherer, TJ Furlong, HH Maes, RJ Desnick, HA Sampson, BD Gelb, "Genetics of peanut allergy: a twin study," *Journal of Allergy and Clinical Immunology* 106(July 2000) (1 Pt 1):53-6.

26. 이 연구는 조너선 킵니스Jonathan Kipnis가 수행했다. 밀너는 2019년 NIH 캠퍼스에서 나와 인터뷰하며 이 연구를 요약해주었다. J Herz, Z Fu, K Kim, et. al., "GABAergic neuronal IL-4R mediates T cell effect on memory," in *Neuron* 109:22 (2021 Nov 17):3609-3618.

27. AA Tu, TM Gierahn, B Monian, et al., "TCR sequencing paired with massively parallel 3′ RNA-seq reveals clonotypic T cell signatures," in *Nature Immunology* 20 (2019): 1692 – 1699.

28. G. William Wong et al., "Ancient Origin of Mast Cells," *Biochemical and Biophysical Research Communications* 451, no. 2 (2014): 314 – 18.

29. Hadar Reichman et al., "Activated Eosinophils Exert Antitumorigenic Activities in Colorectal Cancer," *Cancer Immunology Research* 7, no. 3 (2019): 388 – 400. 텔아비브대학교에서 수행한 이 연구는, 호산구가 악성세포를 제거해 결장암 퇴치에 도움이 될 수 있음을 발견했다. 275명의 환자 종양 검체를 분석한 결과, 호산구가 많을수록 암이 덜 심각했다.

30. Martin Metz et al., "Mast Cells Can Enhance Resistance to Snake and Honeybee Venoms," *Science* 313, no. 5786 (2006): 526 – 30.

31. 고깔해파리 독소에 대한 리셰의 초기 실험에 궁금증을 품는 분들을 위해 덧붙이자면,

모든 독소가 화학적으로 똑같이 만들어지는 것은 아니다. 리셰는 현대 과학 기술에 접근할 수 없었기 때문에 비만세포가 활성화되며 제공하는 최소한의 보호 효과를 측정할 수 없었을 것이고, 당시는 비만세포의 복잡한 기능이 아직 알려지지도 않았던 시절이었다.

32. 갈리는 이것이 항체 기반으로 뱀독을 치료하려고 시도하는 사람이 없는 이유라고 주장한다. 돈이 되지 않기 때문이다.

## 5장 주변 환경이 알레르기에 미치는 영향

1. Charles H. Blackley, *Experimental Researches on the Causes and Nature of Catarrhus Aestivus (Hay-Fever or Hay-Asthma)* (London: Baillière, Tindall & Cox, 1873). 이어지는 블래클리에 대한 모든 논의는 꽃가루와 건초열에 대한 그의 전체 연구를 담은 원본 출판물인 이 책에서 추려낸 것이다.

2. Laurence Farmer and George Hexter, *What's Your Allergy?* (New York: Random House, 1939). 오랫동안 집먼지진드기처럼 눈에 띄지 않는 물질이 알레르기를 유발하는 것은 불가능하다고 여겨졌다. 이 책에 인용된, 로버트 쿡이 1917년 저술한 문헌에서 그는 이 연관성을 증명하기 위해 상세한 사례를 제시했지만 환경 물질이 반응을 일으킬 수 있다는 사실을 다른 연구자들이 받아들이는 데는 몇 년이 걸렸다.

3. 쿡은 특정 유형의 꽃가루가 점막을 통과해 체내 순환으로 들어와 다른 증상을 유발할 수 있다고 생각했다.

4. 블래클리는 연을 이용한 실험으로 꽃가루가 지상에 가까운 공기층보다 높은 공기층에 훨씬 많이 존재한다는 사실을 밝혔다. 그는 이 실험을 통해 꽃가루가 먼 거리까지 운반될 수 있으므로 건초 밭, 초원, 기타 초목에서 멀리 떨어진 지역에서도 건초열을 일으킬 수 있다고 믿게 되었다. 하지만 높은 고도의 산에는 식생이 부족하고 종류도 다르기 때문에 높은 산 공기에는 꽃가루가 없을 가능성도 있다. 하지만 블래클리는 진료하느라 바빠서 실험하러 산에 갈 수 없었기 때문에 이를 증명하지는 못했다.

5. 블래클리는 도시 외곽에서 실험을 반복한 다음 도심으로 조금 더 들어갔다. 꽃가루 수가 초원만큼 많지는 않았지만 비슷한 패턴으로 꽃가루 수가 증감했고, 증상도 비슷하

게 나타났다.

6. August A. Thommen, *Asthma and Hay Fever in Theory and Practice. Part III: Hay Fever* (Springfield, Ill.: C. C. Thomas, 1931).

7. Farmer an*d* Hexter, *What's Your Allergy?* 알레르기에 대한 세균 이론은 물리학자 허먼 폰 헬름홀츠 Hermann von Helmholt가 처음 제안했다. 건초열 환자였던 그는 자신의 가래를 받아 검사해 세균을 발견했다.

8. 켈리는 그 뒤 은퇴하고 몇 시간이나 현미경을 들여다보지 않아도 되는 삶을 즐기고 있다.

9. 대기질 모니터링 및 연구는 실제로 1940년대에 시작되었지만, 1970년대 의회에서 '대기오염방지법'이 통과된 후에야 크게 늘었다.

10. Denise J. Wooding et al., "Particle Depletion Does Not Remediate Acute Effects of Traffic-Related Air Pollution and Allergen: A Randomized, Double-Blind Crossover Study," *American Journal of Respiratory and Critical Care Medicine* 200, no. 5 (2019): 565-74.

11. Mark Jackson, *Allergy: The History of a Modern Malady* (London: Reaktion Books, 2009). 마크 잭슨의 책은 이러한 역사적 변화를 추적한다. 미국에서는 주로 환경적 위험 요인 때문에 빈곤층 아이들의 천식 발병 위험이 훨씬 크다. 6장에서 사회·경제적 지위와 알레르기 위험 사이의 연관성을 자세히 살펴보겠다.

12. World Health Organization, "Asthma Fact Sheet," May 11, 2022, https://www.who.int/news-room/fact-sheets/detail/asthma.

13. 이 책을 쓰기 위해 조사하는 동안, 나는 뉴올리언스의 한 우버 기사와 허리케인 카트리나 이후 알레르기와 천식이 어떻게 악화했는지에 관해 대화를 나누었다. 그는 범인이 온통 퍼진 곰팡이였다고 주장했다.

14. H. W. Barber and G. H. Oriel, "A Clinical and Biochemical Study of Allergy," *Lancet*, November 17, 1928.

15. A. Sapkota et al., "Association between Changes in Timing of Spring Onset and Asthma Hospitalization in Maryland," *JAMA Network Open* 3, no. 7 (2020).

16. SC Anenberg, KR Weinberger, H Roman, JE Neumann, A Crimmins, N Fann, J Martinich, PL Kinney, "Impacts of oak pollen on allergic asthma in the United States and potential influence of future climate change," in *Geohealth* 2017 May 3;1(3):80-92.

17. Nathan A. Zaidman, Kelly E. O'Grady, Nandadevi Patil, Francesca Milavetz, Peter J. Maniak, Hirohito Kita, Scott M. O'Grady, "Airway epithelial anion secretion and barrier function following exposure to fungal aeroallergens: Role of oxidative stress," in *American Journal of Physiology–Cell Physiology* 313 (2017): C68 –C79.

## 6장 현대 생활 방식이 만든 알레르기

1. George W. Bray, Recent Advances in Allergy, 1931:46.

2. William Sturgis Thomas, "Notes on Allergy, circa 1920 –1939."

3. Warren T. Vaughan, *Allergy and applied immunology; a handbook for physician and patient, on asthma, hay fever, urticaria, eczema, migraine and kindred manifestations of allergy* (St. Louis, Missouri: The C. V. Mosby company, 1931).

4. Samuel M. Feinberg, *Allergy in General Practice* (London: Henry Kimpton, 1934): 32.

5. Laurence Farmer and George Hexter, *What's Your Allergy?* (New York: Random House, 1939): 182. 흥미로운 점이 있다. 이 책에서 저자들이 자신의 주장을 증명하기 위해 사용한 모든 사례 연구 중 남성은 단 한 명뿐이었다.

6. Arthur Coca, *Asthma and Hay Fever: In theory and practice* (Springfield, IL: Charles C. Thomas, 1931): 214-218.

7. Albert Rowe, Albert. *Food allergy; its manifestations, diagnosis and treatment, with a general discussion of bronchial asthma* (Philadelphia: Lea & Febiger, 1931), 21.

8. 알레르기를 '약자'의 질병으로 개념화하는 초기 역사에서 이어진 의학계의 젠더 및 인종 편견의 역사는 훨씬 오래되었고, 깊은 연관성이 있다. 의학의 역사에는 히스테리와

만성피로증후군처럼 독자들에게 더 친숙할 만한 사례가 가득하다. 여기에서 제대로 다룰 여유는 없지만, 의학적 편견에 대해 구글 학술에서 검색해보면 이 주제를 다룬 수천 편의 학술 기사를 발견할 수 있다.

9. Walter C. Alvarez, *How to live with your allergy* (Mayo Foundation, 1951): 36.

10. Samuel Feinberg, *One Man's Food* (Chicago : Blue Cross Commission, 1953): 2-3.

11. Allergy oundation of America, *"Allergy" its mysterious causes and modern treatment* (1967). 이 소책자는 뉴욕의학아카데미에서 볼 수 있다.

12. Robert Cooke, *Allergy in theory and practice* (Philadelphia: Saunders, 1947): 323.

13. Michigan State University, "Here's How Stress May Be Making You Sick," *ScienceDaily*, January 10, 2018, www.sciencedaily.com/releases/2018/01/180110132958.htm; Helene Eutamene, Vassilia Theodoru, Jean Fioramonti, and Lionel Bueno, "Acute Stress Modulates the Histamine Content of Mast Cells in the Gastrointestinal Tract through Interleukin-1 and Corticotropin-Releasing Factor Release in Rats," *Journal of Physiology* 553, pt. 3 (2003): 959 -66, doi:10.1113/jphysiol.2003.052274; Mika Yamanaka-Takaichi et al., "Stress and Nasal Allergy: Corticotropin-Releasing Hormone Stimulates Mast Cell Degranulation and Proliferation in Human Nasal Mucosa," *International Journal of Molecular Sciences* 22, no. 5 (2021): 2773, doi: 10.3390/ijms22052773.

14. K. Harter et al., "Different Psychosocial Factors Are Associated with Seasonal and Perennial Allergies in Adults: Cross-Sectional Results of the KORA FF4 Study," *International Archives of Allergy and Immunology* 179, no. 4 (2019): 262 -72. 연구 참가자의 평균 연령은 61세였다. 서로 다른 연령 집단 또는 성별에 따라 어떤 상관관계가 있는지 살펴보면 흥미로울 것이다.

15. 이러한 악순환을 항상 환자 스스로 끊을 수 있는 것은 아니다. 10장에서 알레르기의 사회적 측면을 좀 더 살펴볼 것이다.

16. D. P. Strachan, "Hay Fever, Hygiene, and Household Size," *BMJ* 299 (1989):

1259 –60.

**17.** Onyinye I. Iweala and Cathryn R. Nagler, "The Microbiome and Food Allergy," *Annual Review of Immunology* 37 (2019): 379.

**18.** G. A. W. Rook, C. A. Lowry, and C. L. Raison, "Microbial 'Old Friends,' Immunoregulation and Stress Resilience," *Evolution, Medicine, and Public Health* 1 (January 2013): 46 –64.

**19.** Erika von Mutius, "Asthma and Allergies in Rural Areas of Europe," *Proceedings of the American Thoracic Society* 4, no. 3 (2007): 212 –16. "이런 발견은 축사 먼지에 강력한 면역 조절 물질이 포함되어 있으며, 아직 알려지지 않은 이런 물질이 알레르기 천식 쥐 모델에서 알레르기 민감성, 기도 염증, 기도 과민성을 억제한다는 사실을 시사한다."

**20.** J. Riedler et al., "Exposure to Farming in Early Life and Development of Asthma and Allergy: A Cross-Sectional Survey," *Lancet* 358, no. 9288 (October 6, 2001): 1129 –33. 이들의 연구 결과는 다음과 같다. 1세 이전에 축사에서 놀고 농장 우유를 섭취하면 천식 발병이 낮아지고(11퍼센트 대 1퍼센트), 건초열 발병이 낮아지며 (13퍼센트 대 3퍼센트), 아토피 민감성이 낮아진다(29퍼센트 대 12퍼센트). 5세까지 축사에 계속 노출된 경우 천식 발병이 가장 낮았다.

**21.** Christophe P. Frossard et al., "The Farming Environment Protects Mice from Allergen-Induced Skin Contact Hypersensitivity," *Clinical & Experimental Allergy* 47, no. 6 (2017): 805 –14.

**22.** Hein M. Tun et al., "Exposure to Household Furry Pets Influences the Gut Microbiota of Infant at 3 –4 Months Following Various Birth Scenarios," *Microbiome* 5, no. 1 (2017).

**23.** G. T. O'Connor et al., "Early-Life Home Environment and Risk of Asthma among Inner-City Children," *Journal of Allergy and Clinical Immunology* 141, no. 4 (2018): 1468 –75.

**24.** J. K. Y. Hooi et al., "Global Prevalence of Helicobacter pylori Infection:

Systematic Review and Meta-Analysis," *Gastroenterology* 153, no. 2 (August 2017): 420 – 29.

25. M. J. Blaser, Y. Chen, and J. Reibman, "Does Helicobacter pylori Protect against Asthma and Allergy?" *Gut* 57, no. 5 (2008): 561 – 67.

26. Nils Oskar Jõgi et al., "Zoonotic Helminth Exposure and Risk of Allergic Diseases: A Study of Two Generations in Norway," *Clinical & Experimental Allergy* 48, no. 1 (2018): 66 – 77. 미생물에 대한 노출이 보호 작용을 한다는 개념은 기생충에도 적용되었다. 적어도 면역계 일부가 자연환경에 끊임없이 존재하는 수많은 기생 유기체에 대항하기 위해 진화했다는 이론을 다룬 과학 및 대중 문헌은 광범위하게 존재한다. 위생 가설과 밀접한 관련이 있는 이 이론은, '기생충이 없으면 인간의 면역계가 덜 유해한 다른 물질에 과잉반응하게 된다'는 사실을 암시한다. 하지만 새로운 연구는 장내 기생충 감염이 예방적 기능을 할지도 모른다는 사실에 직접 반박한다. 노르웨이 베르겐대학교 연구진은 연충(흔한 장내 기생충)에 감염된 어린이에서 천식과 알레르기 발병 위험이 네 배 높다는 사실을 발견했다.

27. "Half of Ugandans Suffer from Allergy—Study," *The Independent*, July 25, 2019, https://www.independent.co.ug/half-of-ugandans-sufferfrom-allergy-study/.

28. George Du Toit, M.B., B.Ch., Graham Roberts, D.M., Peter H. Sayre, M.D., Ph.D., Henry T. Bahnson, M.P.H., Suzana Radulovic, M.D., Alexandra F. Santos, M.D., Helen A. Brough, M.B., B.S., Deborah Phippard, Ph.D., Monica Basting, M.A., Mary Feeney, M.Sc., R.D., Victor Turcanu, M.D., Ph.D., Michelle L. Sever, M.S.P.H., Ph.D., et al., for the LEAP Study Team, "Randomized Trial of Peanut Consumption in Infants at Risk for Peanut Allergy," in *New England Journal of Medicine* 372, 2015: 803-813.

29. Victoria Soriano et al., "Has the Prevalence of Peanut Allergy Changed Following Earlier Introduction of Peanut? The EarlyNuts Study," *Journal of Allergy and Clinical Immunology* 147, no. 2 (2021). 2018년부터 2019년까지 얼리넛

츠 <sub>EarlyNuts</sub> 연구에 등록한 1933명의 유아를 대상으로 한 멜버른 연구와 2007년부터 2011년까지 헬스넛츠 <sub>HealthNuts</sub> 연구에 등록한 5276명의 유아를 비교한 논문이다. 2016년 변경된 지침은 생후 12개월 이전에 땅콩 및 기타 알레르기 유발 식품을 조기에 섭취하도록 권장한다.

30. T Feehley, CH Plunkett, R Bao, et al. "Healthy infants harbor intestinal bacteria that protect against food allergy," in *Nature Medicine* 25 (2019): 448 – 453.

31. Brigham and Women's Hospital Press Release, "New Therapy Targets Gut Bacteria to Prevent and Reverse Food Allergies," June 24, 2019. https://www.brighamandwomens.org/about-bwh/newsroom/pressreleases-detail?id=3352.

32. J. M. Anast, M Dzieciol, D. L. Schultz, et al. "Brevibacterium from Austrian hard cheese harbor a putative histamine catabolism pathway and a plasmid for adaptation to the cheese environment," in *Scientific Reports* 9 (2019) 6164.

33. SR Levan, KA Stamnes, DL Lin, et al. "Elevated faecal 12,13-diHOME concentration in neonates at high risk for asthma is produced by gut bacteria and impedes immune tolerance," in *Nature Microbiology* 4 (2019): 1851 – 1861.

34. Emilie Plantamura et al., "MAVS Deficiency Induces Gut Dysbiotic Microbiota Conferring a Proallergic Phenotype," *Proceedings of the National Academy of Sciences* 115, no. 41 (2018): 10404 –9.

35. Iweala and Nagler, "The Microbiome and Food Allergy."

36. Institut Pasteur, "Discovery of a Crucial Immune Reaction When Solid Food Is Introduced That Prevents Inflammatory Disorders," press release, March 19, 2019, https://www.pasteur.fr/en/press-area/pressdocuments/discovery-crucial-immune-reaction-when-solid-food-introducedprevents-inflammatory-disorders.

37. 항생제가 원인이라는 생각에 대한 한 가지 비판은 이것이 상관관계이며, 특히 항생제를 투여받은 모든 어린이가 알레르기를 일으키지는 않기 때문에 항생제 자체가 아니라 감염이 진짜 원인일 수 있다는 주장이다.

38. Zaira Aversa et al., "Association of Infant Antibiotic Exposure with Childhood Health Outcomes," *Mayo Clinic Proceedings* 96, no. 1 (2021): 66–77.

39. Joseph H. Skalski et al., "Expansion of Commensal Fungus Wallemia mellicola in the Gastrointestinal Mycobiota Enhances the Severity of Allergic Airway Disease in Mice," *PLOS Pathogens* 14, no. 9 (2018).

40. Anna Vlasits, "Antibiotics Given to Babies May Change Their Gut Microbiomes for Years," *STAT*, June 15, 2016, https://www.statnews.com/2016/06/15/antibiotics-c-sections-may-change-childs-health-forthe-long-term/.

41. Galya Bigman, "Exclusive Breastfeeding for the First 3 Months of Life May Reduce the Risk of Respiratory Allergies and Some Asthma in Children at the Age of 6 Years," *Acta Paediatrica* 109, no. 8 (2020): 1627–33.

42. R. Bao et al., "Fecal Microbiome and Metabolome Differ in Healthy and Food-Allergic Twins," *Journal of Clinical Investigation* 131, no. 2 (January 19, 2021). 유아 쌍둥이의 분변 연구는 장내 미생물 개체군 차이와 식이 공급원의 대사 산물 차이가 식품 알레르기의 원인일 수 있음을 시사한다. 변화한 장내 마이크로바이옴은 생활 습관이나 식단이 바뀌어도 성인기까지 지속된다. 이 논문에서는 카리 네이도의 말을 인용해 많은 사람이 요구르트를 먹는 습관이 이로운지 알고 싶어 구글을 검색한다고 전한다. 그리고 연구자들은 이를 인과관계라고 보지는 않지만, 강력한 연관성은 있다고 본다. 따라서 현재로서는 무엇을 먹어야 하는지에 대한 확고한 조언은 없다.

43. Cheng S. Wang et al., "Is the Consumption of Fast Foods Associated with Asthma or Other Allergic Diseases?" *Respirology* 23, no. 10 (2018): 901–13.

44. Shashank Gupta et al., "Environmental Shaping of the Bacterial and

Fungal Community in Infant Bed Dust and Correlations with the Airway Microbiota," *Microbiome* 8, no. 1 (2020): 115.

45. 알파갈은 이 장의 뒷부분에서 살펴보게 될 새로운 식품 알레르기지만, 엄밀히 말하면 동일한 알레르기 경로를 유발하지는 않는다. 따라서 이것은 우리가 생각하는 식품 알레르기이기도 하고, 그렇지 않기도 하다.

46. Samuel Feinberg, *One Man's Food* (Chicago: Blue Cross Commission, 1953): 6.

47. 덧붙이자면 팰러는 습진을 알레르기 질환으로 분류하는 데 동의하지 않는다. 그는 습진이 알레르기 유발 요인 때문에 다른 알레르기와 함께 묶인다고 주장한다. 또한 숫자가 아토피 행진에 대한 실제 증거를 보여준다고 생각하지도 않는다.

48. Iweala and Nagler, "The Microbiome and Food Allergy," 378.

49. Jaclyn Parks et al., "Association of Use of Cleaning Products with Respiratory Health in a Canadian Birth Cohort," *Canadian Medical Association Journal* 192, no. 7 (2020).

50. European Lung Foundation, "Exposure to Cadmium in the Womb Linked to Childhood Asthma and Allergies," *ScienceDaily*, September 2, 2020, www.sciencedaily.com/releases/2020/09/200902182433.htm. 아이들은 8세 때 알레르기가 있는지 확인하기 위해 추적 조사를 받았다.

51. Susanne Jahreis et al., "Maternal Phthalate Exposure Promotes Allergic Airway Inflammation over 2 Generations through Epigenetic Modifications," *Journal of Allergy and Clinical Immunology* 141, no. 2 (2018): 741−53.

52. 알레르기는 너무 일찍 젖을 뗀 새끼 돼지에도 흔하지만 젖소에서는 극히 드물다.

53. Christine H Chung, Beloo Mirakhur, Emily Chan, Quynh-Thu Le, Jordan Berlin, Michael Morse, Barbara A Murphy, Shama M Satinover, Jacob Hosen, David Mauro, Robbert J Slebos, Qinwei Zhou, Diane Gold, Tina Hatley, Daniel J Hicklin, Thomas AE Platts-Mills. "Cetuximab-induced anaphylaxis and IgE specific for galactose-α-1, 3-galactose," in *NEJM* 358;

11 (2008): 1109-1117.

54. 이것이 식품 알레르기 진단의 표준이 이중맹검 경구유발시험인 이유다. 임상의나 환자 또는 부모도 환자가 알레르겐을 섭취했는지 아닌지 알 수 없다. 어느 쪽이든 그것을 알면 결과가 왜곡될 수 있기 때문이다. 저명한 식품 알레르기 전문의는 이중맹검 통제 경구유발시험에서 반응하지 않는데도 음식에 알레르기가 있다고 굳게 믿는 환자가 있다고 말한 적이 있다. 식품 알레르기 전문의가 경구유발시험 결과를 받아들이고 싶어 하지 않는 환자들이 종종 있다고 불평하는 것도 드문 일이 아니다. 노세보 효과는 아주 강해서 이런 사람들은 통제 실험 증거보다 자신만의 증거를 따른다.

55. Scott H. Sicherer and Hugh A. Sampson, "Food Allergy: Epidemiology, Pathogenesis, Diagnosis, and Treatment," *Journal of Allergy and Clinical Immunology* 133, no. 2 (February 2014).

56. U.S. Department of Health and Human Services, "Alpha-Gal Syndrome Subcommittee Report to the Tick-Borne Disease Working Group," 최근 접속 일자 February 13, 2022, https://www.hhs.gov/ash/advisorycommittees/tickbornedisease/reports/alpha-gal-subcomm-2020/index.html.

## 3부 치료: 알레르기 치료는 어디까지 왔는가

### 7장 알레르기 치료의 과거, 현재, 미래

1. Samuel M. Feinberg, *Allergy in General Practice* (Philadelphia: Lea&Febiger, 1934).

2. Warren T. Vaughan, *Allergy and Applied Immunology: A Handbook for Physician and Patient, on Asthma, Hay Fever, Urticaria, Eczema, Migraine and Kindred Manifestations of Allergy* (St. Louis: C. V. Mosby, 1931). 본은 레너드 눈 Leonard Noon과 존 프리먼 John Freeman의 발견을 상세히 설명한다.

3. 이 관행은 기생충을 이용해 부정적인 면역반응을 일으키는 염증을 억제하려고 실험하는 오늘날의 일부 대체치료법과 비슷하다. 다음을 참고하라. Moises Velasquez-Manoff, *An Epidemic of Absence: A New Way of Understanding Allergies and*

*Autoimmune Diseases* (New York: Scribner, 2012).

4. Arthur F. Coca, *Asthma and Hay Fever in Theory and Practice. Part I: Hypersensitiveness, Anaphylaxis, Allergy* (Springfield, Ill.: C. C. Thomas, 1931): 744.

5. Arthur F. Coca, *Asthma and Hay Fever in Theory and Practice. Part I: Hypersensitiveness, Anaphylaxis, Allergy* (Springfield, Ill.: C. C. Thomas, 1931), 307~308.

6. George W. Bray, *Recent Advances in Allergy* (Asthma, Hay-Fever, Eczema, Migraine, Etc.) (Philadelphia: P. Blakiston's, 1931)

7. 흥미로운 점이 있다. 삼환계 항우울제에도 항히스타민제와 유사한 특성이 있어서 이러한 약물이 때로 두드러기에 처방된다. 항히스타민제는 메스꺼움, 현기증, 불안, 불면증에도 도움이 되는 것으로 밝혀졌다. 우리 몸은 상당히 복잡하고 상호연결된 체계이므로 좀 더 자세히 살펴볼 여지를 남겨두겠다.

8. Rachel G. Robison and Jacqueline A. Pongracic, "B Agonists," in *Patterson's Allergic Diseases*, 8th ed., ed. Leslie C. Grammer and Paul A. Greenberger (Philadelphia: Wolters Kluwer, 2018), 738.

9. Guy Laroche, *Charles Richet, fils, and François Saint-Girons, Alimentary Anaphylaxis* (Gastro-intestinal Food Allergy) (Berkeley: University of California Press, 1930), 125.

10. Albert Rowe, *Food Allergy: Its Manifestations, Diagnosis and Treatment, with a General Discussion of Bronchial Asthma* (Philadelphia: Lea & Febiger, 1931), 300–301.

11. Arthur F. Coca, *Asthma and hay fever in theory and practice; part I: Hypersensitiveness, anaphylaxis, allergy* (Springfield, Ill., Baltimore, Md.: C. C. Thomas, 1931), 270-310.

12. Christopher M. Warren et al., "Epinephrine Auto-injector Carriage and Use Practices among US Children, Adolescents, and Adults," *Annals of Allergy, Asthma & Immunology* 121, no. 4 (October 2018): 479 –89.

13. 코넬대학교 수의과대학의 임상 부교수인 제닌 페터스케네디 Jeanine Peters-Kennedy는 반려동물이 보통 주인들에게 알레르기 치료 백신이라고 말하는 알레르겐 특이 면역

요법ASIT을 받는다고 말했다. 특정 알레르겐이 발견되고 면역요법이 설정되면 주인에게 집에서 반려동물에게 주사하도록 훈련한다. 사람과 달리 반려동물은 이런 치료를 받으러 동물병원에 올 필요가 없다. 반려동물은 계속 주사를 맞는다. "효과가 있으면 평생 맞죠. 그리고 약 3분의 2에서 효과가 있습니다." 반려동물 역시 사람처럼 항히스타민제, 스테로이드 및 증상 완화를 위한 기타 약물을 받는다. 알레르기 주사는 구강 알레르기 증후군에 더욱 효과적인 것으로 보이며, 어린이의 55퍼센트가 주사를 맞은 뒤 증상이 호전되는 것으로 나타났다. 다음을 참고하라. "Allergy Shots May Be an Effective Treatment for Pediatric Pollen Food Allergy Syndrome," *American College of Allergy, Asthma & Immunology*, November 8, 2019, https://acaai.org/news/allergyshots-may-be-effective-treatment-pediatric-pollen-food-allergysyndrome.

14. Technical University of Munich, "Allergy Research: Test Predicts Outcome of Hay Fever Therapies," *ScienceDaily*, October 18, 2018, www.sciencedaily.com/releases/2018/10/181018095355.htm. 최근 연구에서 면역요법을 성공적으로 받은 환자는 조절 B세포가 더 많고, 전염증성 보조T세포의 일종인 TH-17세포가 더 적다는 사실이 밝혀지면서 면역요법의 결과를 예측할 수 있는 혈액검사 개발로 이어질 수 있었다. 이렇게 하면 혜택을 받지 못하는 많은 환자의 시간과 비용을 크게 절약할 수 있다.

15. 떠오르는 새로운 치료제가 있다. 레오파마LEO Pharma가 개발한 트랄로키누맙tralokinumab(IL-13 알레르기 경로를 차단하는 새로운 생물학적 제제)이 2021년 12월 FDA의 승인을 받았다. 화이자는 매일 복용하는 경구용 JAK-1 효소 차단제인 PF-04965842를 개발했다(FDA는 이를 '획기적인 치료법'이라고 했다). 일라이 릴리Eli Lilly와 인사이트의 바리시티닙baricitinib은 JAK1과 JAK2를 모두 억제한다.

16. Vittorio Fortino et al., "Machine-Learning-Driven Biomarker Discovery for the Discrimination between Allergic and Irritant Contact Dermatitis," *Proceedings of the National Academy of Sciences* 117, no. 52 (2020): 33474-85.

17. "doc.ai Partners with Anthem to Introduce Groundbreaking, End-toEnd

Data Trial Powered by Artificial Intelligence on the Blockchain," *PR Newswire*, August 1, 2018, https://www.prnewswire.com/newsreleases/docai-partners-with-anthem-to-introduce-groundbreakingend-to-end-data-trial-powered-by-artificial-intelligence-on-theblockchain-300689910.html.

18. Kim Harel, "Researchers Describe Antibody That Can Stop Allergic Reactions," *Aarhus University*, January 28, 2018, https://mbg.au.dk/en/news-and-events/news-item/artikel/researchers-describe-antibodythat-can-stop-allergic-reactions/.

19. Donald T. Gracias et al., "Combination Blockade of OX40L and CD30L Inhibits Allergen-Driven Memory Th2 Reactivity and Lung Inflammation," *Journal of Allergy and Clinical Immunology* 147, no. 6 (2021): 2316–29.

20. Melanie C. Dispenza et al., "Bruton's Tyrosine Kinase Inhibition Effectively Protects against Human IgE-Mediated Anaphylaxis," *Journal of Clinical Investigation* 130, no. 9 (2020): 4759–70.

21. BTK 억제제는 현재 암 치료에 사용되고 있으며, 하루에 약 500달러가 든다. 여기서 발생할 수 있는 단점은 무엇일까? 이 약물은 면역계 결함을 유발해 백혈구 수를 낮추고 감염을 늘린다고 알려져 있다.

22. Julia Eckl-Dorna et al., "Two Years of Treatment with the Recombinant Grass Pollen Allergy Vaccine BM32 Induces a Continuously Increasing Allergen-Specific IgG4 Response," *The Lancet* 50 (November 27, 2019): 421–32.

23. Robert Heddle et al., "Randomized Controlled Trial Demonstrating the Benefits of Delta Inulin Adjuvanted Immunotherapy in Patients with Bee Venom Allergy," *Journal of Allergy and Clinical Immunology* 144, no. 2 (2019): 504–13.

24. American College of Allergy, Asthma, and Immunology, "Severe Eczema May Best Be Treated by Allergy Shots: Significant Benefits Seen in One

Medically Challenging Case," *ScienceDaily*, November 16, 2018, www. sciencedaily.com/releases/2018/11/181116083213.htm.

25. "Animal Study Shows How to Retrain the Immune System to Ease Food Allergies," *DukeHealth*, February 21, 2018, https://corporate.dukehealth. org/news/animal-study-shows-how-retrain-immunesystem-ease-food-allergies.

26. Northwestern University, "New Treatment May Reverse Celiac Disease: New Technology May Be Applicable to Other Autoimmune Diseases and Allergies," *ScienceDaily*, October 22, 2019, www.sciencedaily.com/releases/2019/10/191022080723.htm.

27. Jane AL-Kouba et al., "Allergen-Encoding Bone Marrow Transfer Inactivates Allergic T Cell Responses, Alleviating Airway Inflammation," *JCI Insight* 2, no. 11 (2017).

28. American Society of Agronomy, "Tackling Food Allergies at the Source," November 16, 2020, https://www.agronomy.org/news/science-news/tackling-food-allergies-source/.

29. EGID익스프레스의 웹사이트는 다음과 같다. https://egidexpress.research. cchmc.org.

30. 호흡 곤란에 수천 년 동안 사용된 '마황'이라는 생약은 '에페드린'이라는 약물 개발로 이어졌다. 사실 서양 생물학적 제제에 들어 있는 활성화합물이 많은 생약에 들어 있다 고 밝혀졌다. 대체요법이나 보완요법이 모두 가짜는 아니지만, 의료진의 감독 없이 사 용하면 위험할 수 있다. 예컨대 일부 생약에는 미량의 납처럼 위험 물질이 포함되어 있 다고 밝혀졌다.

31. Scott H. Sicherer and Hugh A. Sampson, "Food Allergy: Epidemiology, Pathogenesis, Diagnosis, and Treatment," *Journal of Allergy and Clinical Immunology* 133, no. 2 (February 2014): 301. 저자는 "2012년 〈세계알레르기기구〉 리뷰에서 프로바이오틱스가 알레르기 예방 및 치료에 확실한 역할을 하지 않는다고

결론 내렸다."라고 밝혔다. 캐시 네이글러와 인터뷰할 때 그는 "건강한 마이크로바이옴은 락토바실러스와 비피도박테리아로 가득 차 있습니다. 이들은 자연식품에서 얻을 수 있는 세균으로 일반적인 프로바이오틱스죠. 하지만 이들은 작용하지 않습니다. 속이 불편할 때 쓰면 괜찮아질지 모르지만, 생후 1년 이내에 발생하는 아토피피부염에 효과가 있다는 일부 데이터를 제외하면 면역계에 영향을 미친다는 내용은 없어요."라고 말했다.

## 8장 급성장하는 알레르기 치료제 시장

1. 2016년 9월 뉴욕 법무부 장관이 '모든 학교에 에피펜을' 프로그램의 일환인 마일란의 관행에 대한 반독점 조사를 시작했다. 이에 따라 마일란은 이 프로그램과 관련된 여러 판매 관행을 중단했다.

2. 흥미로운 사실이 있다. 에피펜에 적용되는 특허 주입기 메커니즘은 1970년대 셸던 캐플런Sheldon Kaplan이 군인들에게 신경가스 해독제를 투여하기 위해 처음 발명한 것이다. 에피펜은 1987년 처음 FDA의 승인을 받았다.

3. 또 다른 제약회사인 노바티스Novatis는 2019년 여름, 에피펜 공급 부족 문제를 해결하기 위해 자사 제품으로 미국 시장에 진출했다.

4. 수년 동안 마일란은 자사 프로그램에 따라 환자에게 제공한 약이 복제약이고, 쉽게 구할 수 있는 복제약 약물인 에피네프린을 담고 있으므로 오리지널 브랜드 제품이 아닌 복제약 버전이라고 거짓 주장함으로써 정부에 빚진 고액의 청구비 반환을 회피했다.

5. 고소인은 마일란이 보험사와 메디케이드가 사노피의 자가주사기를 보장해주지 않는 데 합의하도록 리베이트를 제공했다고 주장했다.

6. 흥미롭게도 마일란은 가격 정책이 잘못되었다고 공식적으로 인정한 적이 없다. 공적 책임을 떠안은 유일한 사람은 2016년 포브스헬스케어서밋Forbes Healthcare Summit에서 이를 언급한 마일란의 CEO 헤더 브레시Heather Bresch였다. 하지만 당시에도 그는 "가격 인상은 모두 회사가 제품을 개선했기 때문에 정당하다."라고 주장했다.

7. 하원법 3435.

8. 이 책의 저술, 출판, 배포는 사노피와 리제네론의 재정적 후원을 받지 않았다. 리제네

론 또는 사노피 직원의 말을 직접 인용하지 않은 견해와 진술은 저자 본인의 것이며, 사노피 또는 리제네론과는 관련이 없다.

9. 사실 모든 아토피피부염 치료제에는 부작용이 있다. 코르티코스테로이드를 장기간 사용하면 피부가 얇아지고 균열이 생기고 멍이 들며, 여드름과 주사가 생기고 상처가 잘 치유되지 않거나 털이 과도하게 날 수 있다. 하지만 대부분의 환자는 스테로이드에 잘 반응하고, 의사 대부분은 국소 스테로이드에 대한 두려움이나 편집증을 대체로 치료에 대한 환자의 불만으로 돌린다. 여기에 스테로이드가 실제로 환자의 상태를 개선하는 데 그다지 도움이 되지 않는다면 사소한 부작용이라도 문제를 해결하는 데 가치가 없을 수도 있다는 점을 덧붙이고 싶다.

10. Sarah Faiz et al., "Effectiveness and Safety of Dupilumab for the Treatment of Atopic Dermatitis in a Real-Life French Multicenter Adult Cohort," *Journal of the American Academy of Dermatology* 81, no. 1 (July 1, 2019): 143-51.

11. G. A. Zhu et al., "Assessment of the Development of New Regional Dermatoses in Patients Treated for Atopic Dermatitis with Dupilumab," *JAMA Dermatology* 155, no. 7 (2019): 850-52.

12. 이 책을 연구하고 집필하고 편집하는 동안, 현재 약값을 따라잡으려고 애쓰다 보니 정신이 아득해졌다. 약물 가격은 자주 바뀌며 환자가 지불하는 실제 비용은 여러 요인에 따라 크게 다르다. 이 글을 읽으면서 현재 가격을 보고 싶다면 웹사이트에 검색해보길 바란다. 어림잡은 수치일 가능성이 크겠지만, 특정 순간에 약물 가격을 예측하는 일은 기후 변화가 일어나는 동안 날씨를 예측하는 일이나 마찬가지다.

13. 리제네론의 CEO 렌 슐라이퍼는 듀피젠트의 수익을 연간 20억 달러에서 120억 달러로 늘리기 위한 핵심 전략이 '대대적인 마케팅 추진'이라고 공개적으로 말했다.

14. "Air Purifier Market Share, Size, Trends, Industry Analysis Report by Type [High Efficiency Particulate Air, Activated Carbon, Ionic Filters]; by Application [Commercial, Residential, Industrial]; by Residential End-Use; by Region, Segment Forecast, 2021-2029," *Polaris Market Research*, November 2021, https://www.polarismarketresearch.com/industry-analysis/air-

purifier-market.

15. 이러한 경향에 대해 더 알고 싶다면 다음을 참고하라. https://www.pureroom. com/; Tanya Mohn, "Sneeze-Free Zone," New York Times, January 10, 2011, https://www.nytimes.com/2011/01/11/business/11allergy.html; 다음도 참 고하라. Alisa Fleming, "Hotel Havens for Travel with Allergies and Asthma," Living Allergic, February 5, 2014, https://www.allergicliving.com/2014/02/05/ hotelhavens/.

16. 이에 대응하기 위해 미국 천식·알레르기 재단은 이러한 제품을 조사하는 프로그 램을 시작했다. 이들의 방법과 제품 목록은 다음에서 볼 수 있다. https://www. asthmaandallergyfriendly.com/USA/.

## 9장 효과적인 치료는 어떻게 이루어지는가

1. U.S. Food and Drug Administration, "Benefit-Risk Assessment in Drug Regulatory Decision-Making," March 30, 2018, 3, www.fda.gov/files/about%20 fda/published/Benefit-Risk-Assessment-in-Drug-RegulatoryDecision- Making.pdf.

2. 미국 알레르기·천식·면역학회의 2014년판 〈진료 관리 자원 가이드Practice Manage -ment Resource Guide〉에서는 한 장 전체를 할애해, 표준화된 알레르겐을 혼합해 환자에 게 맞춤화된 면역요법 키트를 만드는 방법을 다루고 있다.

3. Thomas Casale, A. Wesley Burks, James Baker, et. al, "Safety of Peanut(Arachis Hypogaea) Allergen Powder-dnfp in Children and Teenagers With Peanut Allergy: Pooled Analysis From Controlled and OpenLabel Phase 3 Trials," in *Journal of Allergy and Clinical Immunology* 147;2(2021): AB106.

4. 팔포지아 치료는 현재 300밀리그램을 넘을 수 없다. 이 용량을 넘어 환자가 스테이시 처럼 경구면역요법을 계속하려면 팔포지아 사용을 중단하고, 기존 경구면역요법으로 전환해야 한다.

5.  R. Chinthrajah et al., "Sustained Outcomes in a Large Double-Blind, Placebo-Controlled, Randomized Phase 2 Study of Peanut Immunotherapy," *Lancet* 394 (2019): 1437 – 49.

6.  Institute for Clinical and Economic Review (ICER), "Oral Immunotherapy and Viaskin® Peanut for Peanut Allergy: Effectiveness and Value Final Evidence Report," (July 10, 2019): ES6.

7.  Institute for Clinical and Economic Review (ICER), "Oral Immunotherapy and Viaskin® Peanut for Peanut Allergy: Effectiveness and Value Final Evidence Report," (July 10, 2019): ES6.

8.  Institute for Clinical and Economic Review (ICER), "Oral Immunotherapy and Viaskin® Peanut for Peanut Allergy: Effectiveness and Value Final Evidence Report," (July 10, 2019): ES7.

9.  이는 특정 의학적 질환 옹호 단체의 강점이자 약점 중 하나다. 기초과학은 치료법 개발에 매우 중요하지만 옹호 단체는 흔히 좀 더 표적화된 응용 연구를 옹호한다. 절차를 효율화한다는 점에서는 좋을 수 있지만, 모든 알레르기 반응의 기저에 있는 메커니즘을 이해할 자금이 줄어든다는 점에서는 좋지 않다. 기초과학에 대한 더 많은 필요성과 새로운 치료법이라는 형태로 더 많은 응용과학을 요구하는 환자의 요청 사이에서 균형을 맞추기는 어렵다. 옹호 단체는 흔히 희망 회로를 돌리며 때로 생각만큼 효과적이지는 않은 약물 승인을 밀어붙이기도 한다. 이에 관한 적절한 사례를 보려면 논란이 되는 알츠하이머병 신약에 대한 팸 벨루크Pam Belluck의 보도를 참조하라. "Inside a Campaign to Get Medicare Coverage for a New Alzheimer's Drug," New York Times, April 6, 2022, https://www.nytimes.com/2022/04/06/health/aduhelm-alzheimers-medicare-patients.html.

10. Press Release, "Nestle to acquire Aimmune Therapeutics," Aug. 31, 2020, https://www.nestle.com/media/pressreleases/allpressreleases/nestle-to-acquire-aimmune-therapeutics.

11. 네슬레에 대한 비판은 아동 및 노예 노동부터 오염에 이르기까지 수없이 많다. 간

략하게 살펴보려면 다음을 참고하라. https://www.zmescience.com/science/ nestle-company-pollutionchildren/. 다음도 참고하라. https://www.mashed. com/128191/the-shady-side-ofmms/. 다음도 참고하라. https://www. ethicalconsumer.org/company-profile/nestle-sa.

12. 실제로 2019년 네슬레는 스푼풀원spoonfulONE이라는 또 다른 식품 알레르기 치료제 회사에 투자했다. 이 회사의 창립자 중 한 명인 카리 네이도는 저명한 식품 알레르기 전문의다. 이 회사는 전적으로 여성들이 설립했으며, 16가지 주요 식품 알레르겐을 조기 도입해 식품 알레르기 발생을 예방하는 것을 목표로 한다.

13. K. Papp et al., "Efficacy and Safety of Ruxolitinib Cream for the Treatment of Atopic Dermatitis: Results from 2 Phase 3, Randomized, Double-Blind Studies," *Journal of the American Academy of Dermatology* 85, no. 4 (October 2021):863-72.

14. Institute for Clinical and Economic Review, "JAK Inhibitors and Monoclonal Antibodies for the Treatment of Atopic Dermatitis: Effectiveness and Value Final Evidence Report," August 17, 2021, https://icer.org/wp-content/ uploads/2020/12/Atopic-Dermatitis_FinalEvidence-Report_081721.pdf.

## 10장 알레르기는 우리 모두의 문제다

1. L. Gibson-Young, M. P. Martinasek, M. Clutter, and J. Forrest, "Are Students with Asthma at Increased Risk for Being a Victim of Bullying in School or Cyberspace? Findings from the 2011 Florida Youth Risk Behavior Survey," *Journal of School Health* 87, no. 7 (July 2014): 429-34.

2. Eyal Shemesh et al., "Child and Parental Reports of Bullying in a Consecutive Sample of Children with Food Allergy," *Pediatrics* 131, no. 1 (2013).

3. American College of Allergy, Asthma, and Immunology, "Nearly One in Five Parents of Food-Allergic Children Are Bullied," *ScienceDaily* (November 13, 2020), www.sciencedaily.com/releases/2020/11/201113075250.htm.

4. 설문조사는 독립된 사회과학 연구기관인 시카고대학교의 NORC(구 국립여론조사센터)에서 실시했다. NORC는 엄격한 방법론으로 잘 알려져 있다. 이에 따라 이 설문조사의 참가자는 최신 미국 인구조사에 따른 현재 미국 인구의 통계학적 구성을 정확하게 반영한다. 설문조사 결과는 기껏해야 여론 일부를 살피는 스냅숏일 뿐이지만, 나는 NORC가 알레르기를 바라보는 미국인의 태도와 믿음에 대해 가능한 한 최고의 데이터를 제공했다고 자신 있게 주장할 수 있다.

5. 흥미로운 사항이 있다. 지금까지 알레르기가 있다고 대답한 사람 중 가장 많은 사람이 건초열을 앓고 있다고 보고했다. 응답자 네 명 중 한 명이 건초열이 있다고 대답한 것이다. 게다가 '그렇다'고 응답한 사람 중 39퍼센트는 자가진단한 사람들이었다. 이들은 알레르기 질환을 확인하러 알레르기 전문의나 다른 의료 전문가를 찾아간 적이 없다.

6. 이런 사람들은 학력이 고졸 이하인 경우가 많았다.

7. 공감 점수 중간은 천식과 제2형 당뇨병이었다. 두 질병은 대부분 사람들 목록에서 중간에 있었다.

8. Elizabeth DiFilippo, "Mother's heartbreaking warning after daughter with peanut allergy dies from eating cookie," in *Yahoo! Finance News*, July 18, 2018. https://finance.yahoo.com/news/mothers-heartbreakingwarning-daughter-peanut-allergy-dies-eating-cookie-2-140139277.html.

9. P. Joshi, S. Mofidi, and S. H. Sicherer, "Interpretation of Commercial Food Ingredient Labels by Parents of Food-Allergic Children," *Journal of Allergy and Clinical Immunology* 109, no. 6 (June 2002): 1019–21.

10. Sarah Besnoff, "May Contain: Allergen Labeling Regulations," *University of Pennsylvania Law Review* 162, no. 6 (May 2014): 1465–93.

11. M. J. Marchisotto et al., "Food Allergen Labeling and Purchasing Habits in the United States and Canada," *Journal of Allergy and Clinical Immunology: In Practice* 5, no. 2 (March–April 2017): 345–51.

## 나가며_ 우리는 너무 자극받고 있다(코로나 시대의 알레르기)

1. René Dubos, *Man and His Environment: Biomedical Knowledge and Social Action* (Washington, D.C.: Pan American Health Organization/World Health Organization, 1966):168.

2. University of Exeter. "The 'pathobiome' — a new understanding of disease." *ScienceDaily*. www.sciencedaily.com/releases/2019/09/190912113238.htm (최근 접속 일자 August 26, 2022)

Braun, Lundy. *Breathing Race into the Machine: The Surprising Career of the Spirometer from Plantation to Genetics*. Minneapolis: University of Minnesota Press, 2014.

Jackson, Mark. *Allergy: The History of a Modern Malady*. London: Reaktion Books, 2006.

Mitman, Gregg. *Breathing Space: How Allergies Shape Our Lives and Landscapes*. New Haven, Conn.: Yale University Press, 2007.

Sicherer, Scott H. *Food Allergies: A Complete Guide for Eating When Your Life Depends on It*. Baltimore: Johns Hopkins University Press, 2013.

Smith, Matthew. *Another Person's Poison: A History of Food Allergy*. New York: Columbia University Press, 2015.

더 많은 정보를 얻고 싶다면 다음 웹사이트를 참고하라.

- 스테이시의 페이스북 그룹:
  https://www.facebook.com/groups/foodallergytreatmenttalk/
- 에밀리의 음식평등협회: https://foodequalityinitiative.org/
- 미국습진협회: https://nationaleczema.org/
- 식품알레르기연구·교육원: https://www.foodallergy.org/
- 미국천식알레르기재단: https://www.aafa.org

# 알레르기의 시대

**초판 1쇄 인쇄** 2024년 4월 10일
**초판 1쇄 발행** 2024년 4월 24일

**지은이** 테리사 맥페일
**옮긴이** 장혜인
**감수자** 김지현
**펴낸이** 고영성

**책임편집** 하선연  **디자인** 이화연  **저작권** 주민숙

**펴낸곳** 주식회사 상상스퀘어
**출판등록** 2021년 4월 29일 제2021-000079호
**주소** 경기도 성남시 분당구 성남대로 52, 그랜드프라자 604호
**팩스** 02-6499-3031
**이메일** publication@sangsangsquare.com
**홈페이지** www.sangsangsquare-books.com

ISBN 979-11-92389-71-4 (03510)